广 东 省 中 医 药 学 会
广东省中医药学会中医心理学专业委员会 组织编纂

虢周科

临床学术经验集

虢周科　主审

林松俊　秦秀德　王建军　主编

全国百佳图书出版单位
中国中医药出版社
·北 京·

图书在版编目（CIP）数据

虢周科临床学术经验集 / 林松俊，秦秀德，王建军
主编 . —北京：中国中医药出版社，2022.5
ISBN 978-7-5132-7305-3

Ⅰ . ①虢… Ⅱ . ①林… ②秦… ③王… Ⅲ . ①中医临
床—经验—中国—现代 Ⅳ . ① R249.7

中国版本图书馆 CIP 数据核字（2021）第 232117 号

中国中医药出版社出版
北京经济技术开发区科创十三街 31 号院二区 8 号楼
邮政编码　100176
传真　010-64405721
河北省武强县画业有限责任公司印刷
各地新华书店经销

开本 710×1000　1/16　印张 18.5　字数 275 千字
2022 年 5 月第 1 版　2022 年 5 月第 1 次印刷
书号　ISBN 978 – 7 – 5132 – 7305 – 3

定价　78.00 元
网址　www.cptcm.com

服 务 热 线　010-64405510
购 书 热 线　010-89535836
维 权 打 假　010-64405753

微信服务号　zgzyycbs
微商城网址　https://kdt.im/LIdUGr
官 方 微 博　http://e.weibo.com/cptcm
天猫旗舰店网址　https://zgzyycbs.tmall.com

如有印装质量问题请与本社出版部联系（010-64405510）

本书受深圳市"医疗卫生三名工程"项目资助

（SZZYSM202111011）

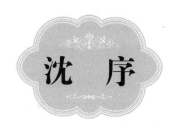

沈 序

习近平总书记在中国中医科学院成立60周年贺信中指示要"切实把中医药这一祖先留给我们的宝贵财富继承好、发展好、利用好"。

今由虢周科教授的学术继承人林松俊、秦秀德及王建军等领衔的专家群体撰成《虢周科临床学术经验集》，即是落实习总书记指示的重要举措。

我与虢周科教授在广东举办的全国脑病学术交流会上开始相识相知，迄今已二十余年。之后在很多交流场合中，都会闻见其在中医脑病学方面潜心研究的成果以及在临床实践中不断创新的学术见解。

虢教授早年为四川省著名中医学家李明富的博士研究生，工作期间又在西安交大附属医院神经内科进行为期一年半的临床科研，并远赴日本研习"内观疗法"。他勤奋不辍临床实践，兼通中西医学，理论功底深厚，临床经验丰富，主编专著多部，主持或参与多项国家和省市级科研课题，并多次获科技进步奖和学术著作奖，其业绩受到海内外同行专家的关注。现为广东省名中医、国家中医药管理局"十二五"神志病重点专科建设单位学科带头人、世界中医药联合会中医心理学专业委员会顾问、澳门心理研究学会名誉会长，并多次受邀赴香港理工大学和日本传统医药大学进行讲学和学术交流。

喜阅《虢周科临床学术经验集》一书，该书全面总结了虢教授从事中医脑病学事业的颇具创新的学术思想和丰硕的临床经验成果。尤其是他以中医理论为指导，创立了临床状态医学理念和诊疗体系，列举了其经治的脑病和内科其他疑难杂病的验案，分析翔实，示人与真实，体现了贴近临床且实用的理念。总之，该书将中西医诊治方法进行了有机结合，具有较高的理论参考和临床实用价值，故对中医、中西医结合医师及医学生甚有启迪。虢教授就该著作之行将出版索序于我，谨以数语表达我颂贺之忱。

国医大师　沈宝藩

2022 年 3 月 5 日

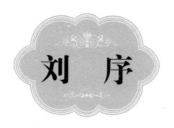

刘 序

　　中医药学是中国古代科学的瑰宝，也是打开中华文明宝库的钥匙。对于"脑"的探索具有悠久的历史，对脑功能及其相关疾病的研究与发现有许多独特之处。如约成书于战国的《五十二病方》记载了癫疾、伤痉、婴儿索痉等脑病病名，西汉《黄帝内经》指出脑为"地气之所生也，皆藏于阴而象于地，故藏而不泻，名曰奇恒之腑"。汉唐以降，中医对脑病的认识和实践不断丰富发展，如陈无择在《三因极一病证方论》云："头者，诸阳之会，上丹产生于泥丸宫，百神所聚。"李时珍则直接提出了"脑为元神之府"，将"脑主神明"与"心主神明"相提并论。尤其是中医的"五神脏"，将神、魂、魄、意、志与五脏相连，对脑病以及许多与情志、心理相关疾病的治疗开拓了思路和方法；同时，经络系统中，所有的经脉直接或间接与脑相通，指导了针灸对脑功能的调节以及对脑病的治疗。

　　虢周科教授研读中医经典《伤寒论》等三十余年，师古而不泥古，坚持临床实践衷中而参西，提出"中医脑病应包含神志疾病"学术主张，并根据当代疾病谱变化，在院领导的支持下，在深圳市中医院建立了首个"中医脑病与心理病"专科，在失眠、焦虑、抑郁以及脑血管疾病等的治疗中均取得了很好效果，深受患者爱戴。虢周科教授先后著述《中西医结合脑髓病学》《中医临床心理学》及《临床状态医学》等学术专著，丰富了中医脑病学、心理学的现代发展。

　　本书为虢周科教授临床、科研及教学之学术经验的凝练结晶，介绍其对脑病与心理相关疾病的中西医诊疗经验、学术观点，为临床诊治疾病提供了新的诊疗思路，故乐之为序。

中国中医科学院首席研究员

国际欧亚科学院院士

世界针灸学会联合会主席　　　刘保延

中国针灸学会会长

2022 年 2 月 26 日

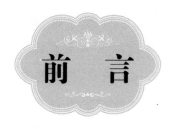

前　言

"天人合一"名中医

"学贵有恒，医贵有德；德高技精，造福人民。"

30年前，当恩师语重心长地送其16字箴言的时候，就注定了他有学、有德、有技、有福的医学生涯。数十年如一日，他把这16字箴言铭刻在心，并融入其日常生活、工作的方方面面。转瞬间，已步入花甲之年的他，在医学这块沃土上已经勤劳耕耘了30余载，他就是广东省名中医——虢周科教授。

春天的故事——扎根

20世纪80年代末，当改革开放的"排头兵"——深圳还仍是一个襁褓中的婴儿时，博士毕业的虢周科义无反顾地抛弃了科研院校的"铁饭碗"，在党的号召下在广东扎了根。在破旧的出租房里勤学苦读，在简陋的病房里诊病，在祖国最南边这个小渔村里扛起了中医大旗。在"解放思想""深圳速度"等口号的带领下，深圳发生了翻天覆地的变化，而唯一没有改变的，就是他那颗救死扶伤的医者仁心。

从医30多年来，他总是忙在临床一线。每年工作48周，每天门诊量平均60人次，诊治病人逾30万人次。由于病人多而经常推迟下班时间，节假日也只能牺牲休息时间来为病人服务。《深圳日报》的记者在一次采访中如是写道："他说话轻声细语，聊家常似的开始问诊，他开始了他一天的生活……中午11时50分，虢周科的助手查看了一下挂号的情况，还有五六个患者在外面等待……中午13时许，上午的专家号患者都看完了，学生帮忙热好了师母做的爱心盒饭。今天的盒饭很简单，大白菜、胡萝卜为主，他吃得很开心。"许多外地的患者，总是在下班时间姗姗来迟，他便轻轻地和导医护士商量："他从很远的地方来，还是给他加个号吧。"

从医30多年来，他始终待患者如亲人。他总是这样和同事们、学生们分享着自己的经验："他们来找我们看病都是带着需求来的，我们的作用就是帮他们缓解病痛，医生就是要理解并从专业的角度满足患者的'心理需求'，这样才能和他们站在一个层面上沟通。"他非常注重患者的内心体验和生活质量，重视情志致病机制在疾病发生、发展及预后中的作用，他强调"疗效才是检验医生的试金石"，他勇于开拓，创造性地从事中医脑病和心理卫生专科工作，在"生物-心理-社会"医学模式指导下在全国率先开设"脑病心理科"。

中医"拓荒牛"——积淀

拜师学艺的经历让虢周科如同站在巨人的肩膀上，总是看得更高。科班出身的他曾师从著名中医学家李明富教授及著名中医临床学家杜雨茂教授，对中医临床诊疗积累了丰富的经验。他在西安交通大学附属医院神经内科从事科研工作1年半，掌握了运用科学武器检验真理的技术手段；在深圳的"一亩三分地"上，他徜徉于医学的海洋，愈发地对新的医学知识充满了渴望。在发现问题、解决问题的过程中，他跟随我国精神科泰斗沈其杰教授学习精神心理医学1年。衷中参西，实践出真知的他在感受到医学碰撞的火花后，内心萌发出星星之火；尊古而不泥古，在拜访国内多位专家、教授及同行，广泛征求意见后，他在祖国南方鹏城点燃中医界的一颗璀璨明灯——深圳市中医院"脑病心理科"于2001年正式挂牌成立。从萌芽、酝酿、筹备到正式挂牌，前后经历了整整5年时间。

"我的经验都是从临床中来的"，最朴实的话语却道出了最为有用的医学箴言。把一本书先从临床中由薄读厚，再从临床中由厚读薄，学习、吸收，内化成自己的知识体系，再从临床运用中提出自己的学术理论，将理论运用于临床。经过多年的潜心研究与临床实践，他形成其独特的学术思想体系，体现在：①主张中医脑病应涵盖神经和精神疾病，坚持以中医为本，辨病辨证论治，这些观点集中体现在其主编的著作《中西医临床脑髓病学》《中医临床心理学》和《内科疑难病中医治疗学》中。②认为中医治疗抑郁症符合本土文化，有其独特优势。在大量的临床实践基础上，提出抑郁症患者多属心肝郁热、肝肾阴虚的观点，确立了以清心疏肝、滋阴清热为治则治疗抑郁症的治法，研制院内制剂郁乐冲剂，疗效显著。③认为退行性脑病多以肝肾亏损为本，以此理论指导研制了脑髓康胶囊。

他熟读中医经典，并作为国内第一批专家远赴日本研习"内观疗法"（一种起源于东方的心理治疗方法），并参考近10年来临床常用的现代心理疗法，在借鉴、提高的基础上提出有别于西方心理学的中医心理干预系统，其基本特征可概括为24个字：

文化认同、道学解惑、儒学励志、内醒静神、导纳健身、亲情暖心。其中内醒静神法是在内观理论的基础上，结合中国人的生活文化特点及中医文化优势，加入指导者的心理支持和指导，使内观者更易进入反省和心理的升华，适用于郁病（抑郁症等）患者，具有帮助睡眠、缓解焦虑及健脑提神的功效。安神保健操以中医经络学说为理论基础，操作简便易学，可用于不寐、郁病、呆证（睡眠障碍、抑郁症、焦虑症等）患者，亦可广泛用于上班族等高压力者的日常保健。

时代的"弄潮儿"——发展

作为深圳市中医院脑病心理卫生专科创始人和学科带头人，他认真思考、不断学习、勇于开拓，在院领导的关怀下，创造性地将中医"整体观念"与"生物-心理-社会"医学模式相融合，在全国中医院率先开展脑病心理专科。专科成立以来，业务发展迅速，指导病房临床，带教年轻医师，参与危重病人的抢救，完成了大量的脑病心理临床、科研及教学工作。专科突出的临床及科研工作成绩得到了国家、省市中医药管理部门及院领导的充分肯定，专科曾荣获"深圳市青年科技示范点"荣誉称号，并成为广东省中医药学会中医心理学专业委员会挂靠单位，这也成了国内首个省级中医心理学专业学会平台。目前已发展成为国家中医药管理局"中医神志病十二五重点专科"建设单位，广东省中医药管理局中医脑病重点专科及深圳市临床重点专科/医学品牌学科。同时，专科也是广东省中医药学会中医心理学专业委员会和深圳市中西医结合学会神经精神科专业委员会两级学会主任委员挂靠单位。

　身处综合性医院的他经常注意到，有一些"客观检查无异常发现"，而病人又确实感到"异常痛苦"的疾病，发病表现千奇百怪，可从头到脚，从感觉症状到运动症状，从肢体症状到内脏症状，从自主神经到情绪症状，多维度、多组群，往往被冠以"疑难杂病"之名。他将这类"疑难杂病"临床特征形象地概括为"说不清，道不明，治不好"三大临床特征——患者及家属对具体病情（病因）叙述不清；医生不能明确诊断具体病名；长期多样的治疗却效果不好。经过多年的临床经验总结，虢周科教授认为应该从"情志致病"机理入手，并根据其发病特点以及中医治疗技术优势，将多种中医治疗技术归为治疗单元，以序贯性、捆绑式、规范化为特色，形成急性期、巩固期、恢复期及肝、心、脾、肺、肾分期分脏辨证的"三期、五脏、十候"诊疗模式，相关理论得到深圳市重点课题立项进行系统研究，并在多个单位进行推广运用。

稇载的硕果——创新

"俯有拾，仰有取。"虢周科教授的辛勤付出换来了丰硕的成果。"广东省名中医""博士研究生导师"等响亮的身份代表了他的学术成果得到高度认可，同时，他还兼任世界中医药学会联合会中医心理学专业委员会副会长，广东省中医药学会中医心理学专业委员会主任委员、脑病专业委员会副主任委员等多项学术团体职务，但他却仍然没有忘记他的根——临床。他总是语重心长地对学生说"要做一个解决患者问题的医生"。他一有时间，总是在门诊出诊，同事笑谈称"看病是虢主任的爱好"。

基于传统医学的理论和经年累月的临床实践，虢周科教授对医学模式有着独到的见解。"临床状态医学"是他近十年不断总结、实践、创新而成的一种全新的医学模式。自2015年以来，该理念先后在中国脑病大会、第四届中医中药发展（香港）论坛国际、日本传统医药大会等国内外重大学术会议上进行交流，并整理成书——《临床状态医学》，于2017年在中国中医药出版社正式出版发行。2019年9月深圳市中医院正式成立了临床状态医学团队。该医学模式是在系统思维指导下，以中医学的整体观念、辨证论治为指导思想，统合了中、西两种医学模式，以状态为纲，以生命健康为目标，使得中医、西医各自发挥作用，也能互相协同，从而恢复人体健康状态的一种新型医学形态。

杏林三月茂，橘井四时春。他用宽厚的肩膀扛起了"脑病"与"心理"两个世界，并将其同时引入"人"的心田；他用自己的行动践行生物-心理-社会医学模式，创造性地提出"临床状态医学"这个响亮的医学新模式，他奔走疾呼——"医疗对象应该是人而不是器官"；他诊治过成千上万名患者，减轻病痛并改善他们的生活质量；他是"心灵"的守护神，良心远比技巧重要，救死扶伤，他是"值得信赖的人"。锐意进取，开拓创新，他一直在路上！

林松俊　秦秀德　王建军

2021年11月15日于深圳

编写说明

本书为深圳市中医院脑病与心理病科学科带头人、广东省名中医虢周科教授从医 30 余年临床、科研及教学之学术经验集合，系统阐述了虢周科教授从师从中医名家研习经典出发，在不同的发展阶段对脑病与心理相关疾病的中西医诊疗经验。

虢周科教授汇通中西医理，衷中参西，提出中医脑病包含神志疾病的学术观点，并在国内首创中医脑病心理科践行其学术观点。通过大量的临床实践，虢周科教授凝练出践行整体医学观的临床状态医学新模式，倡导东西方医学的汇聚相长，为临床诊治疾病提供了新的诊疗思路。

本书分为上、中、下三篇，全面而系统地反映了虢周科教授的学术思想和临床经验，以及虢周科教授理论联系实践，从实践中进行原始理论创新，不囿陈说，力图还原"以人为本"的疾病治疗观，对教学、医疗、科研均具有指导意义。本书由广东省中医药学会、广东省中医药学会内科专业委员会组织编纂。本书的编写，得到深圳市中医院领导的大力支持，国医大师沈宝藩及中国针灸学会刘保延会长亲自作序推荐，责任编辑王琳女士在编校工作中辛勤付出，在此，我们深表谢忱！

需要说明的是，书中所涉及方药切勿直接照搬，应根据实际病证审证用之。书中不足恳请同道提出宝贵意见，以便再版时进一步修订完善。

《虢周科临床学术经验集》编委会
2021 年 10 月于深圳

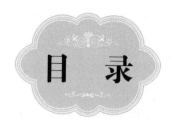

目　录

中篇　"心"的创新与发展

下篇　临床状态医学

上篇　"脑"的传承与积淀

第一章　读经典，看临床

第一节　"中病即止"与"效不更方"

在我们搞中医的同志中流传两句口头禅，一句叫作"中病即止"，另一句叫作"效不更方"。前者讲，某方治疗某病一旦有效，就要停止使用；后者是说如果某方对某病有效，应继续守此方治疗。乍一听，这是两个完全相反的观点，逻辑上难以成立，但仔细分析一下就会认识到这两种说法并不矛盾。

"中病即止"的"病"多指实证而言，因为实证的邪气虽盛，正气亦旺，一经治疗，邪气只要有衰退之势，正气就能乘胜进击，驱邪之残余于体外，医者不可以为初战收功，就穷追不舍，继进攻剂，否则常有伤正留邪之虞。如《伤寒论》阳明腑实痞、满、燥、实或服大承气汤后，只要大便通畅，就应停药，所谓"得下，余勿服"。当然，停药后一般还要视病人的具体情况进行调理。如服逐水峻剂十枣汤"得快下利后，糜粥自养"即是一例。

"效不更方"是针对虚证和虚实夹杂证或慢性病病情变化不大者而言。譬如，临床对慢性肝炎属肝脾不和、脾虚湿困、肝血不足或肝肾阴虚等证者，经治疗后，患者病情改善、精神状态转佳，医者不得囿于"中病即止"之说而终止治疗，而当按原来有效的方药继续治疗；还有些内伤杂病如慢性肾小球肾炎，经一段时间治疗，病人浮肿消、小便利、饮食增，脉舌几乎如正常人，看起来好像治愈了，但化验小便，发现有蛋白或者白细胞等，则应仍用原方，直至彻底治愈。

总之，学习中医，方法应该灵活，所谓"知常达变，乃可言医"，就是这个意思。

第二节　试论《伤寒医诀串解》的学术思想

《伤寒医诀串解》为清代陈修园晚年的杰作，正如任应秋所云："陈氏用于《伤寒论》的功夫，在于《伤寒医诀串解》。"本文拟对该书（以下简称《串解》）的学术思想从以下几方面做一探讨。

一、分经审证，得其要旨

《串解》首创分经审证，如将太阳病分为经证、腑证、变证三种。经证又有虚实之分；腑证是因表邪不解，循经进入膀胱而成，有蓄水、蓄血之不同；变证多由汗下失宜所致，而有从阴从阳之不同，若汗下太过损伤阳气，阳虚则从少阴阴化；若发汗失宜，热邪炽盛，耗伤阴液，阴伤则多从阳明阳化。阳明病亦有经腑证，其中又有太阳阳明、少阳阳明、正阳阳明之不同。另外《串解》又抒发己见，立阳明正虚章节，陈氏言白虎、承气是从邪实角度，言此则从正虚立论。既完善了《伤寒论》的理论体系，又能指导临床，而且阐明了六经与八纲的关系。少阳证可分经证、腑证。经证以口苦、咽干、目眩为典型症状，须分辨为虚火与实火。虚火证，宜小柴胡汤；实火证，宜大柴胡汤。属于半里则为腑，其腑证无寒热往来于外，却有寒热相搏于中，分痛、利、呕、痞四证。

太阴之邪，可从阴化或阳化。从阴化者，表现为腹满而吐食、自利、不渴，手足自温，时腹自痛，宜理中汤；从阳化者，有腹痛急下之大承气汤证，大实痛之桂枝加大黄汤证。少阴之邪，亦不外从水化而为寒、从火化而成为热两个方面。化者宜用回阳法，又有温阳、交阴阳、微发汗之分，热化者宜滋阴清火。乌梅丸为厥阴证之总方。厥阴病多从热化，宜用清法，如脉滑而厥，是内热郁闭，所谓"厥应下之"是也。又如热利下重者，白头翁汤主之，下利欲饮水者，白头翁汤主之。总之，三阳病既有经证，又有腑证；既言邪实，又有正虚。三阴病既有寒证，也有热证。如此分经审证，始终贯穿八纲要领，而且层次分明，井然有序，若非炉火纯青，不能致也。这种撮要钩玄的学习方法，值得我们学习。

二、立论气化，畅发经义

用气化学说解释六经，起于金元的刘完素、张子和，而系统形成于清之钱塘二张。陈氏对钱塘二张的观点表示赞赏，但并不是沿袭陈规，而是有所发挥和补充。如认为太阳伤寒是病生于本，太阳温病是病生于标，桂枝加附子汤是病生于中气。阳明病之所以多燥化，乃因"不得见中见太阴之湿化，其燥气阳热太盛，则为胃家实之病"，实际上是阳明"从乎中气"的问题的另一个方面。阳明病也可出现虚寒证。如《伤寒论》第226条云："若胃中虚冷，不得食者，饮水则哕。"少阳从火化，多与厥阴风木有关，而形成"风火相煽之势"，遂有"口苦、咽干、目眩"。太阴病多以湿化而成"腹满而吐，食不下，自利益甚，时腹自痛"的寒湿证，但若太阴湿土得阳明之燥气，则可出现"暴烦下利，日十余行"，甚至"腹满，时痛，不大便"之证。少阴从本热而化，有"得之二三日，心中烦，不得卧"的黄连阿胶汤证，若少阴君火失其用而不宜，则从标寒之化，而有"得之二三日，口中和，其背恶寒"或"身体疼，手足疼，骨节疼，脉沉"的附子汤证。若太阳陷于少阴，则有"反发热，脉沉"的麻黄附子细辛汤证。厥阴从中气而化，厥阴病得少阳之气，往往有助于病情恢复。如328条云："厥阴病，欲解时，从丑至卯上。"《串解》说："盖少阳旺于寅卯，解于此时者，中见少阳之化。"若中见太过，热气有条，则有发痛脓、便脓血、咽痛、下利谵语等证；厥阴标阴，也可从阴化。《串解》认为是"厥阴标阴气盛，入胃不能变化精微，蒸津液而泌糟粕。清浊不分，下利清谷，里寒外热，汗出而厥"。厥阴风气为本，气上撞心，心中痛热，饥不欲食，食则吐蛔，皆属肝木不和，"风气"为患。厥阴病为何会有寒热错杂的病理特点呢？这是由于"厥阴为三阴之尽，病及于此，必阴阳错杂，厥阴肝木，于卦为震。一阳居二阴之下，是其本象。病则阳泛于上，阴伏于下，而下寒上热之证作矣"。至于厥阴病热胜复，《串解》认为"皆因其人阳气多少而然。"

三、论开阖枢重视阳枢

《灵枢·根结》具体论述开阖枢之病变，述其大略而已，而陈氏溯源究本，畅发《伤寒论》"开阖枢"之学说。如太阳主一身最外层，邪气侵入体表，须要从表排除之，所以用麻黄桂枝以发汗解表。"如果服上二汤，尚不能出，或留本经，或留他经，必借少阳之枢以达太阳之气而外出也，故小柴胡汤为太阳篇之要剂。"陈氏之所以这样说，另一个主要根据就是小柴胡汤证的病机、症状及方药都出现在太阳篇。因此，他反对把小柴胡汤改为少阳主方，否则会"失之远矣"。

临床所见，少阳居表里之间，太阳之邪易犯少阳，少阳病往往兼太阳。临床病程较长的太阳表证多加和解少阳的柴胡、黄芩，往往取效较快，由此可以证明陈氏之说并非玄谈。当然少阳病兼太阳表证，自按和解少阳兼以解表，可用柴胡桂枝汤。阳明病虽然有清、泻下之治法，但阳明病也可通过和解少阳枢机，以达祛除热邪的目的。如第 229 条"阳明病，发潮热，大便调，小便自可，胸胁满而不去者"与小柴胡汤"胸胁满是少阳之邪仍在，虽大便溏，小便自可"，表明无阳明腑实，但发潮热，则是阳明热邪的表现，病机为少阳阳明并病，用小柴胡汤和解少阳，则"上焦得通，津液得下，胃气因和，其潮热也将随身漐然汗出而解"。少阳之枢不但在太阳病、阳明病的病机中具有重要作用，而且在病邪由表入里、由阳入阴过程中同样值得重视。《串解》以太阳病传少阴为例，认为"太阳与少阴一腑一脏，雌雄相应之道也。若少阳病当太阳主气之期，枢有权则转而出，枢失职则内入而深。去太阳则身无大热，入少阴则其人烦躁。"而使少阳枢机通利的关键，《串解》认为在于胃气——"至于少阳为枢，而所以适此枢者，胃气，小柴胡汤中之参枣，是补胃中之正气以转枢，柴胡加龙骨牡蛎汤是驱胃中之邪气以转枢，补正即所以祛邪，祛邪即所以扶正"。因为如此，《串解》认为："黄芪一味，得初阳之气。初阳者，少阳也……凡少阳枢折之坏证，必重用此药以救之也。"

另外，《串解》虽论太阳之开，却又把太阴与阳明的开与阖有机巧妙地联系起来，它说："脾与胃相连，不为太阴之开，便为阳明之阖，既阖而为大实痛，不得不借阳明之捷径，以去脾家之腐秽。"至于少阴之阴枢，《串解》认为，四逆散是和解少阴阴枢之剂，从而与小柴胡汤和解少阳阳枢形成对照。它说："少阴四逆，其人或咳，或悸，或小便不利，或腹中痛，或泻利下重者，四逆散主之，此承四逆不专主于虚寒，复设和解一法，以示变动不居之意，所以暗补出主枢之意也。"本证四逆，实际厥冷的程度并不严重，仅表现为手足不温，与心肾阳虚阴盛的厥逆根本不同，乃肺气郁结、气机不利、不能布达四肢所致。因肝气郁结，则疏泄失常，木横侮土，故泻痢后重，气郁而兼寒邪内乘，则腹痛，肝气郁而上逆，影响心胸阳气之宣通，故或咳或悸，气郁而水道不能通调，则有小便不利，此皆或然见证，总由肝郁气滞而成，故用四逆散疏肝解郁，使肝气条达，郁阳得伸，则肢厥自愈，肺脾调和，则腹痛，泄利下重等自除。论厥阴为阖，《串解》则以厥阴与少阳的表里关系为主线条，强调了少阳之枢在厥阴病邪气由阴出阳过程中的重要作用，如认为"呕而发热，小柴胡汤主之是脏邪还腑，自阴出阳，无阴邪变逆之患矣。当从少阳之枢而治之"，从而把厥阴病用小柴胡汤的机理阐发得清清楚楚。

总之，《串解》用"开阖枢"解释伤寒六经，不是机械套用，而是着眼于六经之间"不得相失"的相互关系，而其中少阳之枢在太阳病、阳明病，病邪由表入里、由阳入阴及由阴出阳过程中的重要作用，又是论述的精华所在。这种观点，对于我们探讨少阳病的实质及小柴胡汤的作用机理给了重要的启迪。

《串解》对《伤寒论》理论的丰富是有很大贡献的，特别是分经审证，纲举目张，编次合理，条理清晰，为医林所习诵。文笔简练，洒脱流畅，值得效法。尽管也有不妥之处，然而这些与陈氏《串解》的主要学术思想相比，只是美玉之微瑕而已，我们应该取其精华。

第三节　试论张仲景的下瘀法

　　下瘀法是用攻下与活血药物为主，使瘀血排出体外的一种治疗方法。它虽属于八法中的下法、消法，但又与下法、消法不尽相同。张仲景以之作为瘀血证的有效治法，是值得我们整理和研究的。

一、仲景论下瘀法

（一）瘀血的脉证

　　《金匮要略·惊悸吐衄下血胸满瘀血病脉证治第十六》详细描述了瘀血的脉证："病人胸满，唇痿，舌青，口燥，但欲漱水不欲咽，无寒热，脉微大来迟，腹不满，其人言我满，为有瘀血。"瘀血阻滞，气机痞塞，故胸满；瘀血内阻，血不外荣，故唇痿舌青；血瘀津不行，津液不能上濡故口燥；但病由瘀血并非津亏，故虽口燥，却只欲饮水不欲咽；瘀血影响气机而非宿食水气蓄积于胃肠，故病人只是感觉腹满，而察其外形无胀满之征；脉微大来迟，是谓脉象虽大，但脉势不足，往来涩滞迟缓，故知为血瘀证无疑。

　　本条说明：①瘀血证的共同表现：舌青，口唇不华，口燥，但欲饮水不欲咽，脉涩。②瘀血停留在某一部位的症状：如停于胸有胸痛、胸满，停于头有头痛，停于腹有腹满、腹痛。

　　有人依据文献总结瘀血的五个临床特征与仲景所论述的基本一致：①唇舌的变化：如唇舌青紫，或舌面上有青筋紫斑。②皮肤颜色及形态的变化：如暗黑、斑块、红肿、粗糙，以及蛛纹丝缕等。③硬满、疼痛日久不消，痛处不移，或伴有外伤史。④胸腹肢体出现肿块经久不消。⑤脉来沉迟结涩。瘀血日久则可化热，故出现"病者如热状，烦满，口干燥而渴，其脉反无热，此为阴伏……"诊其脉无热象，说明热不在气分而伏于血分，是血瘀化热所致。

（二）有关下瘀法的论述

《黄帝内经》对下瘀法已有阐述。《灵枢·水胀第五十七》讲到气血瘀滞而成"肠蕈""石瘕"证时说"可导而下"。张景岳认为是用"导血之剂下之"，后世医家多同意此种解释。仲景基于对瘀血证治有着丰富经验和深刻认识，在《黄帝内经》理论的基础上提出了"是瘀血也，当下之"的重要治法，这不仅适应于单纯的瘀血证，而且也适应于瘀血化热的证候，因为瘀血一去，热无所附，则诸证自解。

总之，仲景对瘀血证的证候表现及治疗大法的论述虽较简略，但原则已立，这就为临床对瘀血证的治疗奠定了基础，从而创造了一系列有效的方剂。

二、下瘀法的临床应用

（一）下瘀法的适应证

下瘀法适应于瘀血及瘀热实证。

1. 太阳蓄血证

太阳表证不解，邪热入内与瘀血相结于少腹，形成太阳蓄血轻证。《伤寒论》第109条曰："太阳病不解，热结膀胱，其人如狂，血自下，下者愈。其外不解者，尚未可攻，当先解其外。外解已，但少腹急结者，乃可攻之，宜桃核承气汤。"太阳蓄血重证第124条曰："太阳病六七日，表证仍在，脉微而沉，反不结胸，其人发狂者，以热在下焦，少腹当硬满；小便自利者，下血乃愈。所以然者，以太阳随经，瘀热在里故也，抵当汤主之。"蓄血病重而证情缓者，第126条云："伤寒有热，少腹满，应小便不利，今反利者，为有血也，当下之，不可余药，宜抵当丸。"

2. 阳明蓄血证

此证为阳明热邪与瘀血相结之证。第237条曰："阳明证，其人喜忘者，必有蓄血。所以然者，本有久瘀之血，故令善忘，屎虽硬，大便反易，其色必黑，宜抵当汤下之。"

3. 产后瘀血腹痛

产后瘀血未净，日久干血凝着脐下，症见少腹痛，拒按，按之有块，宜用下瘀血汤攻坚破积，以除癥结。若因瘀血致经水不利，亦可用本方治疗。《金匮要略·妇人产后病脉证治第二十一》云："师曰：产妇腹痛，法当以枳实芍药散，假令不愈者，此为腹中有干血着脐下，宜下瘀血汤主之；亦主经水不利。"

4. 水结血室证

妇人水与血俱结于血室，出现腹满，小便微难而不渴，用大黄甘遂汤攻逐水血之结，补虚养血。《金匮要略·妇人杂病脉证并治第二十二》："妇人少腹满如敦状，小便微难而不渴，生后者，此为水与血俱结在血室也，大黄甘遂汤主之。"

5. 肠痈证（未成脓）

热毒内聚，血瘀肠中，而成肠痈，用大黄牡丹皮汤荡热解毒，逐瘀攻下。《金匮要略·疮痈肠痈浸淫疮病脉证并治第十八》云："肠痈者，少腹肿痞，按之即痛如淋，小便自调，时时发热，自汗出，复恶寒。其脉迟紧者，脓未成，可下之，当有血。脉洪数者，脓已成，不可下也。大黄牡丹汤主之。"

总之，从部位上讲，下瘀法主要适应于下焦的瘀血，相当于下消化道、妇科及泌尿系的瘀血；以病理性质上讲，多适应于实证或瘀血夹热证。

（二）下瘀法的注意事项

1. 本虚标实不盛或妊娠瘀血者禁下瘀血

仲景虽未明确指出虚证禁用下瘀血，但从对虚证而有瘀血的治疗可看出这个问题，如虚劳有瘀血用大黄䗪虫丸缓中补虚、祛瘀生新，方中虽以大黄为君，但仅用十分，而且要蒸，是减轻泻下作用，取其活血作用，并且丸剂缓服，扶正祛邪，并非下瘀之剂。妊娠宿有癥病，用桂枝茯苓丸祛瘀化癥，不伤胎元，也不是下瘀法。

2. 服药后，要有瘀血排出的指征

如服桃核承气汤后"当微利"，服抵当汤后"不下，更服"，服抵当丸

后"晬时，当下血"，服下瘀血汤后"新血下如豚肝"，服大黄甘遂汤后"其血当下"，服大黄牡丹汤"如无脓，当下血"。这说明服这类方剂后，瘀血借"下"排出。这里的"下"既指大便又指小便，还可指妇人前阴及月事；既指大便下血，又可指大便稀薄。总之必有瘀血排出的征象，验之临床，信而有征。而且仲景指出，若服药后不见瘀血排出，则要再服。

但对于服药后的"下血"应正确理解。我们知道，瘀血是人体的病理产物和致病因子。一般认为，瘀血有两个含义：一指血行涩滞不畅；一指体内有离经之血停留。根据中医和西医对人体生理、病理的认识，有些部位如心血管、呼吸道等部位的瘀血在服下瘀剂后是不可能排出体外的。而有些部位，如下消化道、泌尿系、生殖系等的瘀血，服用下瘀剂后可有"下血"表现。

并且病人服药后"下血"并不一定都意味着瘀血病征的好转或痊愈。临床可见出血体质的患者，或医者用药不当，服峻猛的下瘀剂后下血不止，瘀血症状未见改善，相反，病情还加重。因此，判断瘀血病情是否好转，应结合全身情况及瘀血症状的减轻或消除，不可拘泥于"下血"一端。

三、下瘀法的组方用药特点

仲景在下瘀血的五首方中，共用了大黄、桃仁、桂枝、芒硝、土鳖虫、水蛭、虻虫、牡丹皮、冬瓜仁、阿胶、甘草、甘遂等12味药。大黄出现6次，桃仁出现4次，水蛭、虻虫各2次，余药各用1次，大黄用3或4两，桃仁用20或25或50枚不等。

由此可见，仲景下瘀法的组方用药具有以下几个特点。

（一）熔攻下与活血药于一炉

如桃核承气汤是调胃承气汤加桂枝、桃仁而成；抵当汤（丸）：大黄、桃仁、水蛭、虻虫；下瘀血汤：大黄、桃仁、土鳖虫；大黄甘遂汤：大黄、甘遂、阿胶；大黄牡丹汤：大黄、牡丹皮、桃仁、冬瓜仁、芒硝。

（二）多用既能活血又能攻下具有双重作用的药物

大黄性味苦寒。《神农本草经》谓其能"下瘀血，破癥瘕"。《血证论》云："大黄之性，亦无不达，盖其气最盛，凡人身气血凝聚，彼皆能以其药气克而治之。"可见大黄能泄能降，既可泄热通便，又可破积行聚，凡属瘀积之变，在化瘀导滞方中以大黄为主，确能奏"推陈致新"之功。桃仁辛苦平性滑，既能破血，又能润下、通便，所以仲景在以上几首方中，多以大黄、桃仁为君药。

（三）喜用虫药

虫药善入络搜邪，软坚化瘀，如水蛭、虻虫性善啮血，功专破血逐瘀。《伤寒来苏集》云："蛭，昆虫之巧于饮血者；虻，飞虫之猛于吮血者也，兹取水陆之善取血者攻之，同气相求耳。"蛭、虻、䗪诸虫并用，同入血分，确有破血逐瘀之卓效，凡久治不愈的癥瘕，仲景多用此三味虫药。

（四）慎用理气药

血之与气，病变时亦相互影响，故后人有"治血不忘气"之说，但仲景在下瘀血的几首方剂中，未用理气药，探溯其用意：①本法多用于瘀热交结之证。理气药多辛香温燥，于热不利。②《金匮要略》本是治疗内伤杂病的专书，虽然其中下瘀法适用瘀证属实者，但毕竟有阴血虚一面。如下瘀血汤和大黄甘遂汤证均是产后为病，如过用行气之品，最易耗伤阴血，损害正气，反于治瘀不利，故慎用之。

在药物剂型和煎煮方面，多用汤剂，以其荡涤瘀血，取效迅速。如果用丸剂，也要煎煮，其用法有别于汤剂，与蜜丸、水丸亦不相同。如抵当丸是以水煎丸，下瘀血汤是以酒煎丸，使丸剂不缓，却又不及汤剂之峻，使下瘀而不伤正。

服药时，多用顿服的方法，集中药力，一鼓作气，祛邪外出。

四、下瘀法的现实意义及评价

仲景创立的下瘀血法，治疗瘀热实证，对后世影响很大。金代张洁古、李东垣疗热瘀经闭，主用逐血泻火法；张子和治癫狂用泻下逐瘀之法；明代王肯堂用抵当丸治胃痛及癃闭；明代龚廷贤用桃核承气汤治瘀热发黄；清代王清任创制活血化瘀方药等，无不受仲景下瘀血法的启示，或发其未发，或扩充其用，或阐释其义，使下瘀血法的应用日趋成熟，更加广泛。

近年来，随着活血化瘀法研究的进展，用下瘀血法治疗急腹症、肝病、妇产科疾病、神经精神系疾病等方面取得了明显效果。上海以大黄为主的单方与复方治疗上消化道出血、急性阑尾炎等疾病，取得了很好的疗效。天津市中西医结合急腹症研究所对于各类急腹症不同阶段灵活运用活血化瘀法，取得了满意的疗效。上海市传染病医院用通下祛瘀汤治疗急性黄疸型肝炎，取得了症状改善快，转氨酶及胆红素下降迅速等显著疗效。西安医学院第一附属医院治疗恶性肿瘤如肝癌、乳腺癌、宫颈癌等，用大黄、桃仁、当归、乳香等药有一定疗效。上海以活血为主的达营汤治疗周期性精神病，有效率达 90.9%。其他如甘肃报道用桃仁承气汤、湖北用当归承气汤治疗精神分裂症等，均取得明显的疗效。

但是，仲景的下瘀血法毕竟反映的是 1700 年前对瘀血证的认识，限于当时的条件，对瘀血证的认识还比较局限，对各种兼夹证未见论述，用药仅限于大黄、桃仁、水蛭、虻虫等几味，这些不足之处都经后世医家的补充和发挥，得到进一步完善，用法也从比较单纯直观的下瘀血法扩充到各种活血化瘀法。但仲景所创立的下瘀血理论和方药所起的奠基作用则是不可磨灭的。

第四节　谈张仲景用薤白

薤白，又名薤根、野蒜、小独蒜、薤白头，性味辛、苦、温，功能理气宽胸，通阳散结。其在《伤寒论》和《金匮要略》中主要用于以下两方面。

一、温通心阳，以治胸痹

《金匮要略·胸痹心痛短气病脉证治第九》中说："胸痹之为病，喘息咳唾，胸背痛、短气，寸口脉沉而迟，关上小紧数，瓜蒌薤白白酒汤主之。""胸痹不得卧，心痛彻背者，瓜蒌薤白半夏汤主之。""胸痹心中痞气，气结在胸，胸满，胁下逆抢心，枳实薤白桂枝汤主之。"胸痹是胸阳不足，阴邪上逆，闭塞清旷之区，阳气不通使然。阳虚邪痹，气机不通，故胸背痛而短气，甚者心痛彻背；胸阳不振，积饮上乘，肺气失其肃降，故喘息咳喘或因咳喘不得卧；如果病势由胸脊部向下扩展到胃脘两胁间，则见心下痞塞、胁满、胁下逆抢心等症状；阳气不足，阴邪停聚则可见寸口脉沉迟或关上脉细而紧，所以用瓜蒌薤白白酒汤、瓜蒌薤白半夏汤、枳实薤白桂枝汤等通阳散结，豁痰下气。这些方剂中，均以瓜蒌、薤白相伍为治疗胸痹的主药。瓜蒌开胸化痰、行气散结，薤白通阳、理气化痰，两药合用能温通心阳，豁痰散结，配合通阳的白酒、桂枝或其他化痰降气之品而治胸阳不振、痰气结滞的胸痹证。这与小陷胸汤的瓜蒌配黄连治疗痰热结胸恰好是明显的对照。

《伤寒论》第138条曰："小结胸病，正在心下，按之则痛，脉浮滑者，小陷胸汤主之。"小陷胸证多因表邪入里或表证误下，邪热内陷，与心下痰饮相结而成，心下有实邪，气机不得宣通，故见心下硬满，按之则痛、脉浮滑乃痰热之象。方用小陷胸汤，其中黄连苦寒，清心下之热结，半夏化痰，瓜蒌开结涤痰，与黄连相伍则能收到清热涤痰散结之效。三药合用，痰热分消而无结滞之患。可见痹证与小结胸证虽均有痰结之患，却有寒热虚实的不同。胸痹证在虚，标实而寒，小结胸证属实属热。虽都有化痰散结之治，但却存在着温与清之别。

二、疏理肠胃气滞，治疗泄利下重

《伤寒论》第318条云："少阴病，四逆，其人或咳，或悸，或小便不利，或腹中痛，或泄利下重者，四逆散主之。"方后注："泄利下重者，先以水五升，煮薤白三升，煮取三升，去滓，以散三方寸匕，内汤中，煮取一升半。分温再服。"本条虽冠以少阴病，其实张仲景的用意是将本证的四逆与少阴病的四肢厥逆进行鉴别的。本条的四逆，乃肝气郁结，气机不利，阳郁于里，不能布达所致，与少阴病的心肾阳虚阴盛的厥逆根本不同。其手足厥逆的程度并不严重，而且无少阴病四肢厥逆时的下利清谷、脉微欲绝、甚至大汗出、面赤等阳衰阴盛或阴盛阳亡的表现。

本证由于肝气郁结，疏泄功能失常，木横侮土，肠胃气机壅滞，故泄利后重。方用四逆散疏肝解郁，使肝气条达，郁阳得伸，则肢厥可愈。加大量的薤白行肠胃气滞，则泄利下重可除。这与白头翁汤治疗厥阴病湿热下利，而有下重表现的情况也正形成了强烈的对比。

厥阴湿热之邪郁遏不解，损伤肠道络脉，可有热利便脓血、口渴、舌红苔黄等表现，湿热壅滞，影响肝气的疏泄功能，其秽浊之物欲急出而不得，故里急后重，病位在肠，病机却在肝。白头翁汤中，白头翁苦寒、清热，尤能凉肝，且为治利常用药；黄连、黄柏清热燥湿，坚阴厚肠；秦皮清肝凉血兼能治利。全方用药苦寒，清热燥湿，凉肝解毒。四逆散重加薤白与白头翁汤两方均能治泄利下重，但前者证属肝脾气滞，后者证属肠道湿热，肝经热邪，其治疗也大相径庭。

本草学中有薤白治利的记载。如《本草拾遗》言薤白"调中，主久利不瘥"，《用药心法》言薤白治"泄利下重，下焦气滞"，说明薤白治疗泄利下重是通过理气、调中达到的。陕西中医学院副教授杜雨茂早年行医时，常以薤白配地骷髅治疗肠胃气滞，泄利下重，收效颇佳。证明薤白疏理气机，治疗泄利下重的功效并非纸上空谈。临床若见湿热下利而有里急后重表现的，可与黄连、黄柏等清热燥湿药同用。

总之，薤白既可温通心阳以治胸痹，又可以治肠胃气滞引起的泄利下重。诚如《本草思辨录》所说："药之辛温而滑泽者，唯薤白为然。"薤白最能通胸中之阳与散大肠之结。

〔注〕：地骷髅系莱菔的种子成熟后，连根拔起，剪除地上部分，取根用水洗净而成。功能理肺化痰，消食利水。治咳嗽痰多，食积气滞，脘腹痞闷胀痛，水肿喘满，噤口痢疾。

第五节　小议《金匮要略》之奔豚病

《金匮要略》专篇论述的奔豚病，是指一组气从少腹上冲咽喉，发作时有濒死感，但症状可以自行缓解的证候群。在第六版《金匮要略》教材该篇结语中，病因总结为"有从惊恐得之，有从恼怒得之，有从发汗后复感寒邪得之，有从内有水饮误汗伤阳得之"。笔者认为上述解释欠妥当。

一、从《伤寒论》及《金匮要略》一贯文法来看

笔者认为，只有前两条原文描述的是奔豚病的病因病机、辨证论治，而后两条桂枝加桂汤证及苓桂草枣汤证条文不是针对奔豚病的专有治法，也不是课本所言的奔豚病的另外两个证型，而是鉴别诊断。

奔豚病条文的第1条第2句明确阐述奔豚病的临床表现特点，并且具有《伤寒论》中六经病证的提纲证一样的作用，即该临床表现是奔豚病所必须具有的，换言之，也是诊断奔豚病的必要条件——"从少腹起，上冲咽喉，发作欲死，复还止"。该条文后半句明确提出奔豚病病因是"皆从惊恐得之"，故该病因是产生奔豚病、诊断奔豚病的必要条件，因此可以认为此句是在给《金匮要略》的奔豚病下定义，即在惊恐情绪的前提下，出现"从少腹起，上冲咽喉，发作欲死，复还止"样症状的病称为奔豚病。

第3条原文讲的是奔豚病证治，即奔豚病的专有治法，其所论述的"气上冲胸，腹痛，往来寒热"，是临床诊断奔豚病的充分条件而非必要条件。此条原文与上条原文的关系密切，如同《伤寒论》中的诸病提纲证与各汤证之间的关系，即诊断奔豚病必须具备"从少腹起，上冲咽喉，发作欲死，复还止，皆从惊恐得之"，而如果具备其他症状或体征，如"气上冲胸，腹痛，往来寒热"等能够使诊断更加明确、把握度更大，诊断明确意味该条的奔豚汤将更有理法方药的一致性，保证了临床疗效。

第3条的桂枝加桂汤证中论述"发汗后，烧针令其汗，针处被寒"就

会出现"气从少腹至心"的临床表现。"必发奔豚"也就是必然会发生奔豚病,那么就一定要有奔豚病发生的必要条件,可是"皆从惊恐得之"这个必要条件在原文中并没有提出,不符合前文所述奔豚病的概念,故此处只能理解成汗后再烧针发其汗,针处被寒,从而导致奔豚病样症状而非奔豚病。而第4条所言"欲发奔豚",换句话说就是没有产生奔豚病,同样不符合诊断奔豚病的必要条件,那么苓桂甘草汤治疗奔豚病更加无从谈起,课本中"从内有水饮误汗伤阳得之"的讲法便不成立。因此桂枝加桂汤证、苓桂甘草汤证条文只是针对奔豚病的鉴别诊断条文。

二、从《金匮要略》《伤寒论》的条文互解的角度来看

《金匮要略》条文中多次提及奔豚样症状。如《金匮要略·水气病脉证治第十四》有云:"……反言胸中痛;气上冲咽,状如炙肉,当微咳喘……胸胁苦痛,象若奔豚,其水扬溢……"本条条文明确指出水气病也会导致奔豚病样的症状,冲气上逆,咽喉阻塞,其病机实为"阳损阴盛,结寒微动",即病机为阳虚不能制阴,阴寒之水引动气逆上冲,故明确称为"像若奔豚"非"奔豚病",概念清晰,表述准确。再有,《金匮要略·痰饮咳嗽病脉证并治第十二》有云:"青龙汤下已,多唾口燥,寸脉沉,尺脉微,手足厥逆,气从小腹上冲胸咽……与苓桂五味甘草汤,治其气冲。"此条原文同样有气从小腹上冲咽喉,实为服用青龙汤后,寒饮得解,虚阳随之上越,气反而上逆,此处同样有类似奔豚病样症状,但绝非奔豚病。

桂枝加桂汤证及苓桂草枣汤证在《伤寒论》中有完全雷同的条文,分别是117条和65条。但是《伤寒论》中的上下条文之间有着密切的逻辑关系。第117条之前的111条讲的是太阳病中风后,以火针法来使之发汗达到治疗的目的。但是,如果如117条所述发汗后针处被寒,就会导致变证,表现除了针处会起"赤核"外,还会有奔豚病样的冲气上逆的症状,其病机为过汗阳虚,外寒引动内寒,随之发生气机上逆,与奔豚病的病机大相径庭,所以治疗应用桂枝加桂汤。65条的苓桂草枣汤则可追溯到58条"凡病若发汗、若吐、若下、若亡血、亡津液阴阳自和者,必自愈",

所以此处列举的是发汗后的一种变证，其根本病机是阴阳不和，具体表现汗后阳虚，下焦肾水无制，故有上逆之势，与奔豚病亦不同。尤怡的《金匮要略心典》亦明确指出"奔豚病从惊恐得杂病也，从发汗及烧针被寒者伤寒也"，因此可以说《金匮要略》的奔豚病篇的后两条条文中的桂枝加桂汤及苓桂草枣汤不是对杂病奔豚病的证治。

三、从理法方药的一致性及药物煎服法的角度来看

对于惊恐导致疾病的发生，在《黄帝内经》中早有论述。《素问·举痛论》言："惊则气乱，惊则心无所倚，神无所归，正气留而不行，故气结矣。"《素问·调经论》言"血有余则怒，不足则恐"，《灵枢·本神》言"肝气虚则恐"，《诸病源候论》"奔豚起于惊恐忧思所生"的释词，明确指出了《金匮要略》所谓的"惊恐"即多种精神刺激因素。正如《黄帝内经》"九气不调，皆能致病，特以惊恐为甚耳"，既然条文中明确指出惊恐是导致奔豚病发生的必要条件，因此奔豚病的根本病机应当是肝郁血虚，故《金匮要略心典》中曰："此奔豚气之发于肝郁者，往来寒热，肝脏有邪，而气通于少阳也。肝欲散，以姜、夏、生葛散之；以甘草缓之；芎、归、芍药理其血；黄芩、李根下其气。"煎服法中要"日三服夜一服"，乃本型因于肝胆之病，而夜半子时为胆经主时，丑为肝经当位，所以夜一服者，防病乘于夜半而转剧也。

而对于第3条的桂枝加桂汤，其根本病机是汗后阳虚，外寒引动内寒从而引起气机上逆，故以桂枝汤再加桂二两，调和阴阳，平冲降逆，煎服时以微火煮，实取"少火生气，缓补心阳"之意。对于第4条的苓桂草枣汤证则是汗后心阳虚衰，无以克制下焦寒水，故以苓桂草枣汤通阳降逆，培土制水，煎煮时所用甘澜水，庞安时曰："不击则生，击之则熟。水之味本咸，击熟之则归土性矣。"李时珍曰："劳之则甘而轻，取气不助肾水而助脾胃也。"

综上，奔豚汤是用于治疗肝郁血虚的杂病之奔豚病的专病专方，而桂枝加桂汤及苓桂草枣汤是用于治疗具有奔豚病样冲气上逆症状的方剂，并非是用于治疗奔豚病其他证型的方剂。

四、从现代疾病的角度而言

奔豚病的临床表现主要为自觉症状明显，患者常有逼真的症状描述，如有一股气从少腹上冲至胸部或咽喉，发作时有濒死感、窒息感，一段时间后症状可自行消失，其后可再次发作，病程上具有反复发作的特点，病史方面多与惊恐等情绪刺激有关。在现代疾病中，充分排除甲状腺功能亢进、二尖瓣脱垂等能够导致相类似症状的器质性疾病后，该证候群与精神系统多种疾病相似，其中常见的有惊恐障碍和躯体形式障碍。

惊恐障碍简称惊恐症，是以反复出现显著的心悸、出汗、震颤等自主神经症状，伴以强烈的濒死感或失控感，害怕产生不幸后果的惊恐发作为特征的一种急性焦虑障碍。本病常无明显诱因而突然发病，有多种自主神经症状，尤以心悸、气紧、头晕、出汗最为突出，在短时间内症状可急剧发展到高峰，伴有强烈恐惧，持续时间很短便自行缓解，间歇期除有预期焦虑，担心再次发病外，可无任何不适症状，常反复发作，间歇期可长可短。

躯体形式障碍是以各种躯体症状作为其主要临床表现，不能证明有器质性损害或明确的病理生理机制存在，但有证据表明与心理因素或内心冲突密切相关的精神障碍。其临床类型有多种，即躯体化障碍，未分化躯体形式障碍，躯体形式自主神经功能紊乱，躯体形式疼痛障碍。

目前在神经生化及临床实验室检测已经证实焦虑症患者体内去甲肾上腺素水平升高，而日本研究者对奔豚病患者进行的血清中几种儿茶酚胺水平及成分进行了研究，发现去甲肾上腺素与肾上腺素浓度与应激反应增加有关，这与已证实的焦虑症患者体内的去甲肾上腺素高浓度对焦虑发作有重要作用的结论不谋而合。

五、小结

笔者认为本文在一定程度上明确了《金匮要略》的奔豚病概念、诊疗方案、病因（"皆从惊恐得之"）、病机（肝郁血虚）、临床表现（"从少腹起，上冲咽喉，发作欲死，复还止"）以及治疗该病此种证型的方药（奔豚汤）。而桂枝加桂汤及苓桂草枣汤均为他证出现奔豚病样症状的方药，而非用于奔豚病其他证型的治疗。至于是否存在奔豚病的其他证型，首先应当在符合中医杂病之奔豚病的诊断后，根据临床实践不断补充。另外对于临床所见的惊恐障碍或躯体形式障碍的治疗，中医辨病可以考虑奔豚病的诊断，辨证可以考虑肝郁血虚，选方可以考虑奔豚汤。

第六节　癌症治疗观探讨

癌症是目前造成人类死亡的主要原因之一。癌症的种类很多，不同的癌症，其发病机制和治疗原则各不相同，即使是同一种癌症，不同的患者在发病机制上也存在很大差异。因此，西医学认为癌症的发生和发展是一个多因素、多步骤、多基因共同作用的综合病变过程。

一、西医学对癌症的认识

西医学研究证明，在癌症的发生、发展过程中，机体内外均存在大量复杂的能够诱发和促进人体正常细胞转化成癌细胞的因素。外在环境因素有化学致癌因素、生物性致癌因素、物理致癌因素等，同时机体本身也存在促进癌症发生的机制，如遗传背景、内分泌、免疫等。在环境因素、机体自身因素及二者间的相互作用下，诸多的癌基因参与了癌症的发生和发展。癌基因通过基因突变、染色体重排、基因扩增等方式活化，使细胞生长刺激信号过度或持续出现；抑癌基因发生点突变、等位基因丢失、与癌基因产物的结合等功能丧失，促进癌症的发生。DNA 修复基因的缺失或功能丧失导致癌症细胞的易感性。在化学致癌物导致的癌症中，代谢酶基因与癌症的易感性也密切相关。

癌症一旦发生，在西医学的治疗中，手术治疗、化疗、放疗等，无论是单独或组合使用，已被认为是用于治疗癌症的常规策略。基因治疗、生物治疗、免疫治疗、干细胞治疗、靶向治疗等也都是现阶段研究的热门领域。然而上述诸多治疗手段，不总是有效，生存率仍不理想。

二、中医学对癌症的认识

中医学对癌症的论述在历代的文献中多有记载，名曰"积聚""癥瘕"等。中医学对于癌症发病原因的认识是在整体思想指导下，用"审证求因"的方法加以认识和分类的。中医学认为人体是一个整体，人体内部各脏腑组织之间以及人体与外界环境之间，保持着相对的动态平衡，从而维持着人体的健康与正常活动，一旦这种平衡状态受到破坏或发生紊乱，就会发生疾病。中医学认为癌症的发生、发展主要为外感六淫、七情内伤、饮食劳倦、遗传因素、痰饮瘀血、用药不当等因素所致，在外界化学因素、物理因素等参与下，内外合邪，引起正虚邪实、脏腑失调、气滞血瘀、痰结湿聚、毒热内结，最终形成癌肿。正如《灵枢·口问》曰："百病之始期也，必生于风雨寒暑，循毫毛而入腠理，或复还，或留止，或为风肿汗出，或为消瘅，或为寒热，或为留痹，或为积聚。"癌症的治疗原则是在整体观念和辨证论治精神指导下，通过对癌症的病因、病位等进行全面分析、判断，正确辨证后确定的。结合西医学观点，采用辨病论治和辨证论治相结合的原则，癌症的不同时期、不同病证采取相应的原则。

三、从心身角度认识癌症

随着生物医学模式向"生物－心理－社会"医学模式的转变，精神心理因素与癌症的关系逐渐引起了医学界的广泛关注，已把癌症列为心身疾病。癌症患者生存率低主要原因是发现太迟，求医过程中出现错误以及恐惧情绪影响病人免疫系统。大量的临床研究发现，严重的精神创伤、错综复杂的心理矛盾、长期的精神压抑、长期怀有不满情绪和不安全感的人最易罹患癌症，因其容易引起自主神经功能和内分泌功能失调，使机体免疫功能受到抑制，抗体产生减少，同时阻碍淋巴细胞对癌细胞的识别和消除，使癌细胞突破人体防线而出现无限制的增生。这表明癌症的形成及发展，不仅与外界理化生物因素密切相关，而且与心理情志因素及心理素质密切相关。来自中华医学研究会的数据，中国癌症患者 5 年生存率仅 22%。癌症的复发及其他脏器的转移亦相当常见。其对于病人来说，上述治疗手段不仅是沉重的经济负担，在生理上也产生许多痛苦，如疼痛、脱发、疲劳、恶心等，同时也带来许多的心理问题，将导致机体免疫功能进一步下降，促进癌症的进展，严重降低癌症患者的生活质量，影响癌症患者的存活时间，且直接影响癌症患者的治疗和预后。

上海交通大学癌症研究所顾建人教授认为，癌症是一种全身系统失调性疾病，以一种确定组织和器官异常生长为其明显特征。流行病学数据显示，应激能够增加人类的患癌风险（＞1.5%），糖尿病增加原发性肝癌、胰腺癌、乳腺癌和其他癌症的发病风险，男性比女性更容易患癌，免疫系统失调也多增加癌症发生风险。癌症相关基因组功能性研究发现：细胞生长相关基因、微环境相关基因及宿主细胞系统相关基因调节的改变与癌症的发生具有高度相关性。因此，我们提出了癌症不是一种单一的疾病，而是体内环境改变后产生的病理结局，就像土壤结构改变以及植物发生生长变异后出现的一种不好的结果。

新的中医治疗模式应该是如同改良土壤结构、改善植物生长状态一样，调整人体的心身状态和病理内环境，才能改变癌症的结局，这才是根本的治疗。化疗、手术疗法等是必要的，但不能一劳永逸，而对其根本的治疗才是正确的方向和方法。

癌症的发病和变化非常复杂，常见于寒热、虚实错杂病理变化，那么我们应做到早期发现、早期治疗。《素问·四气调神大论》指出："是故圣人不治已病治未病，不治已乱治未乱，此之谓也。夫病已成而后药之，乱已成而后治之，譬犹渴而穿井，斗而铸锥，不亦晚乎？"因此癌症疾病初期，应及早发现癌前病变，把癌症疾病扼杀在萌芽阶段，防止癌症疾病进一步发生、发展，甚至蔓延到全身。如不食用含有致癌物质的食物，减少外界致癌因子的接触，定期做好癌症普查等。明白癌症疾病的脏腑病位及其传变趋势，是阻止疾病传变、发展和蔓延的关键。正如《金匮要略》所说："见肝之病，知肝传脾，当先实脾。"因此，明了脏腑的生理特点及脏腑间的关系，才能早期治疗疾病。

《素问·阴阳应象大论》所谓"治病必求于本"，治疗疾病需分析疾病的诸方面及本质，在中医学基本理论的指导下，确立相应的治则和治法。每种疾病的发生、发展、病因、病机、病性、病位均有所差异。应从审证求因、审察病机、探求疾病的角度，探求虚实寒热的病性、明确疾病发生的部位（上下、表里、脏腑）。在复杂多变的癌症疾病现象中，抓住病变的本质，在扶正祛邪，调整阴阳气血，因人、因时、因地制宜，标本缓急等治疗原则的指导下，从根本上治疗癌症。

中医学认为，"五脏藏五精，五精养五神""喜则气和志达，荣卫通利"。五志过极，人体气机紊乱，脏腑阴阳气血失调，将导致癌症的发生。癌症的形成与心理情志因素及心理素质密切相关。例如临床中有一个很常见的现象，许多患者在得知自己患癌症后，短时间内全身状况恶化，甚至发生死亡。那么对癌症患者情志的调节及心理治疗，中医药发挥很大的优势。《素问·上古天真论》说："恬淡虚无，真气从之，精神内守，病安从来。"中医的汤药、针灸，中医的心理治疗技术如定惊安神、以理遣情、暗示等，调整患者的脏腑气血阴阳及心理状态以达到治疗癌症的目的，并对接受西医癌症常规治疗后的患者起到增效、减毒的作用。总之，早防、早治、辨证论治、身心同调，强调情绪健康，才是治疗癌症最有效的方法和途径。

第七节　从《黄帝内经》论全新医学模式解决疑难杂病

黄帝曰："呜呼远哉！闵闵乎若视深渊，若迎浮云，视深渊尚可测，迎浮云莫知其际。"正如黄帝所说，如深渊抑或浮云般的医学理论与实践让人深感其"道之远大幽深"，学医数载，仍频频为临床上的难题疑惑不解。临床上经常有一些"客观检查无异常发现"，而病人又确实感到"异常痛苦"的疾病，往往被冠以"疑难杂病"之名。病人四处求医无果，对生活失去希望，严重影响其社会生活及功能。疑难杂病目前尚无统一的定义，虢周科教授将其形象概括为"说不清，道不明，治不好"三大临床特征——患者及家属对具体病情（病因）叙述不清；医生不能明确诊断具体病名；长期多样的治疗效果不好。面对医学上这样的难题，很多医生都束手无策，或各执其言，但《黄帝内经》却在几千年前已给出我们答案。

一、《素问·疏五过论》与生物－心理－社会医学模式

"生物－心理－社会"医学模式是由美国恩格尔教授在1977年最早提出，旨在强调导致人类疾病的不只是生物因素，而且还有社会因素和心理因素；强调医学的研究对象应重视人的状态和人所处的环境。而早在几千年前，《素问·疏五过论》通过对医者五个常见过错的论述，系统分析了社会生活事件、负性情绪及生活环境导致疾病发生、发展的病理过程；强调治病求本，从源头上防治受社会、心理因素影响所产生的疾病，从而达到中医整体观念与辨证施治的有机结合。这种理念与"生物－心理－社会"医学模式有着"形"与"神"的统一，现分述如下。

（一）重视社会生活事件对疾病的影响

帝曰："凡未诊病者，必问尝贵后贱……尝富后贫，名曰失精……医工诊之，不在脏腑，不变躯形，诊之而疑，不知病名……此亦治之一过也。""诊有三常，必问贵贱，封君伤败，及欲侯王。"形象描绘了医生所常入的误区之一，即未关注患者的社会应激。如果患者存在先富后贫的社会应激事件，疾病最初常不表现为躯体疾病，即医者往往"道不明"之疑难杂病，到了疾病后期，即便再高明的医生，如果不能重视疾病的病因，也是不能治愈了。诸如先富后贫等重大变故是最常见的应激性生活事件，若长时或过强地刺激人体，而人体又不能根据环境进行自我调节时，均可能诱发心身疾病。相关回顾性研究表明，造血系统恶性肿瘤患者在病前1年内生活事件量表总分与正常人相比显著增高，证明在此期间遭受一定的心理应激。刘志明等研究证实，各种负性社会事件造成的应激，是咽异感症发病原因之一。

（二）重视负性情绪及生活环境对疾病的影响

"凡欲诊病者，必问饮食居处，暴乐暴苦……此治之二过也。"此为临床医生常入的另一误区，即忽略了患者饮食、居住环境以及精神状况。

"暴怒伤阴，暴喜伤阳"，突然的悲伤和喜悦使人气厥逆而上行。正如《素问·举痛论》所云："怒则气上、喜则气缓、悲则气消、恐则气下、惊则气乱、思则气结。"过度的情志刺激使气机离乱，导致疾病的发生。研究表明，长期的负性情绪与心身疾病的生理基础密切相关，它可直接影响大脑皮质对下丘脑内分泌系统及自主神经系统的作用，造成体液、激素和酶等的异常，影响机体的生理、心理活动，造成心身疾病或使病情加重。

（三）重视心理支持及干预对疾病的影响

"医不能严，不能动神，外为柔弱，乱至失常，病不能移，则医事不行，此治之四过也。"这句话充分强调了心理干预对疾病发展及预后的影响，因为对于这类病人，医生如果不能严肃地对其开导，不能动其思想改变其精神面貌，任其发展下去，则必然导致疾病迁延及恶化，成为临床常见的"治不好"之疑难杂病。心理支持及干预对于有明显社会生活事件影响的患者尤为重要。对于普通临床医师，重视患者心理及社会因素与疾病的关系，可酌情选择易于操作的中医"疏神开心法""安神定志法"等进行心理支持是有效且必要的。

二、疑难杂病在各级中西医院诊疗现状

西医学基于其对客观性和实证性的要求，认为医学面临的所有问题只有通过科学理性加以剖析运用科学技术才能解决；只有依靠运用科学技术，人类才能达到战胜疾病的目的。当他们面对一位患者因"反复突发心慌、憋闷感、濒死感"被多次送至急诊，检查心电图、生化均未见异常时，即使患者饱受折磨，痛苦不堪，但他们往往冠之以"神经官能症"或"疑难杂症"之名，医生认为该类患者不需要治疗，但患者异常痛苦，常反复求诊，效果并不明显，总是企图在细胞或分子层面上寻找阳性发现的惯性思维，使得临床医生面临越来越多的"疑难杂病"。

事实上，上述各种被冠名为"疑难杂病"的患者，多数被证明患有不同程度的心理疾病。国外资料显示，21%～26%的内科门诊患者患有精神障碍，慢性躯体疾病患者的精神障碍患病率为25%，慢性躯体疾病患者的

终生患病率达到 42%（多为物质滥用，情感或焦虑性疾病），33% ～ 60%
的短程普通内外科机构的患者伴有明显的心理社会因素和精神障碍。国内
资料显示综合医院住院患者中精神障碍发生率为 20% ～ 70%。而这些患
者因形式多样的躯体不适，多数就诊于各大综合医院，但目前我国各级中
西综合医院对此类疾病的识别及治疗水平不足，世界卫生组织分布在全
世界的 15 个中心患者心理障碍识别率平均为 51.2%，其中中国最低，仅
15.9%。另有研究显示，我国综合性医院心理障碍患者按照躯体疾病接受
治疗者占 85.7%，从未接受过心理咨询、治疗者占 80.2%，用迷信等治疗
者占 36.3%，说明我国综合医院对已识别的心理障碍处理率低，且大部分
治疗并不规范。

三、在"生物 – 心理 – 社会"医学模式下全力推进"疑难杂病"的新治疗观

　　随着科学技术的高速发展，生产方式正发生着变革，人类疾病谱也发
生了显著的变化，生物、心理、社会、环境、行为习惯等多种因素共同作
用的慢性病及心理疾病对人类健康提出严峻的挑战。事实上，那些"说不
清、道不明、治不好"的所谓"疑难杂病"在"生物 – 心理 – 社会"医学
模式下，很多都可确诊为抑郁症或躯体形式障碍等心理疾病；世界卫生组
织预计到 2020 年，抑郁症将成为继冠心病后的第二大疾病负担源。大力
宣传推广"生物 – 心理 – 社会"医学模式的临床实践无疑是有效治疗"疑
难杂病"的利器。正如《素问·疏五过论》所论述的："圣人之治病也，
必知天地阴阳……以明经道，贵贱贫富，各异品理，问年少长，勇怯之
理……谨守此治，与经相明……审于终始，可以横行。"

（一）在"病证结合"的基础上明确诊断和辨证施治

　　中医学以"辨证施治"的个体化治疗方案深受患者喜爱，尤其对于那
些被拟诊为"疑难杂病"的患者，他们通过寻求中医师"调理"来缓解躯
体不适。但由于不同临床中医师对同一患者的"病""证"看法不一，导
致诊断不明确、不统一，治疗方案可重复性差，同时也加大了临床流行病

学统计难度，让"疑难杂病"一再泛滥。临床中医只有做到"病证结合"，即西医辨病和中医辨证相结合的诊断模式，才能形成对诊断不明的"疑难杂病"以统一的认识；只有诊断明确，才能建立以统一病名为基础的流行病学分析及疗效分析，从而建立与中医理论体系相适应的"疑难杂病"临床诊疗规范。

（二）建立与"整体观念"相适应的学科（科室）体系

尽管中医学向来十分重视在整体观念指导下对疾病的认识与治疗，但受目前医疗卫生体制影响，各大中医医院的临床科室和辅助技术机构，全部是为适应生物医学的需要设立的。众多的专科制，将人体划为不同的碎片，各个不同专业的医生都固定在其狭小的专业领域里，整体的人不见了，各种各样的"疑难杂病"却不断繁衍。虢周科教授通过多年的临床实践和科研探索，提出中医脑病包含神志疾病的学术观念，强调临床医生应重视社会及心理因素对疾病的影响，重视研究人的状态和人所处的环境对自然人的影响。其在国内率先开创脑病心理科科室之建设。这种有形的实体建设是探索与"整体观念"相适应的学科体系发展的有效途径，是适应"生物－心理－社会"医学模式发展的必然产物，是在新的医学模式下攻克"疑难杂病"的支撑点。

三、发展"生物－心理－社会"医学模式下的中西医综合治疗

"生物－心理－社会"全新医学模式要求临床医生在病因、诊断及治疗上均应充分考虑心理和社会因素，但纵观临床，目前的治疗方案仍以单纯药物治疗为主。以被诊断为"疑难杂病"的抑郁症为例，目前西医治疗多以 SSRIs 为主，治疗核心瞄准 5-HT 的缺乏和功能不足，但临床上 SSRIs 类药物却始终不能摆脱起效慢、脱落率高、临床有效治愈率低的困境。我们的研究表明，中西医结合的综合治疗往往能有效提高患者依从性，提高有效治疗率，改善患者生活质量，恢复社会功能。

《素问·疏五过论》曰："圣人之术，为万民式，论裁志意，必有法则，

循经守数，按循医事，为万民副。"每每读到这些铿锵有力的句子，我都觉得医学生涯有莫大的荣光。《黄帝内经》犹如一盏护航明灯，不断地为我们答疑解惑，并指明前进的方向；《素问·疏五过论》让我们学习到的不仅是中医学的世界观，更是让传统中医学与现代科学接轨的方法论。重视心理及社会因素对疾病发生、发展及预后的影响，落实"生物－心理－社会"医学模式的临床实践，让临床"疑难杂病"诊断更清晰，疗效更明确。

四、病案分析

【病案一】

蔡某，女，38岁，因"反复发作的嗳气泛酸伴咽部异物感两年"就诊我科。

患者近两年内经常嗳气泛酸，伴咽部异物感，寒冷、疲倦及精神紧张时发作，常持续数日后可自发缓解，患者多次就诊，查喉镜未见明显异常，消化内镜提示慢性浅表性胃炎，发作时服用莫沙必利分散片等西药可稍缓解，但患者时有发作，并逐渐出现两胁和胃脘部的胀闷、窜痛，及胃内无以言状的不适感，胃内上冲上逆，打嗝、口干、口苦，胸闷，喜叹长气，患者因担心症状再发而失眠，睡眠浅，多梦，晨起后疲倦，自觉终日精神紧张，并逐渐出现痛经、月经稀少。考虑患者以肝气郁结、横逆犯脾为主要病机，我科予以疏肝解郁安神、健脾和胃降逆为法，给予中药汤剂治疗，方中重用陈皮、茯苓、薏苡仁强调健脾，茯神、夜交藤等加强安神，以达"胃和寐自安"之效。经过一个月的治疗，患者嗳气及睡眠症状明显好转，患者自述"从没有像现在这样睡好过，感觉醒后脑子很清爽，做事情也带劲了"。经过一段时间维持治疗，患者咽部异物感、胃部冲气感及口干口苦等均消失，至今未再发。

【病案二】

李某，男，28岁，因"颈部酸痛伴头昏沉感3年"就诊我科。

患者3年前来深圳后因长期加班，伏案工作而出现颈部酸痛不适，未予以重视，未及时就诊，后上症逐渐加重伴头昏沉感，前往医院就诊查颈椎 DR 示颈椎病，予以推拿治疗一月余，症状稍好转，但随后上症再发，继续推拿治疗及牵引治疗，症状加重。查颈椎 MR 提示颈椎病，但未见神经压迫。患者因此感觉沮丧，头昏沉感加重，记忆力下降，注意力不集中，失眠，工作效率显著下降，多次前往全省各大医院就诊均无明显效果，患者自述"头太不争气了，让他生不如死，不如割下来算了"。考虑患者工作压力较大，饮食失节，劳欲失度，导致湿浊困阻中焦，清阳不升，肝气失养为主要病机，治疗以通络祛湿、疏肝安神为法，给予中药汤剂治疗，方中重用土茯苓、木香、陈皮以通络祛湿，以达"湿去络通，肝气得养"，同时合并使用行为激活等心理干预策略促进患者生活方式调整，1 个月后患者自觉头减轻了很多，不再是重压着的了，两个月后患者症状消失，维持正常，结束疗程，至今未复发。

【病案三】

吴某，女，30 岁，已婚，小学教师，因"心慌、胸闷伴濒死感 10 月余"入院。

患者 7 年前结婚，婚后多年不孕，四处就医。今年元月做诊断性刮宫，术中无明显不适，但术后出现阴道流血。后听同事说有癌症的可能，感到紧张、心慌、气促，并害怕因不能生育而被丈夫抛弃，出现失眠、烦躁、易激怒，对外界环境兴趣降低的症状，但尚能坚持工作和操持家务。3 个月后症状加重，并出现发作性心慌、胸闷、烦躁、呼吸急促、憋闷感、出汗、手脚麻木的情况，每次发作持续数分钟至半小时不等，几乎每天皆有发作。多次被送往医院急诊科就诊，查心电图、心脏彩超未见异常。至 5 月份，症状更加严重，整日处于惶恐不安之中，有自杀企图，主要是因为"太难受了"，但同时又怕死，去医院就诊又查不出问题，工作和操持家务的能力严重受损，生活难以自理。考虑患者久病成瘀，脉络瘀阻，冲脉失畅，则见不孕；阻滞心脉，则见心神失养；日久耗伤阴液，心火上炎，子病犯母，肝失调和，见于上述诸证。治疗以活血通络、宁心安神为法，以膈下逐瘀汤合专科经验方郁乐冲剂为主方，以达"活血通络、清心安神"之效，疾病早期合并使用精神药物改善抑郁核心症状及睡眠。半月后症状明显缓解，持续服药上症基本消失，患者学习、生活、工作能力正常。

【病案四】

女，58 岁，退休，因"怕冷伴周身疼痛 30 年余"来我科就诊。

患者 30 年前开始怕冷，酷暑天气仍穿两三件衣服，周身汗出，每次就诊前提前让陪诊人关掉诊室空调，数分钟后才敢进入。现仍觉得全身发凉，手足心发凉甚，患者自述"感觉骨头都有点冷"，伴周身疼痛不适，以肩背部尤甚，劳累疲倦时严重，休息后稍缓解，但患者自述这 30 年来似乎从没好过，平素疲倦乏力，睡眠欠佳，纳一般，小便频数，大便秘。考虑患者以肾精亏虚、阳脉失养为为主要病机，治疗以温阳补肾、活血通脉为法，给予中药汤剂治疗，方中重用附子、干姜、桂枝温补肾阳，鸡血藤、桃仁、丹参活血通络，治疗过程中不断随证调整处方。同时，考虑患者存在就医行为相关困扰，严重影响患者社会功能，予以疾病健康教育。经过 3 个月的系统治疗，患者上症明显改善，社会功能显著恢复。

第八节　论《伤寒论》条文及其方药在神经、精神系统疾病诊疗过程中的应用

根据《伤寒论》其自序中讲到的，当年"建安纪年以来，犹未十稔，其死亡者三分有二，伤寒十居其七"，因此可以明确《伤寒论》大部分条文记载的诊疗内容是基于外感疾病的，或记载原发病证，或记载传变，或记载失治误治，可以说是对于外感疾病诊治的百科全书、工具书。在近 5 年的临床工作中，笔者将其记载的诊治思路应用于神经系统疾病、精神障碍疾病诊疗过程中，取得一定效果，总结为以下几个方面。

一、"外感症状条文"的常规应用

无论是病情稳定还是急性神经系统疾病患者，或者是精神障碍患者，他们均有机会同时感受风寒之邪，罹患外感疾病，均有可能成为"桂枝汤证""麻黄汤证"，因而在治疗上都是毫不犹豫。所谓"有是证便用是方"，此类方剂应用时都应当点到即止，切莫留恋，因为治疗应当分清标本缓

急，标证除去后，应当回归原来的治疗，即侧重点为神经系统疾病或是精神障碍疾病的治疗。临床上此类病案不胜枚举。

二、"变证条文"的应用

《伤寒论》中记载了许多变证，特别是本经病证失治、误治的"变证条文"，这些条文中不乏记载了许多有重要临床实用价值的方法。因此临床上，在神经系统疾病或者精神障碍疾病的治疗过程中，使用其记载的方剂，均取得了一定的疗效。例如老年急性脑血管病患者，常出现吞咽障碍，易发生误吸，容易形成吸入性肺炎。如若发生，则高热、咳痰困难、喘促等症状接踵而来，值班医生处理夜间发热时常使用氨基比林等退烧药，之后患者常常大汗淋漓，但是日间接班后病人却常出现各种症状。《伤寒论》中的"变证"条文，为我提供了很好的治疗手段，几乎可以按图索骥地找到各种治疗手段，可说是屡试不爽。从原文62～77条，记录了桂枝加芍药生姜各一两人参三两新加汤治疗发汗后身疼痛，脉沉迟；麻黄杏仁甘草石膏汤治疗发汗后汗出而喘，无发热；桂枝甘草汤治疗发汗过多，患者总是双手按压胸口自觉心悸的症状；茯苓桂枝甘草大枣汤治疗发汗后下腹部悸动者；厚朴生姜半夏甘草人参汤治疗发汗后腹胀满者；茯苓四逆汤治疗药物发汗、通大便后情绪烦躁者；五苓散治疗发汗后，脉浮数、烦渴者；栀子豉汤治疗发汗后烦躁，心中懊𢙐，不能睡眠，胸中烦热、憋闷者；栀子甘草豉汤治疗发汗后少气；栀子生姜豉汤治疗发汗后恶心欲呕者……因此可以将"变证"条文灵活运用，用于处理这种棘手的新发症状。

前面提到过，《伤寒论》大部分记载的是当时外感病的诊治，那么如果没有外感病的发病过程，临床上又见到"某汤证"典型症状，能不能用该方药治疗？因为许多精神障碍性疾病几乎可以出现各种症状，如急性脑血管病的老年患者常伴有慢性支气管炎肺气肿、冠心病等原有基础疾病，甚至同时伴有或者治疗期间新发肺部感染、尿路感染等症状，相当复杂、多变。有时某些病人的症状杂乱得不知从何入手，但是有些却和《伤寒论》记载的条文却不谋而合，那么到底能不能用这些方药来治疗？

带着上述问题，查阅许多文献资料，可以说是呈现"一面倒"的局面，绝大多数医家从书写文法、失治误治病案分析、条文解析、病因病机分析等多个角度都阐明不可以"灵活"使用条文、方药。但是还是有不少医家提出不同见解，他们也列举了不少病案来论述如何灵活运用仲景方治疗非"太阳病、阳明病、少阴病……"，并取得良好的效果，甚至某些医生还被冠以"张柴胡""李桂枝"等名号，足以显示这些专家对某些仲景方的灵活运用之境地。

那么在神经系统疾病、精神障碍性疾病中的治疗到底是如何呢？带着上述疑问，本人尝试着治疗的 10 余例患者，他们有一个共同的特点即服用西药治疗有效，但是却不能完全消除其所有症状，如有的"总是怕冷、脖子后背绷紧感"，有的"自觉发热，但是测体温总是正常"等病证，使用《伤寒论》条文所记载的方药后，均在 1 ～ 2 剂药后使得患者这些"治不好的症状"有了一定程度的缓解，总结如下。

（一）葛根汤

葛根汤适用于总是诉说"总是怕冷、脖子后背绷紧感"的焦虑障碍患者。（原文第 31 条："太阳病，项背强几几、无汗、恶风，葛根汤主之。"）

（二）麻黄汤、大青龙汤

此二方适用于"全身疼痛、总是怕冷、自觉发热，但是自测体温又总是正常"的躯体形式障碍患者。（原文第 35 条："太阳病，头痛、发热、身疼、腰痛、骨节疼痛、恶风、无汗而喘者，麻黄汤主之。"原文第 38 条："太阳中风，脉浮紧、发热、恶寒、身疼痛、不汗出而烦躁者，大青龙汤主之。"原文第 39 条："伤寒，脉浮缓，身不疼，但重，乍有轻时，无少阴证者，大青龙汤发之。"）

（三）桂枝汤

桂枝汤适用于"自觉发热、出汗"且很多西医检查正常的躯体化障碍患者。（原文第 54 条："病人脏无他病，时发热，自汗出而不愈者，此卫气不和也。先其时，发汗则愈，宜桂枝汤。"）

（四）小柴胡汤、小建中汤

此二方适用于心烦、心慌、胃纳差的抑郁症患者（原文第 96 条："伤寒五六日中风，往来寒热、胸胁苦满、嘿嘿不欲饮食、心烦喜呕，或胸中烦而不呕，或渴，或腹中痛，或胁下痞鞭，或心下悸、小便不利，或不渴、身有微热，或咳者，小柴胡汤主之。"原文第 102 条："伤寒二三日，心中悸而烦者，小建中汤主之。"）

（五）甘草附子汤

甘草附子汤适用于纤维肌痛症患者，他们常常全身关节疼痛，但是各种风湿、免疫抗体指标均阴性。（原文第 175 条："风湿相搏，骨节疼烦，掣痛不得屈伸，近之则痛剧，汗出短气，小便不利，恶风不欲去衣，或身微肿者，甘草附子汤主之。"）

通过临床实践，我认为使用《伤寒论》条文不能拘泥于仲景的原文，应当从临床实际出发，大胆创新，当然在保证医疗安全的前提下小心求证、验证。在神经系统疾病，尤其是精神障碍性疾病，有抑郁、焦虑、躯体形式障碍等的患者，可以大胆尝试使用《伤寒论》的经典方剂。

四、非方证的条文的应用

在《伤寒论》中还有许多非方证条文，分布在太阳病篇等几乎全部篇章之中，它们记载了疾病的传变、转归，应当与普通的方证条文一样重视，举例如下。

原文第 6 条："太阳病，发热而渴，不恶寒者，为温病。若发汗已，身灼热者，名风温。风温为病，脉阴阳俱浮、自汗出、身重、多眠睡、鼻息必鼾、语言难出；若被下者，小便不利、直视失溲；若被火者，微发黄色，剧则如惊痫，时瘛疭。"此条文出现在《伤寒论》，本意为伤寒和温病的鉴别诊断，但是对于神经内科的颅内感染诊疗，却有莫大的意义，因为许多颅内感染的患者在我科就诊前就发生了条文中的失治、误治的情况。

【典型病案】

2013 年 8 月，男性青年，20 岁，来深打工两个月。傍晚收工自觉疲倦、发热、口渴，不怕冷，卧床休息至次日，症状无缓解，且反应差，想睡觉，说话困难，全身乏力、酸软，仍有高热，汗出湿衣、湿被，工友送其前往小诊所就诊，诊断为"感冒"，予以自制草药"退热"治疗，约 1 小时后患者解稀烂大便一次，但高热未退，且出现手足抽动、两目直视、呼之不应，随即由工友立即送来我院急诊治疗。经对症处理后收入我科，经影像学及腰穿脑脊液检测，证实为脑膜炎，予脱水减轻颅内压、抗感染等治疗，中药则予以疏风解表退热，同时予以息风止痉等治疗，约两日后病情逐渐稳定，5 天后病人自行苏醒，部分回忆整个发病过程。现重新阅读此条文，发现仲景记录之详细，为之惊叹。如若此患者当时继续失治误治，则可能生命垂危，实为之汗颜！

五、少阴病篇条文在急性脑血管病中的应用

少阴病提纲证："少阴之为病，脉微细，但欲寐也。"这个就是现代中医内科学"中风－中脏腑"患者在临床中最常见的症状。《伤寒论》少阴病篇对于此类疾病的症状、疾病转归、发展、治则、治法有着详细的记载和描述。近 5 年的临床工作中，越来越能体会到少阴病篇记录的内容在此类情况的实用性。如原文第 285 条记载："少阴病，脉细沉数，病为在里，不可发汗。"其后 295 ~ 300 条之后记载的"少阴病，恶寒、身蜷而利、手足逆冷者，不治""吐、利、躁烦、四逆者，死""下利止而头眩，时时自冒者，死""四逆、恶寒而身蜷、脉不至、不烦而躁者，死""少阴病六七日，息高者，死""脉微细沉，但欲卧，汗出不烦，自欲吐，至五六日自利，复烦躁不得卧寐者，死"均描述了本病的转归，与临床上脑干出血或大面积脑梗死等重症脑血管病的临床症状相当吻合，对指导与患者家属沟通病情、判断预后起到相当大的指导作用。与此同时，针对此类危重患者，应用少阴病篇记录的方药治疗取得一定效果，集中在几个重点方药，如麻黄细辛附子汤治疗疾病起始阶段伴有发热、脉沉者；桃花汤治疗腹痛，小便不利，下利不止；吴茱萸汤治疗呕吐、腹泻、手足逆冷、烦躁

的患者；大承气汤治疗腹胀、不大便者；当患者意识逐渐清醒时，使用桔梗加半夏治疗咽痛，苦酒汤治疗咽中伤、生疮、不能语言、声不出者；猪苓汤治疗咳而呕、渴，心烦、夜间不能入睡的患者；通脉四逆汤治疗腹泻水样便、手足不温、面赤、脉微欲绝、腹痛、干呕或咽痛等病证，均有一定的效果，应当进一步深入研究。

六、讨论

现代中医学中神经系统疾病以及精神性疾病均被涵盖在中医内科学范畴，并且被进一步具体化为中医脑病、中医神志病，其根本病机多为本虚标实，即脏腑气血阴阳亏虚是本，风、痰、瘀等病理因素为标，起病多因本虚在先，表实在后。而《伤寒论》所论述的多为外感疾病的诊治，包括正治、传变等。从表面上来说两者实在难以结合在一起，但实际上我们从病因病机、辨证论治的角度上分析，两者却有着很多共通之处。首先，神经系统疾病，甚至精神性疾病有不少是因感染性的病因而发病的，如病毒性脑膜炎，临床表现为头痛、发热，严重者可以发作癫痫、患精神性疾病，并且很多患者出现精神症状，这与《伤寒论》记载的从太阳病到厥阴病的传变很相似，辨证用药上完全可以照搬《伤寒论》模式。其次，《伤寒论》本质上是一本讲授疾病传变的中医教科书，突出的辨证体系即六经辨证策略，更多地揭示着一个疾病从开始、变化至结束的整个演变过程。人们患神经疾病或精神疾病绝大多数也是逐渐演变的过程，其前期也是有症状的，只是很多时候这些症状不突出而并没有得到广大患者的重视，但这并不妨碍运用六经辨证的理论、方药来诊治这些疾病。除了可以使用"有是证便用是方"的"套用法"，更多是仔细辨别病位和病性的"活用法"，这样治疗才可能有效。

综上所述，《伤寒论》条文在神经系统疾病以及精神障碍性疾病的诊疗过程中，还有很大的潜力可以挖掘，在结合临床实际的过程中，反复阅读《伤寒论》将会对临床有巨大的指导意义。

第二章 脑髓理论与实践

第一节 中医脑髓病学史略

中医脑髓病学是中医学的重要组成部分，经过两千多年循序渐进的发展，特别是经过现、当代中医学家的研究和努力，已经形成独特的理、法、方、药体系，积累了丰富的实践经验，而这在脑髓病的研究、预防、治疗中发挥着重要作用。中医脑髓病学是用中医理论阐述脑髓疾病的病因病机及其证治规律的一门临床学科。它既是一门独立的临床学科，又与中医其他临床学科相互交叉和渗透。

一、《黄帝内经》奠定了脑髓病学理论基础

我国对脑髓病的认识很早，约成书于战国的《五十二病方》中就记载了属于脑髓病的癫疾、伤痉、婴儿索痉等病名及治法。出现于战国而完成于西汉的《黄帝内经》中有关脑髓的论述较为全面，其较完整地阐述了脑髓的生理，脑髓病的病因病理、治疗等，奠定了脑髓病学的理论基础。

生理方面，《黄帝内经》将脑髓归属于藏象学说中的"奇恒"之腑，认为脑髓为"地气之所生也，皆藏于阴而象于地，故藏而不泻，名曰奇恒之腑"（《素问·五脏别论》）。脑髓发育较早，在胚胎时期即以发育，"人始生，先成精，精成而后脑髓生"（《灵枢·经脉》）。脑髓主要通过肾藏精，肾藏元阴元阳，肾主骨，骨生髓，脑为髓海，以及"五谷之津液，和

合而为膏者，内渗入于骨空，补益脑髓"（《灵枢·五癃津液别论》）等途径，不断获得先后天阴阳气血的充养以维持其生理功能。《素问·脉要精微论》云"头者精明之府"，《素问·调经论》云"志意通，内连骨髓，而成身形五脏"，即应含有脑髓有调节精神活动、协调身形五脏功能的意思。《黄帝内经》已经认识到脑髓有协调运动系统的功能。《素问·灵兰秘典论》云："肾者，作强之官，伎巧出焉。"肾能主"作强"，主"伎巧"，故功能是与肾精、脑髓的紧密联系直接相关，因肾主骨，骨生髓，脑为髓海，只有脑髓足，脑髓功能正常，才能使肢体运动刚柔协调，灵活自如，故《灵枢·海论》云："髓海有余，则轻劲多力，自过其度。"

治疗方面，《黄帝内经》对脑髓疾病的治疗同治其他疾病一样，讲求治病求本，补虚泻实，调整阴阳。如《素问·痿论》有云："补虚泻实，和其逆顺。"重视调理脾胃，是《黄帝内经》治疗脑髓病的又一重要原则，如《素问·痿论》就提出"治痿独取阳明"。治疗方法上，"以所在寒热盛衰而调之……能毒者以厚药，不胜毒者以薄药"（《素问·五常政大论》）。方法上尤其重视针灸推拿治疗，所谓"恶于针石者，不可与言至巧"。有许多具体应用针灸治疗脑髓病的论述，如《灵枢·刺节真邪》篇云："大热遍身，狂而妄见，妄闻、妄言，视足阳明及大络取之，虚者补之，血而实者泻之。因其仰卧，居其头前，以两手四指夹颈动脉，久持之，卷而切，推下至缺盆中，而复止如前，热去乃止，此所谓推而散之者也。"又如治疗痿证，"各补其荥而通其俞"（《素问·痿论》）等，都是应用针灸推拿治疗脑髓病的例证。《黄帝内经》治疗脑髓病还采用了膏贴、温熨、牵引等多种疗法，如《灵枢·经脉》治疗相当于面神经麻痹的卒口僻，"治之以马膏，膏其急者，以白酒和桂，以涂其缓者"，同时"以桑钩钩之"，靠机械力牵引矫正口歪，还用生桑炭火烤患处，按摩局部，数法并用，显示了治疗的多样化。

二、历代不断丰富发展脑髓病学

《黄帝内经》对脑髓的生理、病理、治疗奠定了初步的理论基础，而唐代以后随着中医学的丰富发展，中医脑髓病的理论和实践也在不断发展。

生理方面，提出并完善了脑主神明的学说。虽然《黄帝内经》关于"心主神明"的学说对后世影响深远，但自唐以后，出现了脑主神明的观点并得到后世的肯定和完善。《颅囟经》指出："元神在头，曰泥丸。"此说在孙思邈《备急千金要方·灸法门》中也得到肯定，孙氏说："头者，人神所注，气血精神三百六十五络上归头。头者，诸阳之会。"宋代强调了脑主神明。陈无择在《三因极一病证方论》云："头者，诸阳之会，上丹产生于泥丸宫，百神所聚。"到了明清时代，脑主神明的思想进一步发展完善。李时珍直接提出了"脑为元神之府"（《本草纲目·辛夷》）的著名论点。《见闻灵》则认为脑具有思维记忆功能，"今人每记忆行事必闭目而上瞪，而思索之，此即凝神于脑之意"。王清任亦提出"灵机记性在脑"（《医林改错·脑髓说》）。关于颅神经的功能，从明代以后不断有医家加以论述。李时珍在《本草纲目·辛夷》中就论述："鼻气通于天，天者头也。"《普济方》则明确指出："耳、目、口、鼻之所导入于脑，必以脑先受其气，而觉之，而寄之，而存之也。"张洁古也说："视听明而清凉，香臭辨而温暖，此内受脑之气，而外利九窍者也。"王清任详细论述了听、视、嗅神经、语言功能与脑的关系。《医林改错·脑髓说》）论道："两耳通脑，所听之声归于脑……两目所视之物归于脑……鼻通于脑，所闻香臭归于脑。""看小儿初生时，脑未全，囟门软，目不灵动，耳不知听，鼻不知闻，舌不言。至周岁，脑渐生，囟门长全，耳能听，目有灵动，鼻知香臭，言语成句。"可贵的是王氏还提出了经络"左右交叉"之说，"人左半身经络上头面而右行，右半身经络上头面而左行，有左右交叉之义"，类似于解剖学的锥体交叉。明清至近代在肾与脑髓的关系方面，有许多发挥。如《医经精义》云："肾主脑髓，耳通于脑，其路甚捷。"唐容川云："益肾生精，化为髓，而藏之于脑中。"蔡陆仙认为："人之才也均出于脑，而脑髓实肾主之。肾生精，精生髓，髓生骨。"张锡纯则论述得更为具体："脑为髓海，乃聚髓之处，非生髓之处，究其本源，实由肾中真阴真阳之气，酝酿化合而成，缘督脉上升而贯注于脑"（《医学衷中参西录》）。王清任则补充了后天饮食与脑髓的关系，他说："因饮食生气血，长肌肉，精汁之清者，化而为髓，由脊骨上行入脑，名曰脑髓。盛脑髓者，名曰髓海，其上之骨，名曰天灵盖。"提示后天脾胃与脑髓的充养关系。这种"肾－髓－脑"及"饮食－脾胃－脑髓"的关系，奠定了脑髓病学中关于生理的坚实理论基础。

　　病理方面，历代医家对脑髓病的临床表现及病因病机的论述，不断充实完善。以中风为例，东汉时期，医圣张仲景首次把有半身不遂、口眼㖞斜等表现的疾病名曰"中风"，并在《金匮要略》中立篇阐述。认为脉络空虚、风邪乘虚入中是中风的基本病机；以邪中之深浅、病情之轻重而分为中络、中经、中腑、中脏；指出了与痹证的鉴别诊断；治疗上采用扶正祛邪的侯氏黑散，为中风病的辨证论治开创了先河。金元时期，学术昌盛，对中风的认识，冲破了前人"外风"学说，突出以"内风"立论，可谓中风病因学说上的一大转折，其中刘河间力主"心火暴甚"；李东垣认为"正气自虚"；朱丹溪主张"湿痰生热"。由于医家在中风病因学说上各言其一端，各持己见，易于造成混乱，王履从病因学角度归类，提出"真中""类中"。明清，张景岳倡导"非风"之说，提出"内伤积损"的论点。李中梓又将中风中有神志障碍者明确分为闭、脱二证。清代著名医家叶天士对中风的病机主张"肝阳化风"之说，认为"精之衰耗，水不涵木……肝阳偏亢，内风时起"。王清任则认为中风由气虚血瘀所致。由于历代医家的努力，使得中风的病因病机理论不断得到完善。同中风一样，许多脑髓病变的病理，在历史的长河中也不断得到发展。隋代，以《诸病源候论》为代表，脑髓病变的病理学有了长足进步。如对癫痫的发生原因、病理机转、临床表现、预防护理进行了较详细正确的论述，强调癫痫与妊娠有密切关系，指出："小儿所以少病痫者，其母怀娠，时时劳役，运动骨血，则气强、胎养盛故也，若侍御多，血气微，胎养弱，则儿软脆易伤，故多病痫。"它又明确指出："若壮热不歇，则变为惊；极重者，亦变痫也。"高热惊风，西医学近百年才开始研究，中医则早在1372年就有了记载。巢氏根据病因将癫痫分为风痫、惊痫、食痫三种；在预防护理方面，巢元方说："凡诸痫正发，手足掣缩，慎不可捉持之，捉之则令曲突不随也。"又说："因惊而发作成痫也，初觉不欲惊，急持抱之，惊自止。故养小儿常慎惊，勿闻大声，每持抱之间，常当安徐，勿令怖。又雷鸣时常塞儿耳，并作余细声以乱之。"《诸病源候论》还认为"不仁"是由"荣气虚，卫气实，风寒入于肌肉，使血气不宣流"而致。唐代《备急千金要方》对麻木进行了区别，认为中风、痹证等病既有表现为"半体不仁"或"四肢不仁"者，又有"风邪走注皮肤中如虫行"，"皮中动淫淫如有虫啄"者，前者为木，后者为麻，为麻、木分治奠定了基础。又如头痛的病理认识，在《黄帝内经》则认为为外因，"有所犯大寒"故令头痛。隋代《诸病源候论》已认识到病理因素中可有痰邪，"风痰相结，上冲于头"亦可致头痛。宋代《三因极一病证方论·头痛证治》中则总结了头痛病因无非风寒暑湿、气血食饮、五脏气郁之者，严用和《济生方·头痛论证》指出"血气俱虚，风寒暑湿之邪伤于阳经，伏留不去"，可致厥头痛，从而大大丰富了对头痛病因病机的认识。金元时期，《东垣十书》将头痛分为内伤头痛和外感头痛，根据症状和病因的不同而有伤寒头痛、湿热头痛、偏头痛、真头痛、气虚头痛、血虚头痛、气血俱虚头痛、厥逆头痛等。还在《黄帝内经》和《伤寒论》的基础上加以发挥，补充了太阴头痛和少阴头痛，这样便成了头痛分经用药的开始。又如痿证的病理，在《黄帝内经》关于"肺热叶焦"及"湿热不攘"，筋脉弛长发为痿证的理论基础上，宋代《三因极一病证方论》指出了情志、劳逸致"内脏精血虚耗，荣卫失度……故致痿躄……痿躄证属内脏气不足之所为也"。金元时期，强调火热致痿，断言"痿病无寒"，朱丹溪则在《黄帝内经》湿热的基础上，补充了湿痰、气虚、血虚、瘀血致痿的理论。清代叶天士则注重痿证发病脏腑的相互关系，认为痿证乃"肝肾肺胃四经之病"。关于精神疾病和五官疾病（部分颅神经疾病）的病理上与脑髓相关的文献论述，从明清以后逐渐增多。李时珍认为："脑为元神之府，鼻为命门之窍，人之中气不足，清阳不升，头为之倾，九窍为之不利。"（《本草纲目·辛夷》）王清任在《医林改错·脑髓说》中对这方面的论述非常精辟。他说："脑气虚，脑缩小，脑气与耳窍之气不接，故耳虚聋，耳窍门通脑之道路中，若有阻滞，故耳突聋。""瞳人白色，是脑汁下注，名曰脑汁入目。""脑受风热，脑汁从鼻流出，涕浊气臭，名曰脑漏。""小儿无记性者，脑髓未满；高年无记忆者，脑髓渐空。"近代金正希亦有类似论述，谓："人之灵机记性皆在于脑，小儿精少，脑未满，老人精虚，脑渐空，故记性皆少。"其他诸如眩晕、痉证、颤证、癫狂等许多有关脑髓的病证，在《黄帝内经》的基础上，后世对病因病机多有所发挥。

随着对脑髓病病因病理认识的提高，后世在脑髓病的治疗护理等方面也不断进步。如中风病，唐代以前基于中风是内虚邪中，治疗主张驱散风邪，如《金匮要略》所附的侯氏黑散、《古今录验》续命汤、唐代孙思邈所拟的小续命汤等，都是以驱散外风为主治疗中风。金元时期，由于内风学说的确立，治疗上开始重视清火、益气、化痰等方法治疗中风。明清时代，中风的治疗已趋于系统完善，如叶天士在治疗上提出，水不涵木，内风时起者，治宜滋液息风，补阴潜阳；阴阳并损者，治宜温柔滋润；后遗症，治宜益气血，清痰火，通经络；闭证开窍以至宝，脱证回阳以参附。治法益趋完善。而王清任专以气虚立论，制订了补阳还五汤，治疗气虚血瘀的中风，为后世所喜用。又如头痛病，《黄帝内经》多以针刺治疗为主，张仲景在《伤寒论》中以麻黄汤、桂枝汤等，开始了辨证论治，唐《备急千金要方》则有头风摩散外治头痛。金元时期，李东垣在《兰室秘藏·头痛》中主张太阳头痛，以川芎、羌活、独活、麻黄之类为主；少阳经头痛，以柴胡为主；阳明经头痛，实者升麻、葛根、石膏、白芷为主；太阳经头痛，苍术、半夏、南星为主；少阳经头痛，麻黄、附子、细辛为主；厥阴经头痛，吴茱萸汤为主，开始了分经用药治疗头痛。清代叶天士对阳虚寒凝，气血瘀痹头痛，治以虫蚁搜逐血络，宣通阳气；风火变动头痛则治以辛散轻扬；阴虚阳越头痛，以滋阴潜阳息风为治。这些理论和经验，很值得后世效法。像这样的病证很多，如眩晕病，金代刘河间在《黄帝内经》"诸风掉眩，皆属于肝"的理论基础上，主张眩晕由风火炽盛所起，"无风不作眩"，故治疗侧重清火息风；朱丹溪则认为"无痰不作眩"，眩晕以治痰为主。张景岳在《黄帝内经》"上气不足""髓海不足"的理论基础上，建立"无虚不作眩"学说，治疗主张补虚，创立和介绍了一些至今仍被广泛应用于临床的治虚性眩晕的验方。护理预防方面，如痫证，《诸病源候论》指出："凡诸痫正发，手足掣缩，慎不可捉持之，捉之则令曲突不随也。"又说："因惊而发作成痫也，初觉不欲惊，急持抱之，惊自止。故养小儿常慎惊，勿闻大声，每持抱之间，常当安徐，勿令怖。又雷鸣时，常塞儿耳，并作余细声以乱之。"

三、新中国成立以来脑髓病学体系的完善及学科的确立

新中国成立以后，我国政府正确的中医政策促进了中医学术的繁荣，使中医脑髓学说有了长足的进展。经过学术争鸣和长期的临床实践，逐步建立了以脏腑经络气血理论为基础，脑主神明为标志，在生理病理上脑髓、脏腑、气血、经络密切相关，诊断上定位在脑髓，治法上紧扣病机和脑髓特点的较为完整的中医脑髓病学体系。这是当代中医对脑髓理论和脑髓病防治的有益总结，是中医学术史上承前启后的具有贡献意义的突破，是中医脑髓病学发展的里程碑。正是在这一学说的指导下，近十多年来，我国中医脑病专科有了较大发展，中医脑髓学术得到了弘扬，中医脑髓病学的教学和科研也取得了突出的成绩。截至目前，全国有国家级中医脑病学术组织，如中国中医药学会中风专业委员会，几乎各个省都成立了中医脑病专业委员会，许多省级或市以上中医院成立了中医脑病专科。广大医务工作者，运用中医脑髓理论攻克神经系统、精神系统疑难顽症，取得了世人瞩目的成就，为中医学这一国粹争了光，令吾侪欣慰和钦佩，同时也坚定了我们发扬光大中医脑髓理论，不断探索脑髓疾病治疗方法的决心。

第二节　脑髓的生理功能及病因病机分析

早在《黄帝内经》，脑髓归属于藏象学说中的"奇恒"之腑，认为脑髓为"地气之所生也，皆藏于阴而象于地，故藏而不泻，名曰奇恒之腑"（《素问·五脏别论》）。随着认识的不断加深，我们对脑髓的生理功能有了更深刻的认识。

一、脑髓的生理功能认识

（一）脑髓生命之枢

李时珍《本草纲目·辛夷》谓："脑为元神之府。""元"有原始、本原、根本之意；变化不测谓之神，"神"有广义与狭义之分，广义之神即指一切生命活动皆可称为神；"府"有府库、珍藏之意，即是说脑藏生命之本，为生命之中枢。我们认为这样理解脑髓的生理功能，是继承和发扬了《黄帝内经》关于生命的学说。《素问·六节藏象论》谓"生之本，本于阴阳"，一般认为肾藏元阴元阳，其实脑髓与人体的元阴元阳相关。《灵枢·经脉》说："人始生，先成精，精成而后脑髓生。"《灵枢·本神》说："两精相搏，谓之神。"张景岳注释说："两精者，阴阳之精也。"即父母阴阳之精相搏，产生了新的生命活动"神"，生命之始便"脑髓生"，脑髓生于肾之先，在脑髓原始的新生的阴阳活动下，才产生肾藏精，故《灵枢·决气》说："两神相搏，合而成形，常先身生，是谓精。"不仅先天之阴阳相搏便"脑髓生"，后天之阴阳也聚于脑。"头为诸阳之会"。王冰说："脑为髓之海，真气之所聚。""真气"应含元阴元阳，即元阴元阳不仅藏于肾，亦聚于脑。任脉总任诸阴，督脉总督诸阳，任脉经目窍与脑相连，督脉经风府"入属于脑"，脑通过与任、督二脉的联系而调节阴阳。《素问·阴阳应象大论》谓："阴阳者，生命之本始，神明之府也。"脑调节阴阳，即调节了生命，故可以说脑髓为生命之中枢。正因为此，《灵枢·厥病》篇谓："真头痛，死不治。"《素问·刺禁论》谓："刺头中脑户，入脑立死。"扁鹊诊齐桓侯后说："疾在骨髓，虽司命无奈之何。"（《史记·扁鹊仓公列传》）

（二）脑主神明灵机记性

脑具有藏神、主神明、总统诸神的功能。《黄帝内经》认为，人体的情感、思维等精神活动由五脏精气所决定。如《素问·宣明五气》云："五精所并，精气并于心则喜，并于肺则悲，并于肝则忧，并于脾则畏，并于肾则恐。""五脏所藏,心藏神,肺藏魄,肝藏魂,脾藏意,肾藏志。"《灵枢·本神》云:"所以任物者谓心,心有所忆谓之意,意之所存谓之志,因志而存变谓之思,因思而远慕谓之虑,因虑而处物谓之智。"但是《黄帝内经》同时认为"五脏六腑之精气,皆上注于目",通过目系"裹撷筋、骨、血、气之精而与脉并为系,上属于脑",脑通过与五脏精气的联系而影响情感、思维、意志等精神活动。其中,尤以脑通过与肾精的联系而影响精神活动最突出。《灵枢·本脏》说:"志意者,所以御精神,收魂魄,适寒温,和喜怒也。"张景岳谓:"魂之为言,如梦寐恍惚,变幻游行之境是也。魄之为用,能动能作,痛痒由之而觉也。"就是说,志意统摄、驾驭人们的思维、感觉、动作、行为等精神活动。肾藏志,肾藏精,志意由肾精所发,肾精即元阴元阳,脑为真气之所聚,真气亦元阴元阳,脑通过任脉、督脉调节阴阳,调节肾精,从而调节、控制志意,即统帅、驾驭精神活动。这一思想逐渐为后世所重视。唐代《颅囟经》肯定了脑主神明的观点,说:"元神在头,曰泥丸,总众神也。"同时代的孙思邈《备急千金要方·灸法门》亦说:"头者,人神所注。"宋代的陈无择在《三因极一病证方论》中亦肯定"头者……百神所聚"。明清时代,对脑主思维记忆等功能的认识更加明晰。李时珍提出"脑为元神之府",狭义的"神"即精神活动。《见闻录》说:"今人每记忆往事,必闭目而上瞪,而思索之,此即疑神于脑之意。"王清任《医林改错》直接指出"灵机记性在脑",即泛指聪慧、感悟、机敏、记忆等一切精神活动皆由脑所司。近人蔡陆仙认为"人之才也均出于脑",金正希则从病理方面加以佐证:"人之灵机记性皆在于脑,小儿精少,脑未满,老人精虚,脑渐空,故记性皆少,脑原于肾,非明证乎?"张锡纯在《医学衷中参西录》中说:"神明之体藏于脑,神明之用出于心。"脑司灵机记性,主精神活动,是经历代医家不断探索、实践后,扬弃心主神明的理论后而形成的为现代学者所接受的理论。

(三)脑髓外利九窍

眼、耳、口、鼻、前后二阴诸窍的功能,不仅因肝开窍于目,肾开窍于耳,脾开窍于口,肺开窍于鼻,心开窍于舌,肾司二便而由五脏所主,而且受脑髓的支配。清代的《医学原始·记心辨》说:"耳、目、口、鼻之所导入，最近于脑，必以脑先受其气，而觉之，而寄之，而存之也。"说明了人体的听觉、视觉、味觉、嗅觉等功能"必以脑先受其气"而觉之，必先通过大脑对外在环境的反应而产生感觉，大脑并对这些感觉具有贮存、记忆等功能。张洁古说："视听明而清凉，香臭辨而温暖，此内受脑之气，而外利九窍者也。"也同样说明九窍受大脑的支配，是大脑在外的又一种功能表现。大脑支配九窍，一是通过经络窍隧而起作用。王清任在《医林改错》中就阐明了这种窍隧作用，他说："两耳通脑，所听之声归于脑……两目系如线，长于脑，所见之物归于脑……鼻通于脑，所闻香臭归于脑。"《医经精义》也说："肾主脑髓，耳通于脑，其路甚捷。"通过经络正经或经别或支络联系脑与九窍的经络甚多，如任脉、督脉、足太阳膀胱经、足厥阴肝经、手少阳三焦经、足少阳胆经、足阳明胃经等，如果再经过经脉的络属等相互关系，能够连接脑与九窍的经络就更多，这就保证了大脑支配九窍的有效通道。大脑支配九窍，二是通过脑为元神之府即生命活动中枢的指挥而实现。头象天为诸阳之会，阳主动，九窍得阳气之煦而能视、听、嗅及二便自调等，若脑气不足，九窍失于阳气之支持则活动不利，故李时珍说："脑为元神之府，而鼻为命门之窍，人之中气不足，清阳不升，则头为之倾，九窍为之不利。"脑髓外利九窍，故脑有病变则会出现视歧、失认、失语、口僻、耳聋、嗅觉异常、味觉异常、尿潴留、尿失禁、大便闭塞、大便失禁等九窍不利的证候。

（四）脑髓司动作技巧

人们的生活生产活动无不与形体活动相联系，这种活动有筋、骨、肉的形体基础，因肝主筋，肾主骨，脾主肉，得到肝、肾、脾的支持，故有"肝者，罢极之本""肾者，作强之官"等有关运动的学说。无论是身体的本能活动或通过学习的技巧活动，都需筋、骨、肉、肝、肾、脾的协调运动，而协调者则为脑髓，故脑髓司动作技巧。这种协调职能，首先是脑为元神生命活动之府，肢体的功能活动当然是一种生命现象，受到生命中枢的调节。其次，脑通过调节阴阳气血而协调形体活动。阳主动，阴主静，动静结合方为协调。头为诸阳之会，四肢为诸阳之本，督脉总督阳，贯脊入于脑，形体得阳气之煦，则腰脊能俯仰、四肢能伸屈。《素问·阴阳应象大论》有云："阳在外，阴之使也。"形体活动的物质基础精血也受脑调节。脑为真气之所聚，真气不仅含元阳也含元阴，脑为髓海，"究其本源，实由肾中真阴真阳之气化合而成"。(《医学衷中参西录》)《灵枢·经脉》曰："人始生，先成精，精成而脑髓生。"这都说明脑调节阴精。筋、骨、肉得到精血的濡养，则精力充沛，肢体活动有力，故《灵枢·海论》说："髓海有余，则轻劲多力，自过其度。"因脑髓司动作技巧，当脑髓精血不足，或阳气亏虚，或受到病邪而"有余"时，则会出现形体功能障碍。如《素问·五脏生成论》说："下虚上实……徇蒙招尤。""上实"即脑有病邪时，则会出现眩晕，头手振掉，步态不稳等病证。《灵枢·寒热病》指出脊髓"若有所堕坠，四肢懈惰不收"的瘫痪证。《灵枢·海论》中提到"髓海不足……胫酸眩冒……懈怠安卧"的肌无力症。《素问·刺禁论》说："刺脊间中髓，为伛。"王清任《医林改错》也指出，脑"气亏则半身不遂"。

二、脑髓病的病因病机

（一）先天因素

胎儿由于父母体质欠佳，父亲精弱、病精，母亲患病累及胎儿，父母酒后同房，或孕期调理不适当，如酗酒、嗜烟、服用毒烈之药，或受惊吓，或情志抑郁等因素，出现发育失调，阴阳失衡，在出生前即患上各种疾病，尤以脑髓病最为常见，如五迟、五软、癫痫、解颅等。《素问·奇病论》云："人生有病癫疾者……病名为胎病，此得之在母腹中时，其母有所大惊，气上而不下，精气并居，故令子发癫疾也。"

（二）后天因素

1. 六淫疫毒

六淫疫毒主要指异常气候，如气候太过或不及，或非其时而有其气，或天地间一种异气，使人体不能适应气候变化而发生疾病。外感六淫、疫毒之邪，循经上犯于脑，导致脑髓疾病。

（1）风邪侵脑：风为阳邪，其性轻扬开泄，易动，善行而数变，为诸邪之首。《素问·太阴阳明论》曰："犯贼风虚邪者，阳受之。伤于风者，上先受之。"说明风邪容易侵袭头部，其性善动，凡是抽搐、震颤、眩晕、角弓反张等以动摇为特征的病证皆与风有关。风邪为诸邪之首，多夹其他病邪而致病，如风寒、风热、风湿，或夹痰夹火，或鼓动气血，侵入脑髓，变化多端。如风邪侵袭脑髓经络，导致癫狂等证，或出现头痛、昏厥、抽搐、麻木、口眼㖞斜等。

（2）火邪犯脑：火邪是最常见的致病因素之一，《素问·至真要大论》中论述的病机十九条，关于火热病机的就占九条。火热之邪炎上，侵袭人体，最易上犯于脑。其特点为多合并其他病邪致病，伤津耗气，动血腐肉，且变化迅速，病情凶险。火邪为病，多见发热和头面、五官的病证，易伤津动血，扰乱神明或蒙蔽神明。如发热头痛、面红目赤、烦躁不安、神昏谵语、角弓反张、四肢抽搐等。

（3）寒邪中脑：寒属阴邪，最易伤人阳气，其性收引、凝滞。寒邪伤人阳气，阳气受伤不能温煦和推动气血津液运行，导致其运行迟滞，阻塞不通而为病。而头为诸阳之会，如寒邪中于脑髓，则阻遏阳气，脑髓清阳不布，则导致头痛、癫疾、奔豚等。《素问·奇病论》有"人有病头痛，以数岁不已，此安得之？名为何病？岐伯曰：当有所犯大寒，内主骨髓，髓者以脑为主，脑逆，故令头痛"之论述，即属此类。

（4）暑扰神明：暑为阳邪，属火热之类，只见于夏季炎热之时。暑性升散，易耗气伤津，暑气内通脑髓，暑气伤人，导致中暑、暑厥等。轻则扰于神明而致烦躁，重则蒙蔽神明而致神昏、昏迷等。

（5）湿蒙清窍：湿为阴邪，其性黏滞，易阻气机，脑中清阳之气被遏，则清阳不升，导致头重如裹、昏蒙眩晕、耳重听等脑窍不通证；由于湿邪黏滞，其他病邪如与湿邪相合，则病情缠绵，难求速效。如痰湿头痛、癫疾、痴呆、痿证、耳聋等。

（6）疫毒犯脑：疫毒之邪，致病凶险，传染性强。《瘟疫论》曰："瘟疫之为病，非风非寒，非暑非湿，乃天地间另一种异气所感。"《素问·刺法论》云："五疫之至，皆相染易，无问大小，病状相似。"疫毒犯脑，常引起高热、惊厥、神昏、谵语等。

2. 外伤及中毒

跌仆损伤，伤及脑髓，则脑失神明，或瘀血积于颅内，阻遏气机，神明失用，导致昏迷、头痛、肢体瘫痪等。狂犬所伤，毒邪可循经传入脑髓，致脑神失主，如《圣济总录》云："凡狂犬所啮，令人烦躁，精神异常。"身中有毒之物，毒邪剧烈，侵入脑髓，毒淫于脑髓，则神明无主，导致神志昏迷、抽搐、谵语等。

3. 情志过极

情志活动的基础是五脏的功能活动，气和则志达。情志致病，首先是气机紊乱，影响五脏的正常功能活动。随着气机紊乱，五脏功能失常，气血津液的运行也发生障碍。《灵枢·寿夭刚柔》曰："忧恐愤怒伤气，气伤脏，乃病脏。"《素问·举痛论》亦云："怒则气上，喜则气缓，悲则气消，恐则气下，惊则气乱，思则气结。"情志内伤，气机郁滞，暗耗精血。脑为元神之府，五神虽分属于五脏，然通归于脑之元神。情志过极，则扰乱五脏之神，亦必然伤及脑之元神。《素问·生气通天论》有云："阳气者，大怒则形气绝而血菀于上，使人薄厥。""阳气者，烦劳则张，精绝，辟积于夏，使人煎厥。"均说明烦躁恼怒可发生厥证。长期的忧思、悲伤、惊恐皆可伤及脑髓，而发生癫狂、郁病等。

4. 痰瘀阻滞

痰饮和瘀血为机体脏腑功能失调所产生的病理产物，痰饮和瘀血既已产生，则又作为一种新的病理因素，导致新的病证产生。

痰饮为机体水液代谢障碍所产生的一种病理产物，它的形成与阳虚水液不化，或气机阻滞、气不化津，或津液受火煎熬，或津液因寒积滞、渐致凝结等机制有关。痰饮一旦形成，便会阻碍气机，成为万病之源。人体的水液代谢涉及肺、脾、肾及三焦、膀胱，如果这些脏腑的功能失调，则水液停滞变为痰饮。痰饮无处不到，其性黏滞，致病多阻碍气机且缠绵难愈。《赤水玄珠·中风》云："津液者，血之余，行乎脉外，流通一身，如天之清露，若血浊气滞，则凝聚为痰，痰乃津液之变，遍身上下无处不到。"若痰饮停于脑窍，则阻滞气血运行，致使脑失所养，脑神无主，引起神昏、头痛、眩晕、癫狂、痫证等。

瘀血是指血液循行不畅，局部血液蓄积凝滞的一种病理状态。瘀血的产生，与气虚无力推动血液运行或气滞阻滞血液运行有关，或因伏火郁蒸，血液被煎熬而成，或寒邪客于经脉之中则血泣而不通，或亡血之后，其离经之血未出等机制有关。故瘀血一是指血液停滞于经脉之中，瘀血不行；二是指血液溢出脉外，即离经之血。瘀血阻滞于脑络或溢于脑络之外，则阻碍气机之运行，瘀血不去，新血不生，脑失气血之濡养，则脑神无主，引起头痛、眩晕、中风等证。

5. 气血逆乱

（1）肝肾因素与脑髓病：肝藏血舍魂而主疏泄，肾藏精生髓而充脑，肝肾病证易影响脑髓。肝肾亏虚多由于正常衰老、房劳过度或先天禀赋不足、体弱多病等因素所致。肾藏精，主骨生髓，而脑为髓之海，髓由肾精所生，故脑髓需肾精充养。肾精亏虚，则髓海不足而脑失养。如《灵枢·海论》云："髓海不足，则脑转耳鸣，胫酸眩冒，目无所见，懈怠安卧。"《灵枢·口问》亦云："上气不足，脑为之不满，耳为之苦倾，目为之眩。"说明由于年老、房劳过度、先天禀赋不足或大病久病等因素导致肾精亏虚、肾气不足，髓不充脑，脑失所养，则脑神失主，出现头晕目眩、耳鸣、懈怠乏力、腰膝酸软等。肝火上炎于脑窍，引起头痛目赤、烦躁易怒；肝肾阴亏、水不涵木而致肝风内动，气血上奔，阻于脑内，引起中风、震颤等证。

（2）心脾因素与脑髓病：心主血脉而藏神，脾主运化而为气血生化之源，血脉正常，气血能畅流其中，以保证机体的物质代谢、脏腑功能的协调。脑髓虽为肾精所生，然依赖后天之气血濡养，如气血不足，脑失濡养，则脑神无主，引起头晕目眩、健忘、虚烦不安、心悸多梦、神昏、痴呆等。如心火暴甚，夹气血上逆于脑，可致中风。心气不足，运血无力，血瘀于脑络，引起偏瘫、失语等。

总之，先天因素和后天因素均为脑髓病的常见病因。后天因素中，外因致病多引起急性脑髓病，内因致病多引起慢性脑髓病，但内因亦可在一些诱因的作用下，引起急性脑髓病。

三、脑髓病的分类

（一）根据病位分类

1. 脑病

脑病是指发生在脑髓及头脑部的病变。如头痛、眩晕、中风、痫证、颤证、不寐、郁证、神呆、神昏、癫证、狂证、耳鸣、耳聋、目歧视、口僻等。

2. 髓病

髓病是指发生在脊髓及其连系部分的病变，以感觉、运动障碍为主要特征，包括痿证、麻木等。

（二）根据病因分类

1. 外感性脑髓病

外感性脑髓病多有明显的季节性和传染性，多与外感风热毒邪或时疫有关。如暑温、暑湿、春温等，多有高热、神昏、惊厥、肢瘫等变化。

2. 内伤性脑髓病

内伤性脑髓病多与体内阴阳、气血失调有关，如中风、颤证、痫证、头痛、眩晕、神呆、不寐等。发病后多有特殊的表现。

3. 外伤性脑髓病

外伤性脑髓病一般有脑或脊髓外伤史，有相应的表现如神昏、头痛、头晕、瞳孔变化、肢瘫等。

4. 先天性脑髓病

先天性脑髓病多与先天禀赋有关。如先天脑发育不全。

5. 其他原因所致的脑髓病

其他原因所致的脑髓病如囊虫入侵、药物致毒、一氧化碳中毒等所产生的脑病等。

6. 情志病

情志病是指以情志障碍为主要特征的病证，如癫狂、郁证等。

第三节　中医脑髓病症状学与辨证要点

中医脑髓病涵盖范围广泛，主要包括了脑髓本身病变引起的疾病，也包括了其他脏腑、经络、气血津液病变而产生的以神志活动异常，感觉、运动等障碍为主的病证。主要的脑髓本身病变引起的病症及辨证要点如下。

一、中医脑髓病的症状

（一）疼痛眩晕

疼痛是脑髓病的一种常见症状，引起疼痛的原因很多，如或受外邪或内伤情志，或痰饮内停，瘀血阻滞，或食滞虫积，或精气不足，阴血亏少等均可出现疼痛。其中不通则痛者属实证，不荣则痛者属虚证。疼痛的性质有胀痛、刺痛、绞痛、掣痛、窜痛、酸痛、冷痛、重痛、酸痛、空痛、隐痛、闪电样痛等形式。疼痛的部位以头痛为主，尚有项背痛、四肢痛、胁痛等。

眩晕是病人感到周围景物或自身有旋转、摇晃、升降或移动的感觉，是一种脑病常见自觉症。其原因多为清气不升，上气（脑气）不足，或精血亏虚，髓海不充，或肝阳上亢，痰火上扰清窍，或湿浊瘀血阻蔽清阳所致。因气血虚所致者属虚证，因火热痰瘀壅蔽者属实证。发病方式有疾有徐，眩晕程度轻则头晕眼花、如坐舟车，重则天旋地转、不能站立。头痛、眩晕症常伴呕吐症，多因肝旺或痰浊犯脑的同时犯胃，引起胃气上逆所致。

（二）振掉抽搐

振掉亦称颤证，是指以头部或肢体摇动、颤抖为特征的症状。多由年老体衰，髓海不足，虚风内动所致；亦可因禀赋不足，肾精亏虚，髓海不充而发；或劳倦太过，耗伤气血，气不煦之，血不濡之，脑神失养，筋脉失荣而成，或素禀阴虚，阻滞经络，经气不畅，筋脉失养所致。振掉虚证为多，若为肝火痰瘀，阻滞经络，筋脉失养所致者则为实证。振掉发病徐缓，初期病情较轻，表现为头痛轻微摇动或限于手足或单一肢体的轻微颤动，尚能坚持工作，生活能自理，后期常见头部、口唇、舌体、颈项、四肢、躯干等全身颤抖幅度大，程度重，生活难于自理。

抽搐亦称搐搦，与振掉相似，但以肢体不自主抽动、手足牵引屈伸为特征的症状。抽搐多因外感风热湿毒，上攻于脑，壅蔽脑气，脑神不能协调筋肉运动而成；或情志过极，肝阳化风，上攻于脑，横窜经隧而致。因脑病而抽搐者多属实证，发病较急。轻者可呈局限性肢体或面部肌肉的阵挛性抽动，重者可表现为移动性抽搐，或伴颈项强直，角弓反张，神志昏迷。

（三）懈怠瘫痪

懈怠是肌肉软弱无力，运动能力降低，不思运动的症状。瘫痪是肢体不能随意运动的症状。懈怠与瘫痪相似，但懈怠的肌肉冷热感觉、疼痛感觉等完全正常，病变的肌群可发生在各个部位；瘫痪的肌肉冷热、疼痛等感觉完全消失，或反应异常，瘫痪的肌肉多发生在肢体。懈怠与瘫痪的病因病机多相似。或因跌扑坠堕损伤脑髓，瘀血停于内，阻滞脑内的真气濡溉筋肉；或劳倦伤精，髓海不足，阴精不能濡养肌肉；或饮食不节，脾胃损伤，中气不足，清气不升于脑，肢体不得诸阳之会的脑气温煦而软弱不用；或外感风湿热毒，浸淫与脑髓相通的经隧，阻滞气血，筋肉失养所致；或情志过激，肝阳暴涨，夹痰火上攻于脑，横窜经隧所致。因风湿热毒、痰火瘀血所致者属邪实，因气血不足、髓海空虚所致者属正虚。懈怠发病多徐缓，逐渐加重，亦有起病急者。懈怠可表现于四肢、颜面、眼睑、躯干等部位的肌肉软弱无力。瘫痪多起病较急，如几分钟、数小时内发病，也有缓慢发病者。瘫痪可表现为单瘫、偏瘫、截瘫，肌肉可以是弛缓性或痉挛性瘫痪或伴神昏、失语，日久可有肌肉萎缩。

（四）九窍不利

九窍不利是指以眼、耳、口、鼻、前阴、后阴九窍的功能发生障碍为特征的症状，九窍不利是脑髓病的常见症状。病因多为风热湿毒上攻，随经侵入脑髓，脑髓与九窍间窍隧不畅，脑髓不能外利九窍；或嗜食肥甘厚腻，脾胃损伤不能输津，内生痰浊，阻蒙清窍；或情怀抑郁，肝气不疏，脑与九窍间的经络气血不利；或恼怒气逆，肝郁化火上冲窍隧；或因年老，劳伤精血，髓海不足，九窍失养所致。风热湿毒、肝火痰瘀所致者为实，气血亏虚、髓海不足所致者为虚。九窍不利的表现繁多，有视歧、视力减退、目盲、斜视、幻听、耳痛、颜面疼痛、颜面抽搐、口舌㖞斜、鼻不能闻、嗅觉过敏与错乱、小便失禁、尿潴留、大便失禁、排便困难等。

二、中医脑髓病的辨证

脑髓病辨证是在传统辨证的基础上，重点对阴阳、虚实、气血、风火、痰瘀进行辨证。

（一）辨阴阳

脑髓病虽然复杂，其证候不离阴阳属性，故张景岳谓："医道虽繁，可以一言以蔽之者，曰阴阳而已。"阳证具有亢奋、躁动、有余等特征，故临床表现为精神兴奋，气粗息高，语声响亮，情绪高涨，身热谵妄，躁扰不宁，抽搐有力，脉数有力等。阴证具有低沉、安静、不足等特征，故临床表现为精神萎靡，情绪低落，安静少动，气息微弱，语声低怯，寡言少语，身冷便溏，抽搐无力，脉象虚弱等。

（二）辨虚实

虚实辨证是辨别脑髓病证候的邪正盛衰，"邪气盛则实，精气夺则虚"。虚证多指精气亏虚，髓海不足，临床表现为面色不华，精神萎靡，脑转耳鸣，声弱息微，行动呆钝，肌肉软弱无力，抽搐弛缓，饮食减少，大小便失禁，舌质淡白，脉弱无力等。实证多指风湿热毒，肝阳上亢，痰瘀阻滞，临床表现为面红身热，精神亢奋，声高息粗，好走多动，肌肉有力，强直抽搐，口渴易饥，小便短少，大便秘结，舌红苔腻，脉弦数有力。

（三）辨气血

气血逆乱于脑或气血亏虚，不能上充于脑，是脑髓病的常见病理，故辨气血是脑髓病辨证的重要内容。气证有气逆、气郁、气虚的不同。脑髓病中的气逆证，多指暴怒，肝气上逆于脑，头痛、眩晕、昏厥、失眠、发狂、脉弦等。气郁多指情志抑郁，痴呆，表情淡漠，喜悲伤欲哭，脉涩等。气虚多见倦怠乏力，头目眩晕，肌肉无力，肢体瘫痪，舌淡脉弱等。脑髓病中的血证除血瘀外，还有血逆（血溢）、血虚的不同。血逆证常因气逆、血随气逆上充于脑，面红目赤，烦躁，头痛，眩晕，昏迷，肢体瘫痪，舌红苔黄，脉弦数有力等。血虚证则见面色㿠白，心悸，眩晕，肢体麻木，舌质淡，脉细数无力等。

（四）辨风火

风火辨证属脑髓病的病因辨证。风证有外风、内风之别，以内风为多。外风多夹寒、热、湿上壅清窍，横窜经络，症见口眼㖞斜、肢体麻木、眩晕呕吐，或伴恶风寒、脉浮等。内风证多因热极生风，肝阳化风或阳虚风动，症见眩晕、震颤、抽搐、肢体麻木、半身不遂等，热极生风。肝阳化风多有热象，见震颤、抽搐有力。阴虚风动的抽搐为肢体蠕动，或伴潮热骨蒸、舌红脉细数等。火证有外火证、内火证。外火证多系感受温热毒邪上扰清窍，症见身热、头痛、抽搐、谵语、昏迷、舌红苔黄、脉数等。内火证多因情志过极，气郁化火，或痰浊等郁遏化火，症见头痛、眩晕、躁狂、谵语、昏迷、口干便秘、舌红少津、脉数等。

（五）辨痰瘀

痰瘀辨证亦属脑髓病的病因辨证。痰之为患，常与风、火为伍，风痰、痰火上蒙脑窍，或阻滞脑髓与肢体经隧的联系，症见头痛、眩晕、癫狂、痫证、痴呆、呕吐、舌謇、流涎、昏迷、肢体麻木等，脉弦或滑、舌苔腻浊是痰证的重要特征。瘀血为患，症见头痛、呕吐、癫狂、健忘、半身不遂、口眼㖞斜、失聪、昏迷、舌质紫暗、脉涩等。

第四节　脑髓病的治则及常见治法

《黄帝内经》中提出"形不足者，温之以气。精不足者，补之以味"。脑为髓之海，精血亏虚、髓海不足为脑病虚证的病理基础。脑为中清轻灵之脏，邪气犯之，则不能安。所以脑病以虚证为多，虚实夹杂，邪气盛实者亦有之，临证当分清标本虚实，确立相应的治疗原则。

一、虚则补之

脑病之虚证亦不外乎气虚、血虚、阴虚和阳虚。补其不足，纠正阴阳气血之偏衰，使其恢复相对平衡是治疗本病的关键。脑气虚，表现为善忘、耳鸣、头痛沉重、眩晕倒仆、头有空虚感、面色苍白、脉虚弱或浮大无力或小儿囟门下陷等症，可补之以气，补气益脑；脑血虚，表现为头痛健忘、面色苍白、唇舌失华、毛发脱落、耳鸣眩晕、脉弱无力等症，宜用补血养脑之法；脑阴虚者，表现为目眩头晕、脑内烘热、记忆衰退，或阴虚阳亢、五心烦热、神思恍惚、失眠、舌红、脉细数等症，可以补之以味，填精益肾，这里要注意"阳中求阴"之法，所谓"善补阴者必于阳中求阴，则阴得阳升而泉源不竭"；脑阳虚，表现为头痛从颠顶连及项背、脑内冷痛感、面色惨淡，或呕吐清稀涎沫、手足欠温、腰痛不可屈伸、胫酸怕冷、小便遗溺，危者天柱骨似折、脉象沉迟无力等，可用温阳益气、填精补髓之法，这里要善于掌握"阴中求阳"之法，正所谓"善补阳者必于阴中求阳，则阳得阴助而生化无穷"。

二、实则泻之

所谓"实者泻之"即"泻有余"，如"寒者热之""热者寒之"。毒火攻脑，采用泻火解毒；火热充斥，阳明腑实，采用峻下热实之法；瘀阻脑络，采用活血通络醒脑法；痰阻脑络，采用涤痰开窍醒脑法等；总以损其偏盛为法，使阴阳归于平衡。毒火攻脑者，表现为高热神昏、谵语、大便秘结、小便短赤、皮肤斑疹点点、舌謇焦躁、脉弦洪实数等，采用泻火解毒养营法；阳明腑实，表现为神昏、日晡所发潮热、谵语、腹满痛、大便燥结或热结旁流、舌起芒刺、脉实，当"急下存阴"，峻下实热；瘀阻脑络，表现为轻者头痛如刺、健忘失聪，重者眩晕、痫证、癫狂发作，危重者颈项强直、角弓反张、神昏抽搐或卒仆昏迷、肢体偏瘫、口眼㖞斜、舌謇言喑、脉涩等，治宜活血通络醒脑；痰阻脑络者，表现为轻者多眠、嗜睡、眩晕健忘，重者神志异常、语言错乱、哭笑无常、癫痫发作、严重者僵卧神昏、吞咽不利、呕恶痰鸣、舌胖淡苔白滑、脉弦等，治宜涤痰开窍醒脑。

三、扶正祛邪

脑髓病防治中，扶正是针对脑髓病虚证而设，祛邪是针对脑髓病实证而设。扶正以培补元气为本。在生理情况下，脑为髓之海，赖肾精以填充，髓充则脑健。在病理情况下，元气虚，则精、神皆不足。脑为中清之脏，邪气犯之则病。尤以正气不足，元气亏虚，痰瘀等病理产物随之而生，阻滞脑窍；或虚风内动，夹痰上蒙清窍以致神明失用。在正虚邪实的脑髓病的治疗过程中，要做到扶正而不留邪，祛邪而不伤正。而要做到这一点，就必须辨清虚实的程度，或虚多邪少，或邪多虚少；病邪实为主要矛盾，先祛邪后扶正；以虚为急，先扶正后祛邪；虚实兼之者，扶正祛邪兼顾。

临床上常用的扶正的治疗方法有益气、养血、滋阴、助阳；祛邪有理气、化瘀、活血、祛风、散寒、清热、解表、涤痰、攻下等。

（一）祛风散邪

"伤于风者，上先受之。"颠顶之上，唯风可到。外感风邪为病，侵袭头面，可致头痛，若伴恶寒发热，头痛可连及项背，鼻塞流涕，舌淡苔白，脉浮紧，可用川芎茶调散以祛风散寒止痛；若头痛如裂，面红目赤，咽喉肿痛，大便秘结，舌红苔黄，脉浮数，可用芎芷石膏汤以疏风清热止痛，并可配合口服银翘解毒丸、清开灵口服液或抗病毒口服液；若风痰阻于头面，口眼㖞斜，可用牵正散以祛风化痰通络。本法常用药物有羌活、川芎、蔓荆子、藁本、细辛、白芷等。

祛风散邪法常用于周围神经疾病初期，如用于多发性神经炎、面神经炎、三叉神经痛、枕神经痛、臂丛神经炎、血管性头痛等风邪阻络者。

（二）清热解毒

风热之邪外袭，在表不解，热盛入里，症见大热、大渴、大汗、脉洪大而谵语妄言、声高气粗等阳明实热证，可选白虎汤加味以清热泻火解毒；若热入心营，神昏谵语，口渴不欲饮，身热夜甚，舌红绛，脉细数，可选清营汤加减，以透热转气；若见头痛如劈，神昏谵语，烦躁不安，身大热，或见皮肤斑疹隐隐，可选清瘟败毒饮以气营两清；若身热不退，神昏谵语，兼见皮肤瘀斑瘀点，或呕血、衄血、便血，可选犀角地黄汤以清热解毒，凉血散瘀；若热入阳明，燥热内结，腑实不通，症见神昏谵语，日晡潮热，腹满痛，或狂妄躁动，可用大承气汤荡涤胃肠实热。本方常用药物有牛黄、羚羊角、黄连、黄芩、黄柏、山栀子、石膏、银花、连翘、大黄等。

清热解毒法常用于发热性疾病，如流行性乙型脑炎、流行性脑脊髓膜炎、化脓性脑膜炎、散发性脑炎、脊髓炎、急性感染性多发性神经炎等症见热毒炽盛者。

（三）益气养血

素体虚弱，或大病久病之后，或产后失血，或手术之后，血虚生风而见头晕目眩，面色苍白，心悸气短，肢体麻木，或拘急抽搐等症，可选用四物汤加味或八珍汤以益气养血息风；若素体阴虚而突见手足蠕动，时有抽搐，忽忽晕冒等虚风内动者，可用加味复脉汤或大定风珠以育阴息风。本法常用药物有黄芪、党参、当归、白芍、熟地黄、阿胶等。

益气养血法常用于神经、精神类疾病日久不愈，气血亏虚者。使用时当有偏补气或补血抑或气血双补之分，当辨证应用。

（四）平息肝风

年事已高，素体阴虚，阴不敛阳，肝阳上亢，肝风内动，而见头目眩晕、目胀耳鸣，或突然昏仆、肢体不遂、口眼㖞斜等症，可用镇肝熄风汤以镇肝息风；或肝风上扰，心烦失眠，面红目赤，头胀头痛眩晕，可用天麻钩藤饮以平肝息风；若高热不退，神昏躁扰，四肢抽搐，角弓反张等热极生风者，可用羚角钩藤汤以清热凉肝息风。本法的常用药物有羚羊角、天麻、钩藤、龟甲、鳖甲、牡蛎、全蝎、地龙等。

平肝息风法常用于急性脑血管疾病、锥体外系病、急性脊髓疾病等肝风内动者。

（五）益肾填精

脑为髓之海，肾主藏精，精生髓，肾精亏虚不能生髓充脑，可见神情呆钝，头晕目眩，腰膝酸软，肌肉萎缩，偏于阴虚者可见五心烦热，舌红苔少，脉细数，选用左归丸以养阴补肾；偏于阳虚者可见形寒肢冷，小便遗溺，舌淡，脉沉迟，选用右归丸以补肾温阳；如兼见气血亏虚者，可选用大补元煎以气精补。本法的常用药物有鹿茸、巴戟天、淫羊藿、紫河车、枸杞子、杜仲、桑寄生、山茱萸、熟地黄、鳖甲、龟甲等。

益肾填精法常用于眩晕、脑血管病、脑瘫、锥体外系病、癫痫、脱髓鞘病变、颅脑损伤、Alzheimer 病、多发性感染性神经炎等脑、脊髓和周围神经病的慢性病程中。

（六）理气化痰

理气化痰为脑髓病常用之法，"百病皆由痰作祟"。情志不畅，肝气郁结，气不化津，积聚成痰，痰气阻滞，则见性情抑郁、孤僻、咽中如有异物等症，当理气化痰解郁，用半夏厚朴汤；痰浊蒙闭清窍，可见神识不清，肢体抽搐或不遂，用苏合香合菖蒲郁金汤，理气化痰，醒脑开窍；如痰热蒙闭心窍，症见狂躁不安，甚或逾垣上屋，奔走呼号，弃衣而走，登高而歌，可用礞石滚痰丸以泻火涤痰。如突然昏仆，牙关紧闭，四肢抽搐，口吐白沫，口中如作猪、羊叫声，可先用皂角、细辛吹鼻，待其苏醒后，再用定痫丸以涤痰息风或用涤痰汤以理气化痰；如肢体麻木，关节屈伸不利，或中风半身不遂，手足不仁，可用大活络丹以益气养血化痰通络。本法常用柴胡、枳壳、香附、半夏、远志、石菖蒲、川楝子、佛手、川贝母等药物。

理气化痰法常用于精神病、神经症、脑血管病、脑部炎症、癫痫、脑囊虫病、眩晕等病证见痰气郁结者。

（七）活血化瘀

近年来活血化瘀法治疗中医脑病取得了较大进展，尤其是对中风病的治疗。如中风病症见半身不遂，口眼㖞斜，口角流涎，语言謇涩或中风病恢复期或后遗症期气虚血瘀者，可用补阳还五汤以益气活血通络；如头痛日久，久病入络，或外伤头痛，痛如锥刺，固定不移，舌有瘀斑或瘀点，可选用通窍活血汤以通窍活血；如出血性中风神识不清，大便秘结，或外邪侵犯太阳血分，循经上扰神明，症见其人如狂，少腹急结，脉微而沉，可选用桃仁承气汤或抵当汤以峻下逐瘀；如因"气血凝滞于脑"而致癫狂者，可用癫狂梦醒汤以行气活血化痰开窍。常用活血化瘀中成药有复方丹参片、三七末等，常用中药针剂有复方丹参注射液、川芎嗪注射液、益母草注射液等。临床可随症选用。本法常用川芎、丹参、桃仁、红花、三七、水蛭、麝香等药。

活血化瘀法广泛用于各种神经精神疾病有瘀血征象者。

（八）安神定志

神明与心脑密切相关，脑为神明之体，心为神明之用。无论外邪或内伤干犯心脑，即可出现神志不宁、烦躁不安、谵语癫狂等症，可选用酸枣仁汤、天王补心丹、朱砂安神丸、归脾汤、癫狂梦醒汤之类。常用药物有酸枣仁、柏子仁、夜交藤、龙骨、牡蛎、朱砂等。

安神定志法常用于神经症、脑动脉硬化症、精神分裂症、狂躁抑郁性精神病等。

（九）醒脑开窍

脑为元神之府，神明所在，最忌邪闭，闭之则神昏窍阻，治之宜开闭。临床有温开和凉开之别。若热邪内陷心包，痰热壅闭心窍，扰乱神明，症见高热烦躁，神昏谵语，小儿惊厥，或中风昏迷之身热面赤、气粗便秘等症，可用清热开窍、豁痰解毒的安宫牛黄丸；神昏窍阻而又痉厥，可用开窍镇痉的紫雪丹；若秽浊之毒尤甚，而又见痰盛气粗，可用至宝丹。以上三方为"凉开三宝"。另外，还可或选用清开灵注射液或醒脑静注射液静脉滴注。若中风阴闭，痰厥而属于寒闭，症见突然昏倒，牙关紧闭，面色晦暗，四肢不温，静卧不烦，舌淡苔白腻，脉沉迟者，可用苏合香丸以芳香开窍。若卒冒秽浊之气，突然昏倒，神识不清可用玉枢丹以避秽开窍。本方常用麝香、冰片、苏合香、石菖蒲、远志等药。

醒脑开窍法常用于急性脑血管病、脑部炎症、颅脑损伤、中毒、癫痫、晕厥、痴呆、癔症等有神志障碍等属邪实内闭证者。

（十）回阳固脱

若久病、大病元气大衰，或失血之后，阴阳离决，或阴脱及阳，阳气欲脱，症见神识不清，冷汗淋漓，手撒肢冷，鼻鼾息微，目合口张，二便自遗，脉微欲绝，可急用参附汤以回阳固脱。或用参附注射液静脉注射。

回阳固脱常用于急性脑血管病、脑部炎症、颅脑损伤属阳气欲脱者。

上述十法是基于"扶正祛邪"的治则而产生的治疗脑髓病的常用之法，由于脑髓病病情复杂，兼夹症多，临床常将各种治法组合应用，以活血化瘀法为例，有理气活血、益气活血、温经活血、通窍活血、活血解毒等。

第五节 基于虚和瘀探讨脑髓康对中风的治疗作用

在过去的 40 年中，高收入国家的卒中发病率下降了 42%，而中低收入国家的卒中发病率增长了 100% 以上。中风为临床常见的急症、重症，不但发病率高，而且具有高致残率、高复发率以及并发症多等特点，严重影响人类生命健康和病人的生活质量。我国每年新发脑中风患者约为 200 万；每年死于中风的患者约 150 万人，并且随着社会人口的老龄化其发病率呈逐年增高的趋势。探索有效的治疗中风的方法具有重要的临床意义和社会价值。中医药在中国已有数千年的历史，中医药在中风病的防治方面具有较大的优势。

一、虚和瘀乃中风发病之核心环节

居中医四大典籍之首的《黄帝内经》认为"年四十而阴气自半也，起居衰矣"。中风因"虚邪客于身半，其入深者，内居荣卫，荣卫衰则其气去，邪气独留，发为偏枯"。李东垣则认为"中风者，非外来风邪，乃本气病也"，认为"正气自虚"是中风的病因而"非外来风邪"。张景岳在《景岳全书》指出："中风麻木不仁等证，因其血气不至，所以不知痛痒，盖气虚则麻，血虚则木，麻木不已，偏枯痿废，渐至日增。"《景岳全书·非风》指出"卒倒多由昏愦，本皆内伤积损颓败而然。"其发病机理是"阴亏于前，而阳损于后，阴陷于下，而阳泛于上，以致阴阳相失，精气不变，所以忽而昏愦，卒然仆倒"。清代医家王清任在其所著的《医林改错》中指出："人过半百元气已虚，气虚无力推动血行，使之瘀血偏滞于体，乃罹患偏瘫。""半身不遂，亏损元气，是其本源。"他还提出"元气既虚，必不能达于血管，血管无气，必停留而瘀"的学说。

瘀在中风病理演变中的作用举足轻重。王纶在《明医杂著·问答》中提示痰瘀是致病的根本，"若血浊气滞，则凝聚为痰，痰乃津液之变……言论其致病之根源，以血病痰病为本也"，并认为"用血药而无行痰、开经络、达肌表之药以佐之，血药属阴，性颇凝滞，焉能流通经络，驱逐病邪以成功也"。他极力倡导痰瘀同治法治疗中风病，并反对只用血药不用痰药之说。

二、益气养阴、活血通络是中风重要治法

早在《素问·至真要大论》即提出"疏其气血，令其条达，而致和

平"的治病原则。张仲景《伤寒杂病论》记载用侯氏黑散治疗中风，方中就有人参、白术益气配伍当归、川芎活血的组方法则。清代著名医家张锡纯重视滋阴在中风治疗中的作用，其创拟的镇肝息风汤和建瓴汤，分别用生杭芍、玄参、天冬、龟甲、生地黄、生白芍等滋阴的药物，其用意就在于通过滋阴而潜阳息风。

中老年人脏腑渐衰，或久病耗损，致正气亏虚。气为血帅，气虚久致血虚，气血虚弱，脑脉失养。再则气虚运血无力，血流不畅，而致脑脉瘀滞不通。阴血亏虚则阴不制阳，虚阳浮越，引动内风，痰浊、瘀血借势扰乱清窍而发为中风。所以在中风病的治疗中，培补气阴不容忽视，特别在中风恢复期及后遗症期更应该重视益气养阴之法。现代人嗜好烟酒及膏粱厚味者较多，易于酿生湿热，湿热氤氲可致脾失健运，中焦失衡，气机郁滞，久则痰阻脉道或热灼脉络而生瘀。王清任在《医林改错》中指出，"元气既虚，必不能达于血管，血管无气，必停留而瘀"，治疗强调在补气的基础上配合活血化瘀药以促进气血运行，经脉通达。并以益气活血法创立补阳还五汤这一千古名方治疗中风。近代名医关幼波指出"痰与血同属阴，易于交结凝固；气血流畅则津液并行，无痰以生，气滞则血瘀痰结"，强调"治痰要治血，血活则痰化"。

三、益气养阴、活血通络治疗中风具有现代实验及临床循证支持

中医学认为，气虚推动无力可致气虚血瘀；阴虚脉道失濡可致瘀血留滞。益气活血药物具有抗血小板聚集、改善血液流变性、增加大脑的灌注、扩张血管及抗自由基损伤的作用。著名中医专家王左教授提出益气养阴活血为治疗出血性中风之根本大法。

药理学研究证实，麦冬具有镇静、镇痛作用，其可促进抗体生成和延缓抗体消退，同时发挥抗自由基、抗缺氧、降低血管通透性、抑制脑水肿等多重作用。还具有改善微循环、保护和维持血管内皮细胞功能、增强脑细胞缺血缺氧耐受的作用。现代研究发现，人参总皂苷及其主要成分 Rb1 等对脑缺血有一定的保护作用，对脑缺血后的突触可塑性和神经环路的形

成具有明显的促进作用。应用参麦注射液对大鼠"血瘀"模型进行治疗，结果证实其对全血黏度和全血还原黏度均有显著降低趋势，对全血高切、中切作用明显。谢氏等的研究表明，与模型组及阳性对照组比，参麦注射液组能明显改善脑缺血大鼠的神经缺失症状，并在大鼠脑缺血后上调梗死灶周围大脑皮质区 BDNF mRNA、GAP-43 和 SYP 的表达，下调 Nogo-A mRNA 的表达（$P < 0.05$）。表明参麦注射液对于脑缺血大鼠脑可塑性具有有益的作用。临床研究表明，参麦注射液治疗急性脑梗死有利于改善血液流变学、脑血流动力学及相关炎症因子水平，对改善患者预后有一定价值。

四、脑髓康治疗中风效果确切

（一）脑髓康处方渊源

虢周科教授是我院脑病学科带头人，其在长期的临床实践中体会到气阴两虚、血瘀阻络是中风发病过程中不容忽视的关键原因，因此以益气养阴、活血通络立法制定了治疗中风的脑髓康，处方组成如下：黄芪、葛根、女贞子、天麻、川芎、丹参、墨旱莲、全蝎、山茱萸、桑寄生、远志等。我科根据中风病人不同发病时期相关兼症，以脑髓康加减治疗，收效良好，具体加减如下：肝肾亏损加墨旱莲、枸杞子、生地黄、怀牛膝等；瘀血阻络明显者加桃仁、红花、赤芍、鸡血藤、三棱、莪术、苏木、水蛭等；痰浊阻滞表现突出者可酌加石菖蒲、浙贝母、半夏、胆南星、天竺黄、竹茹等；肝阳上亢明显者去黄芪加钩藤、石决明、珍珠母、龙骨等；痰热腑实可去黄芪酌加芒硝、制大黄、番泻叶、全瓜蒌、火麻仁等。

（二）病案举隅

虢教授曾治一患者罗某，男，75 岁。左半身不遂伴言语不利两月余。

患者于 2014 年 3 月初发病，家人在其清晨睡醒后出现左侧口眼㖞斜伴有左侧口角流涎，左侧上下肢瘫痪，不能行走。意识尚清，语言尚流利。舌红少苔，脉象弦滑。

中医诊断：为中风（中经络），辨证属气阴两虚，血脉瘀阻型。

西医诊断：脑梗死。

治则：益气养阴，活血通经。

处方：黄芪 30g，葛根 20g，女贞子 15g，天麻 10g，川芎 10g，丹参 20g，墨旱莲 15g，全蝎 10g，山茱萸 10g，桑寄生 15g，远志 15g，地龙 15g，桃仁 15g，红花 15g，天冬 15g，五味子 15g，石斛 15g，沙参 15g。7 剂，水煎服。

5 月 20 日二诊：服药 7 剂，口角流涎明显好转，左侧上下肢稍可活动，但仍无法行走，左侧面部仍口眼㖞斜。大便秘结，舌红无苔。继以前方加润肠之品。

处方：黄芪 30g，葛根 20g，女贞子 15g，天麻 10g，川芎 10g，丹参 20g，墨旱莲 15g，全蝎 10g，山茱萸 10g，桑寄生 15g，地龙 15g，桃仁 15g，红花 15g，天冬 15g，五味子 15g，沙参 15g，麻仁 20g，大黄 6g（后下）。水煎，日服 2 次。

6 月 1 日三诊：服上方 10 剂，病人可在家人搀扶下持拐下地行走，上肢活动能力稍远端精细活动差，但上肢可抬举，口眼㖞斜已有明显恢复。大便通畅，舌红，苔薄，脉弦滑。嘱继服前方，缓以图之。

五、结语

中医药在中风病的防治中发挥着重大作用，脑髓康已被制成院内制剂在我院用于治疗中风病多年，疗效比较确切，但以后仍应进行以下两个方面的工作以更好地促进脑髓康的临床推广应用：①应进行 RCT 研究以便寻求其治疗中风的循证证据。②进行相关实验研究以阐明其作用机制。

第六节　脑出血的病因病机及辨证论治规律探讨

脑出血是一种世界性危害较大的多发病，在我国它是发病率高、致残率高、死亡率和病死率列为首位的全国性疾病。脑出血与脑梗死均属中医的中风，由于二者在病因、发病、病机、辨证、治疗及预后诸方面均有较明显的差异，因此很有必要分别研究，以期指导临床，提高疗效。本文结合临床，拟对脑出血的病因病机及辨证施治规律进行探讨。

一、病因病机

大量的临床观察表明，脑出血发生的主要因素为年老体衰、元气虚弱、肝肾阴亏、肝阳偏亢等阴阳严重失调，气血运行失常的状况，或痰湿内盛，加之忧思恼怒，或饮食、房劳、外邪、头部跌地、突然用力等诱因，以致气血逆乱，血随气逆，肝阳扰动，夹痰浊之邪上冲于脑，鼓荡脑髓脉络，以致络破血溢，脑髓受伤。髓络溢血不去，遂成瘀血，血瘀则津液不行，化为水饮。瘀血、水饮加之上逆之痰浊三者有形之病理产物积滞于脑髓之中，致脑髓肿胀，阳气受伤，神昏加重。临床可见突然神志障碍，半身不遂，口角歪斜，严重者则表现出目合口张、呼吸低微，或面色苍白、大汗淋漓、二便失禁、脉微欲绝等阳气欲脱之证。正如《类证治裁·中风》说："凡类中病出于脏，精去则气去，所以眩晕猝倒；气去则神去，所以昏愦无知。阴阳脱离，精气不交，须参附大剂峻补其阳。"总之，阴阳气血失常，痰湿内盛是脑出血的主要原因，气血逆乱，肝阳扰动，痰浊上犯，脑髓受损以及瘀血、水饮、痰浊积聚于脑，形成脑髓肿胀受压，阳气损伤，是其病机变化，它决定了病情的变化和预后。

二、辨证特点

通过临床观察分析，脑出血的辨证有以下特点。

（一）中脏腑为主

据我们临床的观察，脑出血 80% 以上的病人有神志障碍，其中 49.4% 属中脏，30.6% 属中腑，后者主要表现为意识混浊等，正如《金匮要略·中风历节病脉证并治第五》云："邪入于脏，即不识人。"

（二）闭脱兼见证居多

脑出血急性期最常见的特点是一个高血压病人在用力或愤怒、激动时，突然诉说头昏及头部压迫感和头痛，猝然倒地，呕吐，大小便失禁，昏迷不省人事。面色潮红，呼吸深沉，鼾声明显，麻痹侧面颊随呼吸呈帆状鼓起，唾液外流，脉搏充实有力而缓慢，两眼半闭，早期瞳孔可缩小，对光反应迟钝或消失，四肢肌肉弛缓。中医辨证属中风、中脏腑，由于兼有闭证和脱证表现，故应辨为闭脱兼见证。据我们观察 68 例脑出血急性期患者，闭脱兼见证 51 例，占 75%，闭证 8 例，占 11.76%，脱证 9 例，占 13.23%。因此，闭脱兼见证是中脏腑的主要类型。

（三）邪实正虚

此为脑出血的普遍矛盾，脑出血的病因病机决定了无论是中经络还是中脏腑，都存在着邪实正虚的矛盾。邪实主要指瘀血、水饮、痰浊，正虚主要指阳气虚。发病以后，邪实始终是矛盾的主要方面，它直接影响着正虚的程度，而正虚也不容忽视，它对病情预后有重要意义。因此，对脑出血的治疗应攻其邪实，兼顾正虚。

三、治疗法则

根据脑出血的病因病机及辨证特点，急性期应采取的治疗措施为：迅速纠正气血逆乱和肝阳暴动，解除脑髓瘀血、水饮、痰浊等实邪及由此所致的阳气损伤。病情缓解之后，再调治阴阳气血之偏颇及痰湿诸因素。急性期的治法应为通腑、平肝、逐瘀、止血、逐饮、涤痰、固脱等并用。

（一）通腑、平肝

在平肝潜阳的同时，宜通腑泻下。一可通降肝阳气血之暴逆，令"气复反"，二可借泻下阳明，上病下取，推陈致新，引瘀血、水饮、痰浊下行排出。因此，脑出血应尽早使用通腑泻下药。但泻下不可过猛，以免过耗正气。同时，泻下过频，多次移动病人，有可能加重或诱发出血。

（二）逐瘀

活血化瘀法用于治疗脑出血的根据是：

1. 脑出血时，脑内血肿，辨证即是瘀血。

2. 瘀血既是出血的结果，又是继续出血的原因，应使用活血化瘀药活血以止血。

3. 一些活血化瘀药能促进颅内血肿的吸收，减轻脑组织炎症反应及水肿，保护脑组织免遭坏死，以及有利于神经功能的恢复。由于脑内瘀血为脑出血的主要病理产物，故应使用活血化瘀力量较强的破血逐瘀药。同时加入适量止血药，既达到逐瘀不伤新血的目的，又防止了再出血的可能性。

（三）止血

一般认为，脑出血的出血时间为 1 小时左右，也就是说，当病人到医院就诊时，出血就已停止了。尽管如此，国内外仍普遍使用一些止血剂，以努力止血或防止再出血，甚至有报道说，由于使用了对羧基苄胺，已使美国麻省综合医院不再出现脑出血再发作。借鉴西医的经验，我们认为在脑出血时应适量加入止血药。

（四）逐饮

逐饮利水是治疗中医治疗水肿的常法。正如《素问·汤液醪醴论》所云："去菀陈莝……开鬼门，洁净腑。"脑髓水肿的治法也不应例外。但由于脑髓肿胀，病情严重，发展迅速，对预后至关重要，因此应使用力量强峻的逐饮利水药，使水饮从二便急速排除，才能有效地扭转病势。

（五）涤痰

痰浊上扰脑髓，其势之盛，必须用作用强烈之药涤之。但这类化痰药性多温燥，若用之，宜佐药以纠其偏。同时脑出血不可滥用芳香开窍之品。因其辛香走窜，本为无形之邪蒙蔽心窍而设，用于秽浊之气闭阻心窍者，确能斩关夺门，驱荡邪气，宣开心窍而启闭醒神。但脑出血之窍闭却在有形之实邪，若投之，必使痰火更升，正气耗散，因此应用豁痰开窍之法。

（六）固脱

阳气损伤是脑出血不可忽视的矛盾。从发病上讲，患者年老体衰，多有正气亏损；从病机上讲，脑髓出血，瘀血、水饮、痰浊积滞脑髓，元神失用，往往致阳气大伤；从预后讲，若阳气欲脱，往往预后凶险，若仅阳气受损未至于脱，则尚有救治之望。因此，对脑出血，无论有无阳气欲脱，都应重视扶正固脱、益气回阳。尤其对阳气既伤未脱者，更有着截断病势恶性循环的积极意义。

总之，脑出血急性期的抢救应谨守病机，攻补兼施，诸法合用，强调"急重"二字，方能力挽狂澜，化险为夷。根据上述治法，我们制成复元醒脑口服液，由甘遂、附子、钩藤等组成。从1988年底至现在，进行一系列观察和研究。已有的临床观察表明，复元醒脑口服液能降低脑出血患者颅内高压，改善意识状态，促进神经功能的恢复。动物实验表明其能控制脑水肿，降低颅内压，促进脑血肿的吸收。

第七节　缺血性中风中医药超早期治疗的展望

缺血性中风，占中风病的53.6%，主要是脑动脉粥样硬化基础上的血栓形成所致。随着对缺血性中风病理生理过程的深入理解及新的治疗方法的改进和发展，"脑病发作"这一概念已经日益受到重视。最初的缺血与脑组织损伤的每个小时都将迅速增加不可逆脑损害的程度，有越来越多的人认识到中风是一种与心肌梗死相似的、同样需要给以急救的疾病。近年来根据"治疗时间窗"概念，制订出缺血性中风发生后在什么时间内给予相应的合理治疗方案，以达到脑组织损伤最少和获得最佳的预后。而其中超早期治疗（中风症状发作后6小时内进行可能有效的治疗），尤为重要。中医药在治疗缺血性中风的临床和基础研究方面取得了可喜的成绩，如能够介入缺血性中风超早期治疗，并进行深入研究，有着广阔的前景和重要的意义。

一、研究现状

研究中风的学者一般认为，有效的缺血性中风的抢救措施，关键在于能否在中风症状出现后数小时内进行及时有效的治疗，在 6 个小时内治疗的抢救称为"超早期治疗"，而在 6 小时之后的早期治疗属于抢救"缺血半暗带"的治疗，一般不宜再进行溶栓性治疗。过 6 小时后的早期溶栓会产生再灌流，导致进一步脑损伤。为了使患者真正获得超早期治疗机会，近年来，国外研究者们对从症状出现到接受有效治疗的各个环节措施上的改进做了有益的研究。主要包括早期送诊，医院内中风快速反应系统的建立，早期诊断，早期治疗（尽管早期治疗方案仍有争论），从而大大降低了缺血性中风的病死率与致残率。

在我国，缺血性中风超早期治疗的概念尚未形成共识。但我国亦有自己的优势，比如我国快速、高效的医院急诊体系的确立，近些年大、中城市先进的神经系统检测设备如 CT、MRI 的普及，中西医两套医学体系的存在，国人在求医心理上对中风病的重视性、迫切性较强等，均为缺血性中风的超早期治疗提供了良好的条件。因此，关键是医务工作者要树立超早期治疗的概念以及应用恰当有效的药物。

安全有效的治疗方案仍是超早期治疗的难点。尽管多数学者认为溶栓治疗是超早期治疗首选的重要治法，但目前正在欧洲进行的一个大规模多医学中心的 t-PA（组织型纤溶酶原激活物）超早期静脉溶栓治疗试验，其阶段性的结果甚至也提示 t-PA 仍然有明显提高溶栓后脑出血频率的情况。因此，国内外学者越来越倾向于在早期必须进行综合性治疗，目前均看好神经保护剂的超早期应用。

二、中医药超早期治疗的优势

历代医家均认为中风不仅为四大重症之首，亦为中医急症之首，足以见得重视程度，在理论探索、临床辨证论治、急救等方面有极为丰富的成果和经验。近 20 年来，不少医家为提高本病的疗效，致力于研制开发使用方便、疗效确实的新药，取得了不少成果。如将具有活血化瘀作用的中成药精制纯化成注射剂，像复方丹参注射液、复方川芎注射液、红花液、脉络宁等，无论对缺血性中风还是出血性中风均可应用；又如从中药里发掘提取的单体成分如灯盏花素、川芎嗪、蝮蛇抗栓酶、消栓灵、毛冬青甲素等，大多数有改善血液流变状态、扩张血管、改善微循环的作用，应用于缺血性中风，未见产生再灌流损伤、加重脑损害及再出血的报道。因此，缺血性中风中医药超早期治疗有建立在大量临床基础上的快速、安全、有效的中药制剂。

近年来，中医药对缺血性中风的治疗研究已从经验医学进入到实验医学的领域。学者们进行了大量的研究，证实许多治疗缺血性中风的药物尤其是活血化瘀药物有明显的改善其病理生理过程（如脑缺血后再灌注继发脑损害等）的作用。此外，还对模型脑的含水量、细胞离子浓度、神经递质及超微结构等做了大量的研究工作，证实以上很多中药对缺血性损害有保护或逆转作用，为中药超早期治疗缺血性中风的科学性提供了依据。

在缺血性中风中医药超早期治疗的实践中，我们体会到，早期送诊是尽可能早救治的前提条件。为此，在已有的城市急救中心的基础上，进一步加强了以脑病科专家为中心的院内快速反应系统的力量，系统内部严格按操作规程，明确职责，相互协调配合。中风患者来院后，只要 CT 或 MRI 检查排除脑颅内出血，均可按超早期治疗规范进行救治，同时进一步动态观察，排除短暂性脑缺血发作、可逆性缺血性神经障碍等，这样利大于弊。中医药超早期治疗应是复方、多种制剂、多途径用药，而不应照搬西医单纯溶栓。活血化瘀只是问题的一方面，同时更应强调滋养保护脑髓的重要性。

三、中医药超早期治疗的设想

首先，应总结前人及现代的理论成果和实践经验，探讨缺血性中风早期的病理机制，确定治法、方药。大量的临床实践及资料表明：正气虚弱、肝肾亏损、痰瘀阻滞脑络是缺血性中风的主导病机。因此，超早期治疗，其治疗原则应是益气补肾，活血化痰，强调保护脑髓。积极开展临床研究，在确定治疗方案后，应按临床科研的方法设超早期治疗组和常规治疗组，从神经功能缺损程度、血清 MDA、血脂水平、血液流变性、CT 或

MRI 变化等指标，判断疗效，进而总结超早期治疗是否优于常规治疗。在有疗效优势的基础上，进行实验研究，特别是研究其预防和改善脑缺血后再灌注损害、继发出血等方面的作用及机理。总之，应形成缺血性中风超早期治疗的方案，拟出详细可行的临床、实验研究计划，争取在基础实验及临床研究方面有所创新，突破主要依赖活血化瘀药物治疗缺血性中风的框框，使理法方药更加完善，并提示其更深层次的机制。

第八节　通脉消斑膏外敷治疗颈动脉斑块的经验总结

动脉粥样硬化是动脉壁变厚并失去弹性的几种疾病的统称，是动脉硬化中最常见而重要的类型。动脉粥样硬化的主要病变特征为动脉某些部位的内膜下脂质沉积，并伴有平滑肌细胞和纤维基质成分的增殖，逐步发展形成动脉粥样硬化性斑块。它是一种以中等和大动脉斑片状内膜下增厚（动脉粥样化）为特征的病变，可以减少或阻断血流。斑块部位的动脉壁增厚、变硬，斑块内部组织坏死后与沉积的脂质结合，形成粥样物质，称为粥样硬化。本病主要累及大型及中型的肌弹力型动脉，常导致管腔闭塞或管壁破裂出血等严重后果。本病常伴有高血压、高胆固醇血症或糖尿病等，脑力劳动者较多见，对人民健康危害甚大，为老年人主要病死原因之一。

颈动脉粥样斑块是引起缺血性脑血管病的主要原因之一，脑梗死的发生取决于斑块的稳定性。稳定及缩小斑块可以有效预防很大一部分脑梗死的发生。目前主要采用中西医两大方法进行治疗，西医主要采用尿激酶、肝素等进行溶栓或抗凝治疗，但其有效性和安全性仍有争议；中医主要采用三七、丹参和银杏叶制剂等活血化瘀，通经活络。它们虽然在某种程度上达到一定疗效，但由于肝脏首过效应等的影响，其作用不够直接，尤其是对于一些溃疡斑块及较大面积的软斑不能进行有效治疗。

中医尚无与颈内动脉相对应的病名，但其表现类似于中医"眩晕""头痛""健忘""痴呆""中风""胸痹""真心痛"。清代程钟龄《医学心悟》云："凡人嗜食肥甘或醇酒乳酪，则湿从内生……湿土生痰，痰生热，热生风，故卒然昏倒无知也。"清代唐容川《血证沦》中谓："须知痰水之壅，由瘀血使然。"痰瘀互结化热，阻塞血脉，则气血不通。心脉不通则卒然心痛；阻塞于脑，则气血不得上达，脑失所养而眩晕、卒仆。因此，痰浊和瘀血内阻为颈动脉斑块的病机关键。

经过虢周科教授的多年潜心研究和临床经验，汇集多种名贵中药材制成的通脉消斑膏在临床上具有显著的临床疗效，因其具有无创且安全有效的优势深受患者及同行的欢迎。药膏主要采用海藻、玄参、全蝎、蜈蚣、川芎、昆布和冰片等多种中药材经过特殊制备而成，具有活血化瘀、通络消斑之效。颈内动脉虽然在颈深部上行，但位置距体表还是很浅，用手可以轻易触及其搏动，而且其无分支，垂直向上直至颅底，因此定位很容易，药膏可以准确贴敷于患处，从而能够有效治疗颈动脉斑块，并预防脑梗死的发生。

组方中海藻苦咸寒，入肺、脾、肾经，可以软坚，消痰；昆布咸寒，归肝、肾经，功效消痰软坚，利水退肿，常与海藻相须而用；玄参味辛而微咸，走血分而通血瘀，亦能外行于经隧，而消散热结之痛肿；全蝎味辛、平，归肝经，为五毒之首，有息风止痉、通经活络、消肿止痛、攻毒散结等功效；蜈蚣味辛、温，归肝经，《医学衷中参西录》认为其走窜主力最速，内而脏腑，外而经络，凡气血凝聚之处皆能开之；川芎味辛温，归肝、胆及心包经，行气开郁，祛风燥湿，活血止痛；冰片辛苦微寒，归心、脾、肺经，引诸药渗入颈动脉斑块处。

【病案一】

病人何女士，广东梅州人，55岁，因TIA（短暂性脑缺血发作）反复发作来我院门诊治疗，曾服用阿司匹林、华法林等治疗，但疗效不明显。颈动脉超声示：双侧颈动脉稍弯曲，内中膜厚0.7～1.2mm，左侧颈动脉分叉段前壁见稍增强实质斑块，范围为12mm×2.2mm，右侧颈总动脉分叉段的前臂见稍增强实质斑块，范围为18mm×2.4mm。后采用本药膏，使用时将药膏片取出贴于超声所示的斑块部位。2天换一次膏片，经过3个疗程36天的治疗后再行颈动脉超声示：左侧斑块缩小至8mm×1.5mm，右侧斑块缩小为12mm×1.7mm。随访2年，TIA无再发。

【病案二】

病人谢女士，湖南衡阳人，57岁，因右上肢麻木3月余，再发加重2天来我院门诊治疗。颈动脉超声示有右侧颈动脉稍弯曲，双侧颈动脉管壁毛糙，内中膜厚 1.15 ～ 1.2mm。左侧颈总动脉分叉段的前臂见稍增强实质斑块范围为 1.5mm×0.9mm；右侧颈总动脉分叉段的后壁见稍增强实质斑块范围为 1.7mm×1.0mm。后采用通脉消斑膏，使用时，将药膏片取出贴于超声所示的斑块部位。两天换 1 次膏片，经过 3 个疗程 36 天的治疗，右上肢麻木症状明显好转，再行颈动脉超声示：左侧斑块缩小至 1.2mm×0.6mm，右侧斑块缩小至 1.1mm×0.9mm。随访两年，斑块消失且无其他脑血管事件发生。

第九节　活血化痰外治法对
86 例颈动脉斑块的临床疗效经验总结

颈动脉粥样硬化是引起缺血性脑血管病的主要原因之一。脑梗死的发生很大程度上取决于斑块的稳定性。稳定及缩小斑块可以有效预防大部分脑梗死的发生，因此在治疗脑梗死时运用药物稳定斑块已经作为一种常规疗法。中医认为动脉粥样斑块的形成多为痰瘀互结阻于经脉，因此活血化痰法为其治疗原则，一些中药内服可能在某种程度上达到一定疗效，但疗效不够明显和特定，不能对特定的斑块进行有效治疗，尤其是一些溃疡斑块及较大面积的软斑。中药外用有很多独特的优势和疗效，中药直接用于斑块处有直中靶点、目标明确、安全实用的特点。根据活血化痰的外治原则，我科研制出通脉消斑膏外用于斑块处，取得了良好的效果。

本组患者共 86 例，为 2009 年 1 月至 2010 年 11 月住院或门诊发现颈动脉斑块的患者。两组在性别、年龄、病程及病情程度方面无明显差异。所有颈动脉斑块患者，均予拜阿斯匹灵（拜耳公司生产）治疗，有其他疾病如高血压、糖尿病的患者应予降压、降糖治疗同时进行，所有入组患者均应戒烟、节酒、减肥、锻炼身体，研究疗程为 1 年。将患者随机分为两组，对照组予以辛伐他汀（默沙东公司生产）20mg 口服，每日 1 次。治疗组口服辛伐他汀 20mg 同时给予通脉消斑膏外用，每日 1 次，每次贴敷时间不大于 5 小时。如出现对中药成分及胶布过敏者，可暂停中药外敷，外涂炉甘石洗剂、内服氯雷他定片治疗。过敏严重者撤出研究，再次用药仍过敏者也撤出研究。

治疗半年后两组 IMT、CROUSE 积分、斑块面积、CCAD 与治疗前相比均有明显变化，而血流阻力变化不明显，而治疗 1 年后治疗组血流阻力变化与治疗前有明显变化，而对照组不明显。对照组与在治疗 1 年后与 6 个月时结果相比变化不明显，而治疗组与 6 个月结果相比仍有明显变化。

我们的研究发现，颈动脉粥样硬化斑块患者以痰瘀互结者居多，患者多表现为较为肥胖、头晕、舌紫苔腻脉滑或较滑者，因此痰浊和瘀血内阻为颈动脉斑块的病机关键。根据此病机，结合中医外治法的特点，运用活血化瘀外治法对颈动脉斑块进行治疗。目前尚无中医药外用治疗颈内动脉斑块的研究，但中医药外用治疗其他难治性疾病已在临床有很多应用，如中医药外治肝内肿瘤、中药外治治疗癌性疼痛均有良好的疗效。中医药外治如何取得良好的疗效，一是取决于目标患处体表位置的深浅及准确定位，二是解决药物如何渗透。颈内动脉虽然在颈深部上行，但位置距体表还是较浅，用手可以轻易触及其搏动，而且其无分支，垂直向上直至颅底，因此定位很容易，药膏可以准确贴敷于患处。

影响中药渗透的主要原因在于皮下脂质的多少，颈部皮下脂质较身体其他部位要更少，药物可以有效穿透，直达患处进行吸收，从而很好起效。通脉消斑膏是由海藻、玄参、全蝎、蜈蚣、川芎、昆布、冰片组成。海藻苦、咸、寒，入肺、脾、肾经，可以软坚、消痰。玄参味辛而微咸，走血分而通血瘀，亦能外行于经隧，而消散热结之痈肿。昆布消痰软坚，利水退肿。全蝎为五毒之首，有息风止痉、通经活络、消肿止痛、攻毒散结等功效。《医学衷中参西录》认为蜈蚣走窜主力最速，内而脏腑，外而经络，凡气血凝聚之处皆能开之。川芎行气开郁，祛风燥湿，活血止痛。冰片引诸药渗入颈动脉斑块处。该方配伍合理，治法明确，对颈动脉斑块有针对性。活血化痰外治法与辛伐他汀联合使用，内外结合，不同途径，多靶点治疗，治疗效果持续而长久，明显改善血流阻力，促进动脉斑块消退，改善患者的各种临床症状，从而阻止了心脑血管疾病的发生。

活血化痰外治法治疗颈动脉斑块是我们一个初步的尝试，在国内具有独特性和创造性，通脉消斑膏有使用方便、副作用少、疗效明确的特点，只要控制好贴敷的时间，很少发生过敏现象。在使用近一年时间以来，没有发现有患者因外用药物过敏而退出治疗。外用药物副作用较少，患者比较容易接受，在临床有很大的推广价值。

第三章　血管性痴呆防治专题

第一节　辨证施治血管性痴呆研究进展与思考

血管性痴呆即多发性梗塞性痴呆和血管性认知障碍，多由于一系列脑血管疾病造成患者脑实质受损而导致的认知功能障碍综合征，临床多急性起病，病程呈阶梯式变化，常见症状为记忆力减退、认知功能下降等。该疾病的发生与脑卒中复发次数、病灶数目与侧向、是否伴随糖尿病、是否饮酒和受教育程度有关。随着全球脑血管病发病率逐年上升，人口老龄化进程不断加速，人们对于生存质量要求的提高，使其预防、诊断及治疗受到广泛关注。近年来，一些研究表明中医药对于血管性痴呆的治疗效果显著，许多医家运用中医理论对血管性痴呆患者实行辨证施治，患者在临床症状、生存质量等方面，取得较理想的改善。本文将从血管性痴呆的中医辨证分型入手，通过辨证施治、专方治疗等，总结治疗进展与疗效，为临床医生们提供参考。

一、中医辨证分型

《黄帝内经》中，最早有相关记载称"脑为髓之海……髓海不足则脑转耳鸣，胫酸眩冒"。王清任曾指出"高年无记性者，脑髓渐空""有瘀血也令人善忘"的观点。《医学心悟》中有"肾虚则智不足"这样的论述。古人的叙述强调了肾虚髓海不充、体内血瘀日久等中医证型可致人近年来关于血管性痴呆的中医辨证分型有许多研究，其中肾虚髓亏、肝肾阴虚、痰蒙清窍、瘀阻清窍、心肝火旺、心脾两虚、气虚血瘀这7种证型被认为是血管性痴呆的最基本证型。中医内科学教材中将痴呆分为髓海不足、脾肾两虚、痰浊蒙窍、瘀血内阻和心肝火旺这5型。谢颖桢等认为最常见的3类证候分别为肝肾精亏、痰瘀内阻，脾肾两虚、痰瘀内阻和肝脾肾虚、痰瘀内阻；根据血管性痴呆的演变过程和动态变化，可将其分为平台期、波动期和下滑期，并提倡采取先分期后分型的方法辨证施治。刘玉等通过分析整理治疗血管性痴呆的方药，总结出其主要证型集中在血瘀、痰浊阻滞、气虚、血虚、阴阳亏虚和肝阳上亢。伍大华分析血管性痴呆虚证中常见的证候类型有肾精亏虚、髓海不足、肝肾不足，实证主要是瘀阻脑络和痰浊蒙窍。石江伟等通过血管性痴呆量表（SDSVD）研究血管性痴呆患者发现，血管性痴呆的病位涉及三焦且多个器官常相兼为病，统计中可见肾精亏虚、痰瘀阻络为最常见的证型。

综上，本文认为髓海不足、脾肾两虚、痰浊蒙窍、瘀血内阻为血管性痴呆的常见证型，而补益脾肾、活血化瘀、化痰通窍为常用治法。

二、"呆病"经典方的辨证施治

辨证施治是中医诊疗过程中应遵循的核心思维。血管性痴呆属中医学"呆病"范畴，以中医内科学教材为参考，取近年来研究报道中发病频率较高的4类证型的辨证施治，分别论述如下。

（一）髓海不足型

作为血管性痴呆辨证分型中虚证的主要证型，其症状主要为智力减退，善忘，思维迟钝，词不达意，伴疲倦，腰膝酸软，头晕耳鸣，面部潮红，舌瘦色淡，苔薄白，脉沉细弱。治法为补肾益髓、填精养神，方选七福饮加减。程玥等研究发现七福饮能显著改善血管性痴呆大鼠的记忆、认知障碍，增加大鼠在水迷宫实验中穿越平台次数及目标象限活动时间（$P < 0.01$）等，认为相关机制可能与其改善胆碱能神经功能、抗氧化和减

少神经细胞凋亡有关。张彦红等采用受试者前后自身对照比较的方法，发现苁蓉总苷胶囊对于本证型患者可起到显著改善其认知功能及生活能力的作用，同时对腰膝酸软、头晕耳鸣等相关中医证候具有显著的治疗作用。

（二）脾肾两虚型

临床上该证型患者除了有记忆力减退的症状外，还表现出神情呆滞，寡言少语，纳呆，口齿不清，伴腰膝酸软，纳差，少气懒言或四肢不温，腹痛喜温喜按，五更泄泻，舌淡白，舌体胖大，苔白，或舌红少苔或无苔，脉沉细，双尺尤甚。治法为补脾健肾、益气生精，方选还少丹加减。吴天晨等以还少丹加减作为治疗组，尼莫地平作为对照组均治疗2个疗程，简易精神状态评价量表（MMSE）前后对比显示治疗组总有效率90.7%，多数患者的症状，经过前后对比均有改善。相反，对照组仅为46.9%，两者有显著性差异（$P < 0.05$）。赵云等研究显示，还少丹治疗脾肾两虚型血管性痴呆能显著改善患者 MMSE 及日常生活能力量表（ADL）评分结果，具有统计学意义，疗效确切。

（三）痰浊蒙窍型

该证型可见智力减退，神情呆滞或喃喃自语，时哭时笑，或沉默无语，呆若木鸡，伴脘腹痞满不适，口多涎沫，纳差，头昏、沉重感，舌淡，苔多白腻，脉滑。治法为豁痰开窍、健脾化浊，方选洗心汤加减。康萍香等研究的治疗组选用洗心汤加减联合奥拉西坦，结果该组患者的 ALD 评分升高、MMSE 评分降低，经对比，差异具有统计学意义（$P < 0.05$），说明治疗组患者的日常生活能力的认知功能皆有改善，研究发现其血脂改善情况同样优于对照组。刘华所选的研究对象为年龄在 65 岁以上的血管性痴呆患者，对照组为依达拉奉注射液，治疗组在此基础上加用洗心汤，经比较，两组治疗前各量表评分无明显差异（$P > 0.05$），经治疗后，治疗组 MMSE、中医智能综合量表评分低于对照组，ADL、脑卒中专门化生活质量表（SS-QOL）评分高于对照组，且差异均具有统计学意义（$P < 0.05$），显示洗心汤可改善本证型老年患者的中医证候及认知功能等。

（四）瘀血内阻型

该证型可见善忘，言语不利，反应迟钝，易心烦急躁伴口唇色暗，肌肤甲错，眼眶晦暗，舌紫暗或有瘀点，脉细涩或结代。治法为活血化瘀、开窍醒脑，方选通窍活血汤加减。该证型血管性痴呆患者除外认知功能障碍的表现，常伴随各种精神行为症状（BPSD）。濮正平等将奥卡西平、通窍活血汤对于瘀血型患者激越行为的治疗效果进行了对比，发现通窍活血汤起效较慢，适合疾病稳定期维持治疗，其不良反应少且认知功能改善作用优于奥卡西平。武宏共观察 40 例瘀血型血管性痴呆患者，其使用通窍活血汤加减治疗总有效率超过 90%，在服药 1 ～ 3 个疗程后，其中 17 例记忆力、认知功能显著改善，23 例痴呆程度未进展，认知功能有所改善，进一步显示通窍活血汤加减治疗该证型血管性痴呆有较好疗效。

三、专方、中成药治疗

近年来，许多医家结合自己的临床经验，基于中医辨证分型，提出了一些创新性的经验方。汤湘江等的研究中实验组（n=40）予补肾活血汤辨证施治，对照组（n=40）予都可喜、尼莫地平，两组血管性痴呆患者 MMSE 及 ADL 评分均升高，且实验组的改善程度均优于对照组（$P < 0.01$），其对血液流变学相应指标同样优于西药对照组，并且未发现任何明显的副作用。邹俊杰等将口服醒智颗粒的患者作为实验组，口服尼膜同为对照组，经过 3 个月的治疗后，两组经比较，中医证候积分、MMSE、ADL、长谷川痴呆量表（HDS）评分均有所改善，醒智颗粒的疗效较尼膜同更优。缪峰等将符合条件的患者随机分为两组，实验组（n=70）予补肾化痰颗粒，对照组（n=70）予都可喜，以研究补肾化痰颗粒对于肾精亏虚、痰浊蒙窍证型的疗效，结果显示补肾化痰颗粒显著改善认知功能、同型半胱氨酸检测（Hcy）水平和血液流变学指标。高虹等的研究中实验组选用参芪益智汤治疗，对照组选用吡拉西坦片，4 周治疗后，两组经对比，其 MMSE、ADL、血管性痴呆的中医辨证量表（SDSVD）积分对轻度疾病患者，实验组的认知及日常活动积分均显著高于对照组。

四、中西药结合疗法

临床上对于疾病治疗，中西药有各自的优缺点，根据患者自身状况与病程进行适时选择、适当运用，有利于提高临床疗效，减少不良反应，降低复发率。古春青等研究的治疗组为奥拉西坦注射液的基础上加用还少丹治疗 VD，对照组单用奥拉西坦注射液，两组痊愈率分别为 69.05% 和 42.50%，有显著性差异（$P < 0.01$）；总有效率分别为 97.62% 和 92.50%，无显著性意义；停药后随访发现，两组复发率经对比有显著统计学意义（$P < 0.01$）。李雪琴等将血管性痴呆患者随机分为两组，对照组（n=30）静滴长春西汀、胞二磷胆碱加上口服尼莫地平片，治疗组（n=30）在对照组基础上再予七福饮加减，两个疗程后，发现治疗组在升高 HDS、MMSE 和降低 ADL 评分方面明显优于对照组。

五、针药结合疗法

除中药疗法外，针灸也是中医疗法的重要组成部分。冯宏伟将脑梗死后血管性痴呆的患者（n=50）分为两组，对照组予尼麦角林片，实验组在此基础上予中药（温胆汤加减）、针灸（取穴：百会、四神聪、悬钟、太溪等）治疗。结果发现针药结合治疗脑梗后血管性痴呆疗效显著，对于智力、生活能力等方面的改善均优于对照组，两组 HDS、ADL、MMSE 评分，经对比具有显著性差异。孙远征等将患者随机分为三组，对照组予都可喜片，针刺组（主穴取百会、神庭、本神，配穴取丰隆等），针药组在针刺基础上加用脑得生丸。统计分析显示三者均有较好疗效，其中针药组和针刺组的 MMSE、ADL、HDS 评分具有统计学差异，针药结合组治疗效果最佳。痴呆患者多以呆傻愚钝为主要表现，是为属性阴的症状特点，然头为诸阳之会，针刺头部穴位可以起到激发阳气、扶正祛邪及醒脑开窍的作用。通过对治疗血管性痴呆的常用穴位总结，也可以发现主穴多以头部穴位为主，上述的诸多现代研究证实了针灸治疗血管性痴呆的疗效，因此针灸尤其是头针被广泛应用于痴呆的治疗且疗效显著。

六、思考与展望

由于近年来脑血管病的发生发展呈不断增长的趋势，血管性痴呆的发病率也随之增加，其所导致的认知功能障碍严重影响了患者日常生活能力与社交能力，降低了患者的生存质量，因此对于这类疾病的临床研究亟待开展。

西医对于该疾病尚缺乏 FDA 批准的治疗药物，目前多使用胆碱酯酶抑制剂、NMDA 受体拮抗剂、钙离子拮抗剂平等缓解症状，且缺少大规模、多中心、随机对照试验。

中医治疗血管性痴呆因其显著疗效、不良反应少，与西药协同使用还具有提高疗效、减少西药副反应、降低复发率等特点，正逐渐受到医家和患者的重视。但笔者认为，大量血管性痴呆的中医辨证分型研究尚缺乏统一分型标准，对于中药、中西药结合、针药结合治疗该病的疗效，缺乏可比性与可重复性。其次，临床观察研究的样本量小，结果缺乏可信度。同时，治疗手段较为单一，对于病程变化中的综合治疗应用研究较少，如中西药结合、针药结合、药物治疗结合饮食、家庭护理等。值得一提的是，血管性痴呆是可防可控的，若在脑卒中发生后能及时干预，对高血压、吸烟、高胆固醇血症和糖尿病等诸多危险因素进行严格把控，便可预防大量的血管性痴呆发生，降低该病的发病率。因此，社会媒体及医疗机构加强对该疾病的宣传普及已经迫在眉睫。

第二节　脑小血管病致认知障碍的中医辨析及脑髓康治疗作用探讨

脑小血管病是与年龄相关的、累及大脑组织损伤的常见的慢性血管疾病，是老年人残疾和认知衰退的主要原因。脑小血管病指由影响大脑穿支小动脉、毛细血管和小静脉，以及由此引起的脑白质和深部灰质病变所导致的临床、认知、影像学及病理表现的综合征。脑小血管病多起病隐匿，早期临床症状往往不典型，易被患者忽视。当病程发展至血管性痴呆时已错过早期治疗时机。临床表现主要为认知减退、步态异常、情绪抑郁、括约肌功能异常等。脑小血管病致认知障碍（CSVCI）发病率逐渐升高，严重影响人类生命健康和病人的生活质量。随着我国人口老龄化，探索有效治疗 CSVCI 的方法具有重要的临床意义。中医药在我国有数千年历史，开展中医中药在脑小血管病防治工作的研究是未来一个重要的研究方向。本文旨在通过文献整理，结合虢周科教授临证心得体会，对 CSVCI 中西医病因、中医病机、脑髓康治疗该病的理论依据进行深入探讨。

一、CSVCI 中西医病因认识

（一）年老体弱

《灵枢·天年》中提到："人五十岁肝气始衰。六十岁心气始衰，苦忧悲，血气懈惰，故好卧……八十岁肺气衰，魄离，故言善误。九十岁肾气焦，四脏经脉空虚。百岁五脏皆虚，神气皆去，形骸独居而终矣。"《医林改错》指出："高年无记性者，脑髓渐空。"中医学主流思想多认为，脑为髓海，元神之府，神机之用，若年老体衰，可导致肾精亏虚，精血内耗，瘀血内停，诸窍失聪而成本病。

何珊等应用流行病学方法对老年期痴呆患者进行中医病因调查发现，高龄是痴呆的高危因素。另有学者用西医学方法调查显示，年龄是散发型脑小血管病所致认知障碍的危险因素，随着年龄增加 CSVD 的发生风险增高。

（二）情志所伤

《针灸大成》指出："忧愁思虑，内动于心，外感于性，或有痰涎灌心窍，七情所感，故有此症。"导致"健忘痴呆""健忘失记"的病因是"用心过度，劳役不已"，阐述了七情过极可导致痴呆的发生。《景岳全书》曰："痴呆证，凡平素无痰，而或以郁结，或以不遂，成以思虑，或以疑惑，或以惊恐，而渐至痴呆，此其逆气在心或肝胆二经，气有不清而然。"

亦表明老年人可因七情不遂而损伤心、脾、肝、胆，导致五脏功能失调，气滞血瘀，脏腑化生的气血不能正常充养于脑而成痴呆。

西医学研究显示，早年抑郁或者早发抑郁症和痴呆发生的风险显著相关。Saira Mirza 等用 10 年时间研究了大型社区的老年群体，结果进一步显示，重复测定抑郁症状所得到的不同抑郁轨迹与不同的痴呆风险及类型相关，且抑郁症状逐渐加重的个体日后罹患痴呆的风险更高。另一研究提示晚年抑郁症与血管性痴呆、阿尔茨海默病的风险具有显著关系，且血管性痴呆的风险远远高于阿尔茨海默病。

抑郁可以通过多种可能机制增加脑血管病风险，如 HPA 轴失调、代谢综合征引起的皮质醇增高、内皮功能损伤和高血压、炎症因子等生物学基础，以及不良行为方式等社会生活方式。而且，抑郁可增加新发心肌梗死和卒中的风险，进而增加血管性认知障碍的风险。

（三）久病耗伤

中医学认为，中风、消渴、眩晕等患病日久，或延误治疗，调理失当，久而伤正，可使五脏之气、血、阴、阳亏损不足，脑髓失养；又因久病入络，脑脉痹阻，脑气与脏气不得相接，进而进展为痴呆。

现代研究表明，脑小血管病致认知障碍与以下疾病相关：静灶性卒中、短暂性脑缺血发作、高血压病、糖尿病等，且吸烟、酗酒、高胆固醇血症、高同型半胱氨酸等亦是疾病发生发展的危险因素。此外，脑淀粉样血管病，伴有皮质下梗死、白质脑病的常染色体显性遗传性脑动脉病（CADASIL），血管炎等亦是 CSVD 的病因。

二、脑小血管病致认知障碍中医病机认识

虢周科教授在长期临床工作实践中，通过对大量 CSVCI 患者的诊治、观察，结合古代医学理论，认为本病是在肾精亏虚、精血内耗的基础上，或七情不遂，或久病、失治、误治，造成痰湿内蕴、瘀血阻窍，久而脑髓失于濡养而成，基本病机为髓海不足，神机失用，致病因素可归纳为"虚""痰""瘀"三方面。

（一）五脏虚衰是 CSVCI 发生的基础

五脏功能失调，精气生化障碍，神明必被所累。如《灵枢·大惑论》云："上气不足，下气有余，肠胃实而心肺虚。虚则营卫留于下，久之不以时上，故善忘也。"《灵枢·五癃津液别》曰："五谷之津液，和合而为膏者，内渗入于骨空，外溢脑髓。"指出上气（心肺）不足，或中焦脾胃受损，化源不足，气血不能上荣，则脑神失养，神明失用。《诸病源候论·多忘候》言："多忘者，心虚也，心主血脉而藏于神。"认为心血虚损可致健忘。张景岳指出本证"有可愈者，有不可愈者，亦在乎胃气元气之强弱，待时而复"。王清任《医林改错》提出了"高年无记性者，脑髓渐空"的病因病机，并主"脑气虚，脑髓小……脑髓中一时无气，不但无灵机，必死一时"，指出这一疾病的病机是年事已高，肾气不足，髓海渐空。张锡纯在《医学衷中参西录》中提出："人之脑髓空者……甚或突然昏厥，知觉运动俱废。"

许多医家认为本病与肾虚关系更为密切。《永类钤方》中云："意舍不清，神官不职或心中热甚，则肾水衰而志不精一，皆能健忘。"说明健忘与肾精不足、心肾不交关系密切。孙思邈在《千金翼方》中指出"人年五十以上阳气日衰……忘前失后"，认为痴呆的病机主要由"肾精竭乏，阳气日衰"导致"心力渐退"。《医方集解》中也提出了痴呆的病位、病因、病机，认为"人之精与志，皆藏于肾，肾精不足则志气衰，不能上通于心，故迷惑善忘也"，指出了肾精亏虚是痴呆发病之根本。清代程国彭的《医学心悟》有云："肾主智，肾虚则智不足……喜忘其前言。"这些都说明智能衰退与脏腑功能虚衰，尤其与肾精不足关系密切。

（二）痰浊蕴积，蒙蔽清窍是 CSVCI 发生的重要因素

《石室秘录》有"痰势最盛、呆气最深"之说，并提出了"治呆无奇法，治痰即治呆也"。张景岳认为"痰迷心窍则遇事多忘"。清代陈士铎《辨证录·呆病门》对其病因、病机分析甚详，指出"痰积于胸中，盘踞于心外，使神明不清，而成呆病矣"。他认为木郁克土、痰浊内积是其主要病因病机，并提出了七福饮、大补元煎、洗心丹、转呆丹等开郁逐痰、

健胃通气、扶正补虚的治疗方药。《医林绳墨》云："有问事不知首尾，做事忽略而不记者，此因痰迷心窍也。"《血证论》曰："有痰沉留于心包，沃塞心窍，以致精神恍惚凡事多不记忆者。"皆指出痴呆的病因与痰密切相关。痰浊上扰清窍，而导致出现听、视、言语障碍，注意力分散，执行功能差，记忆力下降等痴呆相关的症状。这些都说明痰浊和痴呆有着密不可分的关系。

（三）瘀血阻窍，气血凝滞，脑失所养为 CSVCI 发生发展的关键

《黄帝内经》曰："蓄血在上善忘……血并于下，气并于上，乱而善忘。"孙思邈提出："下焦虚寒损，腹中瘀血，令人善忘。"《景岳全书》云："凡心有瘀血，血亦令健忘。"其提出了七情所伤是导致痴呆发生的主要病因，及心气虚、痰瘀阻闭心窍为其病机。王清任提出"凡有瘀血也，令人善忘"，认为该病发生的重要病机是瘀血阻于脑窍，气滞血瘀，脑气与脏气不得相接，而致本病。

CSVCI 患者多伴小便失禁、步态异常表现，此因患者年老体衰、久病正虚，肾气亏虚，膀胱失约，下元不固，不能约摄尿液，故小便失禁。肾阴亏虚，精气暗耗，脏腑功能紊乱，气血阴阳亏虚，以致筋脉失养，故步态异常、行走不稳。

三、脑髓康方治疗 CSVCI 的理论依据

CSVCI 属于中风与呆证合病，为中风病的变证，对该病的治疗应该建立在中风病治疗基础上，重视患者卒中后正气不足、脏腑虚衰、痰瘀胶着的病机特点。虢周科教授在长期治疗脑血管病的临床实践中发现，本病气虚为本，痰瘀为标，气虚、痰浊、瘀血是脑小血管病的致病因素，经过多年的经验积累和总结，拟定脑髓康方（黄芪、葛根、女贞子、天麻、川芎、丹参、墨旱莲、全蝎、山茱萸、桑寄生、远志）治疗本病，疗效显著。方中重用黄芪大补元气为君药，既可健补中焦脾胃功能，又使气旺血行，瘀去络通，使祛瘀而不伤正。女贞子、墨旱莲即二至丸，配山茱萸为补肾之基础方，取"善补阳者，必于阴中求阳，则阳得阴助而生化无穷"

之意，为臣药；肝体阴而用阳，肝阴不足，经脉易挛缩，故方中葛根、桑寄生、白芍、天麻则以养肝血而柔阳筋，同为臣药；远志豁痰开窍启智，为佐使药，丹参、川芎善于活血通路，佐以长于搜风通络之全蝎，则奏通经络化瘀血之效。

根据患者不同发病时期相关兼症，以脑髓康加减治疗，效果更佳。具体加减如下：腰酸腿软较甚，加杜仲、牛膝、枸杞补肾壮腰；痰浊阻滞表现突出者可酌加石菖蒲、法半夏、茯苓化痰开窍；痰热偏盛者，加全瓜蒌、竹茹、浙贝母清化痰热；瘀血阻络明显者加桃仁、红花、鸡血藤等活血化瘀；若兼有动风者，加钩藤、牡蛎以平息内风。

临床上，孔繁鑫等观察脑髓康方联合尤瑞克林注射液对非溶栓急性期脑梗死患者的疗效，发现脑髓康方较传统辨证具有优势。而在动物实验方面，薛红等研究显示脑髓康超早期治疗可明显升高大鼠脑梗死模型脑内超氧化物歧化酶（SOD）水平，降低丙二醛水平，减轻过氧化反应导致的损伤，可降低缺血脑组织含水量，明显减轻脑水肿。

四、结语

脑髓康方治疗血管性认知障碍立足于整体调节，具有调理方药的灵活性和药效的安全性等特点，疗效确切。今后应进行以下两个方面研究以促进其临床推广应用：一方面进行大样本的临床研究验证其疗效；另一方面，从动物试验的角度，探索脑髓康方的作用机制。

第三节　从内生五邪探讨血管性痴呆的病因病机

血管性痴呆属中医"痴呆"的范畴，是一种常见病、多发病、难治性疾病。早在先秦时期就有类似痴呆症状的记载，汉代《华佗神医秘传》最早正式称之为"痴呆"，之后的论述逐渐增多。明代张景岳的《景岳全书·杂病谟》中有"癫狂痴呆"专篇，首次对本病的病因病机和证治有了较为详细的论述，指出本病由郁结、不遂、思虑、惊恐等多种病因积渐而成，临床表现多种多样，并指出本病的病位在心及肝、胆二经，关于预后则认为，本病"有可愈者，有不可愈者，亦在乎为期元气之强弱"的特点。陈士铎的《辨证录》立有"呆病门"，对呆病症状描述甚为详细，认为本病的主要病机在于肝郁乘脾，脾胃衰而痰湿生，积聚于胸中，盘踞于心窍，使神明不清而形成痴呆。本文将着重从内生五邪方面探讨血管性痴呆的病因病机。

"内生五邪"指在疾病发展过程中，由于气血津液和脏腑等生理功能的异常所引起的综合性病机变化，因病起于内，又与外感六淫的临床征象相似，故称"内生五邪"，包括内风、内寒、内湿、内燥、内火（热）五个方面。"内生五邪"的相关论述最早见于《黄帝内经》，多分而论之，"内生五邪"这一名词为五版教材病机中的内容，五版教材将四版教材列入病因一章的内风证、内寒证、内湿证、内燥证、内火（热）证移入病机一章，冠名为"内生五邪"，由此为大家所熟知。

一、肝阳化风，痰瘀阻窍

血管性痴呆的病人多为老年人，易阳亢阴虚，阴不济阳，阳化内风，肝风内动，气、血、痰、瘀随风阳而上，蒙闭心窍，发为血管性痴呆，多为虚实夹杂，精气血亏虚及髓海失养是发病的根本，肝阳亢盛是发生本病的重要环节，肝风内动，气、血、痰、瘀随风阳而上是重要的病理过程。正是基于此，风从内生，主要责之于肝的功能失调，肝主疏泄与藏血功能失司，而与情志思忆密切相关，精血同源，肝血足则髓海充，神魂有所安藏，思维敏捷；疏泄司则气机调畅，情志愉悦。《素问·灵兰秘典论》云："肝者，将军之官，谋虑出焉。"《素问·六节藏象论》云："肝者，罢极之本，魂之所居也。"若年老而肝肾阴精亏少，阴不济阳，阳无所依，虚阳浮越于上，加之调摄失宜，风阳内动，夹痰瘀痹阻于经络脑髓而发为中风，或风痰瘀血蒙蔽心包，痹阻于脑络而发为痴呆。以滋阴息风、活血化痰为法，治以镇肝熄风汤加减。

虢周科

临床学术经验集

二、痰湿内生，上蒙清窍

《素问·经脉别论》云："饮入于胃，游溢精气，上输于脾，脾气散精，上归于肺，通调水道，下输膀胱。水精四布，五经并行，和于四时五脏阴阳，揆度以为常也。"脾为太阴湿土，主运化水液，脾胃为后天之本，脾胃为气机升降枢纽，脾胃强健则水湿运化及时，水湿得化。脾主运化，为后天之本，后天水谷精微及水液的运化输布与脾密切的关系。若脾失健运，则水液运化失常，水湿停聚于内，湿聚成痰，痰浊内生，痰随上逆之气，上扰脑窍，清窍受蒙，而发为痴呆。痰浊阻窍，蒙蔽神明是致"痴呆"的病机所在。《景岳全书》言："痴呆证，凡平素有痰，或以郁结，或以不遂，或以惊恐而渐至。"痴呆多以痰为病理基础，而痰的产生是脏腑功能失调所致的结果。故出现记忆近事、远事遗忘，神情淡漠或寡言少语，神智呆滞或反应迟钝或嗜睡，痰多黏涎，咳痰或呕吐痰涎，头晕，体态臃肿，舌苔腻或滑，舌体胖大多齿痕，脉滑或濡等症状。以豁痰开窍、健脾化痰为法，治以涤痰汤加减。

三、痰火扰神，神明失敛

（一）痰火扰心

脑为髓海，为清阳之腑，凡五脏六腑之精华皆上注于头面，老年患者脾胃运化功能不足，易湿聚成痰，久则化为内火，上扰清窍，阻抑清阳，蒙蔽清窍而发为痴呆，出现痰浊、痰热壅盛或风痰瘀阻的表现，临床表现多以双目呆滞、头昏沉、嗜睡懒动多见，痰多，流涎，口中黏腻不爽，或口臭，心烦，或头痛，头晕，舌强肢麻，大便干结。以豁痰开窍、宁心安神为法，治以黄连温胆汤加减。

（二）五志化火

人到中年，髓减气衰，血滞瘀生，痰浊内留，在上则为血脉不通，在下则为蒙蔽心窍，使脑与心气不相接，心火上扰以致心无所主，神无所依，而成痴呆。老年人髓海失充，加之情志相激，水不涵木，肝郁化火，肝火上炎，扰乱清窍神明而发为痴呆，临床表现为智能减退，记忆力、计算力、定向力、判断力明显减退，急躁易怒，头痛眩晕，心烦失眠，口燥咽干，尿赤便干，舌红苔黄，脉弦数。以清肝泻火、宁心安神为法，治以黄连解毒汤合天麻钩藤饮加减。

（三）阴虚火旺

人至老年，肾精亏虚，髓海失充，神明无主，或肾阴不足，虚火上炎，心肾失交，神明不敛，遂生呆证，临床多表情为呆滞，两目无神，答非所问，行走困难，腰膝酸软，夜尿频多，甚者二便失禁，舌红苔少脉细。以滋阴降火、补肾益智为法，治以知柏地黄丸加减。

（四）寒凝血瘀，阻滞脑窍

"气本属阳，阳气不足，则寒从内生。"《素问·调经论》云："阳虚则外寒，阴虚则内热，阳盛则外热，阴盛则内寒。"《素问·生气通天论》云："人年四十而阳气自半也，起居衰矣。"老年人，阳气多不足，脾肾阳虚，则内寒由生，精血"得寒则凝，得温则行"，精血遇寒则运行不畅，形成瘀血，瘀血与寒互结，寒凝血瘀，精气血不得上乘则致髓减脑消，神机失用，发为痴呆。临床多表现为目光呆滞，表情呆板，沉默寡言，记忆减退，失认失算，口齿含糊，答非所问，腰膝酸软，肌肉萎软无力，食少纳差，气短懒言，流涎，或腹痛喜按，鸡鸣泄泻，四肢不温，舌淡苔白，舌体胖大，脉沉细弱。以温补脾肾、养心益智为法，治以还少丹加减。

（五）燥瘀互结，清窍失养

瘀血内停，阻滞气机，气不布津而致燥，"燥盛则干"，燥与瘀互相影响，则更易致瘀，瘀阻脑窍，阻碍气血津液的正常输布，使清窍不得滋养，而成痴呆。临床多表现为反应迟钝，言语不利，健忘，害怕恐惧，或思维反常，行为古怪，伴有皮肤干燥，肌肤甲错，口干不欲饮，双目呆滞晦暗，舌质暗或有瘀斑，脉细涩。以滋阴润燥、通窍活血为法，治以二至丸合通窍活血汤加减。

以上从内生五邪五个方面论述血管性痴呆的病因病机，而临床上并非为单一的病因病机，多互相夹杂，故临证时应结合临床实际，随证加减。

四、结语

血管性痴呆是指缺血性卒中、出血性卒中和造成记忆、认知和行为等脑区低灌注的脑血管疾病所造成的严重认知功能障碍的临床综合征。65岁以上人群痴呆患病率约为5%，其中血管性痴呆占20%左右，且有逐年上升的趋势。西医学认为血管性痴呆主要为血管性因素，与高血压、高血脂、心脏病、糖尿病、普遍性动脉硬化及脑血管病有关的脑梗死、脑出血、脑静脉病变等有关。临床多表现为记忆力减退、善忘、思考和学习能力变得迟钝、思维混乱等认知功能障碍与相应的神经功能障碍。可突发、阶梯式发展，波动性或慢性病程，有卒中史。目前西医对控制血管性痴呆的病程进展尚无确切的方法和药物。

血管性痴呆属于中医"痴呆"的范畴，其病位在脑，与心、肝、脾、肾有关，病性多以虚为主，以实为标，虚实夹杂。中医药治疗此病由来已久，以整体观念及辨证论治为原则，标本兼治，取得了一定的效果。目前有大量的报道及研究表明中医药在治疗血管性痴呆方面显示出独特的优势，且具有安全性高、毒副作用小等特点，从而使中医药在治疗血管性痴呆方面拥有不错的前景。

第四节 从"先后天之本"
探讨老年性精神疾病的病机及治则

随着社会的进步、医疗水平的显著提高，人类平均寿命不断延长，老年人口比例逐渐增加。人口老龄化的发展，使老年性精神疾病的发病率不断上升，老年性精神疾病严重威胁着老年人的身体健康和生存质量，给患者、患者家属及社会带来了沉重的负担。

老年性精神疾病包括血管性痴呆与阿尔茨海默症患者伴随的精神行为症状（BPSD）以及老年抑郁症等。在各种痴呆类型的各个时段，几乎所有的患者都伴有 BPSD，BPSD 的严重程度通常会随着疾病的发展而加重，同时也随着痴呆的加重与认知功能的损害而日趋严重。冷漠、睡眠障碍、食欲改变以及异常的运动行为在血管性痴呆及阿尔茨海默症所伴随的 BPSD 中更为常见，而躁动与脱抑制则在额颞叶痴呆中更为普遍。老年抑郁与年轻抑郁患者相比，在临床表现上存在许多不同之处，如伴发躯体症状、焦虑、精神运动迟滞的比例更高，执行功能、认知抑制及控制能力更差等。

一、西医学治疗

现有老年性精神疾病的治疗，主要有生物学治疗和心理治疗两种模式。生物学治疗包括药物治疗、光疗、电痉挛治疗等；心理治疗包括人际心理治疗、支持性心理治疗、心理音乐治疗、认知行为治疗等。对于 BPSD 的治疗，尽管包括美国精神医学学会（APA）在内的很多权威机构均建议，将非药物干预作为 BPSD 的一线治疗手段，很多情况下，非药物干预并不能在临床管理及常规护理中得到实施。在没有其他更好选择的情况下，当前抗精神病药仍是治疗 BPSD 的首选，但抗精神病药治疗 BPSD 副作用大、死亡率高、疗效微弱，从风险收益比的角度出发，抗精神病药不应作为一线治疗，而更应该用于一种保底手段。对于治疗老年抑郁，所使用的抗抑郁药种类与年轻患者基本一致，但考虑到老年人代谢速度较慢，在剂量上应加以调整，且老年患者较年轻患者更易产生副作用，尽管现代研究认为选择性 5-HT 再摄取抑制剂（SSRIs）及其他二代抗抑郁药物（SNRI、NaSSA、NDRI 等）为治疗老年抑郁的一线手段，其产生的副作用、老年患者依从性差等问题同样不可忽视。在此背景之下，寻找治疗老年性精神疾病安全可行的办法成为当务之急。

二、中医病因病机

中医学认为，老年性精神疾病属于老年郁病范畴。老年人在生理上具有四大特点，即五脏日衰，易感外邪，易生积滞和易伤七情，因此老年病多因虚致实、虚实夹杂。年迈体弱，五脏日衰，其中以脾、肾两脏之虚为主，《医宗必读·脾为后天之本论》说："故善为医者，必责根本，而本有先天后天之辨。先天之本在肾，肾应北方之水，水为天一之源。后天之本在脾，脾应中宫之土，土为万物之母。"肾为先天之本，肾中之阴阳为五脏阴阳之根本，肾中精气对五脏的功能活动有推动作用，调补肾脏，润养真元，使气血阴阳达到平衡。《素问·上古天真论》中有云："女子七岁，肾气盛，齿更发长；二七天癸至，任脉通，太冲脉盛，月事以时下，故能有子；七七天癸竭，任脉虚，太冲脉衰少，地道不通，故形坏而无子也。""丈夫八岁肾气实，齿更发长；二八肾气盛……八八天癸竭，精少，肾脏衰，形体皆极，则齿发去。"强调了肾气在人生发育过程中的重要作用。随着年岁的增长，肾中所藏先天之精不足，为老年人患病的一个根本因素。脾为后天之本，李东垣《脾胃论》指出："内伤脾胃，百病由生。"宋代医学家陈直认为："脾胃者，五脏之宗也，四脏之气皆禀于脾，故四时皆以胃气为本。"治疗主张"法重脾胃"，认为"高年之人，真气耗竭、五脏衰弱，全仰饮食以资气血"，认为调理脾胃是"养老之大要"。而先后天之本之虚，又易导致痰浊瘀血之实，因而发为郁病。脾气虚弱，水谷精微运化失常，聚而成痰；肾阳不足，水湿可上泛成痰，命门火衰，脾土失之温煦，水湿不化而生痰。老年人脾肾不足，则脾失运化，肾失气化，影响水液运化、输布、吸收、排泄各个环节，致痰湿内生，故在老年病中，多有痰浊之象。痰浊之邪黏滞难祛，极易阻碍气机，使气机升降不畅，气为血之帅，气滞则血运不行，久而导致瘀血内停。西医学研究也表明，瘀血与痰浊在微循环、血液流变学、血液生化及自由基等方面的病理表现极为相似，因而许多学者认为"痰瘀同源"。痰浊与瘀血两邪互为因果，相互影响，瘀血阻滞气机，气不行津，津停为痰；痰浊阻滞气机，气不行血，血停为瘀。痰浊瘀血两邪互结，则会进一步加重气滞，使得气机不畅，肝气不舒，无以条达，则发为郁病。

三、中医治则及临证应用

老年精神性疾病的主要病机为脾肾亏虚，痰瘀阻络。补肾健脾、活血化痰为治疗老年性精神疾病的大法。临床上运用此法治疗老年性精神疾病也取得了一些成效。杨华、王翰等将 60 例 AD 患者纳入观察，疗程为 4 周，均服用活血化痰的通窍活血汤加减（桃仁 12g，红花 9g，赤芍 12g，川芎 9g，麝香 0.5g，制胆南星 12g，石菖蒲 12g，半夏 12g，炒白术 12g，陈皮 9g），治疗前后用痴呆行为量表（BEHAVE-AD）评定精神行为症状，严重障碍量表（SIB）判定患者认知功能，日常生活能力量表（ADL）判定患者日常生活能力，结果表明运用活血化痰法能有效治疗老年性痴呆伴发的精神行为症状，且安全性好；曹琳、张长旭等将 72 例中风后抑郁的患者随机分为治疗组和对照组，治疗组口服解郁通络颗粒，对照组口服黛力新，结果表明活血化瘀、祛痰开窍的解郁通络颗粒治疗痰瘀阻络的中风后抑郁有显著的疗效；孔繁鑫等将 125 例卒中后抑郁持续疼痛患者简单随机分为两组，对照组 60 例使用文拉法辛，治疗组 65 例使用补肾健脾、活血化痰的脑髓康方（黄芪 30g，葛根 20g，女贞子 15g，天麻 10g，川芎 10g，丹参 20g，墨旱莲 15g，全蝎 10g，山茱萸 10g，桑寄生 15g，远志 15g）与脑心通胶囊联合度洛西汀治疗卒中后抑郁，疗效满意，无严重不良反应，值得推广。

四、结语

由此可见，临床上运用补肾健脾、活血化痰为基础疗法治疗血管性痴呆与老年痴呆患者伴随 BPSD，以及老年抑郁等老年性精神疾病取得的疗效显著，可进一步证实老年性精神疾病总的基本病机在于脾肾亏虚，痰瘀内阻。运用补肾健脾、活血化痰法治疗各种老年性精神疾病值得推广运用。

第五节 血管因素对血管性
认知障碍基础中医证候分布的影响研究

血管性认知障碍（vascular cognitive impairment，VCI）是指由脑血管病以及一系列脑血管病的血管危险因素造成的轻至重度认知功能损害（如记忆力、注意力、执行功能、语言等）的一类综合征。其中脑血管病主要是脑梗死和脑出血，血管因素包括高血压、糖尿病及冠心病等不同的危险因素，这些脑血管病和血管因素可以一定程度上反映不同患者先天禀赋、生活习惯等方面的差异，影响着该病的基础证候的分布特征。探讨不同血管因素对血管性认知障碍辨证分型的影响，是充分利用西医学技术成果，研究证候本质、特征及规律的中医药原始创新研究热点。本研究主要探讨不同血管危险因素对血管性认知障碍患者基础证候形成的影响，为提高临床精准辨证提供参考。

一、研究结果

（一）出现的血管因素分布频次情况

本研究的 163 例患者中，高血压（107/65.64%）是其中最常见的血管因素，超过 1/3 的患者有 BMI 超标（67/41.10%）和吸烟（63/38.65%）的血管危险因素。除此之外，饮酒（47/28.83%）、糖尿病（45/27.61%）、高脂血症（34/20.86%）、冠心病（19/11.66%）、高尿酸血症（19/11.66%）的频次由高到低分布。

（二）不同血管因素与基础中医证候的分布特征

8 种血管因素中，合并 BMI 超标这一血管危险因素的患者痰浊阻窍证的比例高于不合并 BMI 超标的患者（$P < 0.05$）；合并有高尿酸血症的患者肾精亏虚证的比例最高，其次为瘀血阻络证，且该证型比例高于无

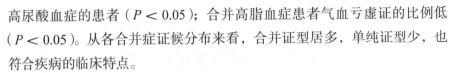

高尿酸血症的患者（$P < 0.05$）；合并高脂血症患者气血亏虚证的比例低（$P < 0.05$）。从各合并症证候分布来看，合并证型居多，单纯证型少，也符合疾病的临床特点。

通过 Logistic 回归分析统计血管因素对基础证候分布的影响，以各血管因素作为自变量，基础证候成立与否作为因变量，同时校正年龄、性别等因素，结果表明，合并 BMI 超标的患者存在痰浊阻窍证的风险较高（OR=2.512，95%CI=1.288，4.900），合并高脂血症的患者存在气血亏虚证的风险较低（OR=0.432，95%CI=0.191，0.976），合并高尿酸血症的患者存在瘀血阻络证的比例高（OR=3.177，95%CI=1.092，9.238）。

二、讨论

符合纳入要求的中医证候类型中，"痰"和"瘀"分别是痰浊阻窍证及瘀血阻络证的证候要素，肾精亏虚证和气血亏虚证都具备"虚"的证候要素。如在本研究中，BMI 超标的血管性认知障碍患者中，符合肾精亏虚证的频率最高（85.07%），其次为痰浊阻窍（55.22%）和气血不足（53.73%），单纯证型少，多为复杂证型。根据统计数据可以看出，纳入的研究病案中具痰浊阻窍证的患者体重指数超标的风险更高，与其他证候相对比具有显著型差异（$P < 0.05$）。中医学认为"肥人多痰湿""百病皆由痰作祟"，若脏腑功能失调，气血津液运化失司，聚而成痰，可致体型肥胖，肥胖在西医学中可对应着体重指数超标，其中"痰"这一证候要素是其关键影响因素。肥胖是代谢综合征重要的临床表现，杨蓓等人的研究结果表示，代谢综合征患者的证候要素以"痰"为主，且痰证与 BMI 指数有密切关系，结果与本研究较为相符。李玲儒认为痰湿体质不完全受体重影响，先天禀赋或是生活习惯均有可能造成痰湿体质。

我们发现，合并有高尿酸血症（hyperuricemia，HUA）的患者中肾精亏虚证（94.74%）与气血亏虚证（63.16%）的比例最高，其次为瘀血阻络证比例高于无高尿酸血症的患者（$P < 0.05$）。考虑本研究合并 HUA 的患者平均年龄（66.37）最高，与该合并症存在肾精亏虚证的比例最高相符。以上研究结果表明 HUA 患者相对比无 HUA 的患者，"瘀"为关键的

致病因素，与 HUA 患者病因病机特点密切相关。HUA 的病因多为饮食劳倦、外感湿邪、情志不调，以致湿毒痰瘀痹阻经络，病性为本虚标实。中医无完全对应 HUA 的病名，朱良春先生曾提出新病名"浊瘀痹"以更贴合 HUA 的病因病机，钱玉中等认为痰浊瘀阻为 HUA 的关键病机，并将其命名为"浊瘀病"以区别于"痛风""痹病"。闫卫红等通过调研发现气虚血瘀挟湿为临床上 HUA 患者的主要中医证候，与本研究结论较为相符。大量研究表明，HUA 为颅内动脉粥样硬化的独立危险因素，且血管内皮细胞损伤和内膜增生、血栓形成、脑神经细胞损伤等改变均与血瘀证相关。结合本研究结果可见，合并 HUA 的血管性认知障碍患者中医证候特点受 HUA 患者体质特点的影响。

本研究提示临床上对该病患者辨证施治时，还可关注其合并的血管危险因素，有助于把握病机发展以及证型规律，为精准辨证提供有意义的参考信息。同时，本研究也存在不足之处，首先纳入病案大多为深圳地区的血管性认知障碍患者，其次纳入的证候类型不够全面。若能同时将无血管性认知障碍的患者纳入研究，并增加中医证候类型，或许能更好地揭示不同血管因素对血管性认知障碍患者证候要素的影响，考虑本研究结果的局限性，仍需要进一步研究。

第六节　血管性认知障碍患者痰、瘀、虚型中医证候与认知功能损害的相关性研究

血管性认知障碍（vascular cognitive impairment，VCI）是指各种血管因素导致的复杂注意、执行功能、语言、记忆等损害的认知综合征，是老年人中常见的认知损害类型。尽管阿尔茨海默病仍是老年人认知功能损害的最主要原因，由血管疾病（亚临床脑损伤、无症状脑梗死和临床明显中风等）所致的血管性认知功能损害同样也不容忽视。目前尚无公认的治疗 VCI 的有效方法，但 VCI 作为一种可早期预防的疾病，近年来越来越受到人们的广泛重视。在以往的大量研究中发现，中医药对于预防 VCI 患者的疾病发展、治疗临床症状、提高患者生活质量、减轻社会负担可能有一定

作用。而目前关于 VCI 的中医药研究多数为临床经验总结，对于 VCI 患者认知功能与中医证候的关系报道较少。本文研究 VCI 患者痰、瘀、虚型中医证候特点与其认知功能损害的关系，以期为 VCI 患者中医证候的整体把握及微观辨证论治提供客观的参考指标。

符合病案纳入标准并能配合完成神经心理学量表评价和中医证候量表评价的患者共 163 例。其中男 92 例，女 71 例，平均年龄（63.54±8.83）岁；中医证候辨证分型为肾精亏虚者 144 例，痰浊阻窍者 70 例，瘀血阻络者 43 例，气血两虚者 90 例。分析结果显示，各组之间年龄构成、性别比例、受教育年限差异无显著性意义（$P > 0.05$）。

肾精亏虚证型中，注意亚域得分为 3.78±1.51，差异具有统计学意义（$P < 0.05$）；瘀血阻络证型中，抽象亚域得分为 0.87±0.73，差异具有统计学意义（$P < 0.05$），延迟回忆亚域得分 0.67±1.08，差异具有统计学意义（$P < 0.01$）。

经 Pearson 相关性发现，MoCA 总分与中医证候总分呈负相关（$r = -0.157$，$P < 0.05$）。其中，注意亚域及延迟回忆亚域得分与中医证候总分呈负相关（$r = -0.184$，$r = -0.166$，$P < 0.05$）；肾精亏虚证得分与注意及延迟回忆亚域得分呈负相关（$r = -0.163$，$r = -0.162$，$P < 0.05$）；瘀血阻络证得分与执行及延迟回忆亚域得分呈负相关（$r = -0.166$，$r = -0.182$，$P < 0.05$），证候得分与命名、语言、抽象、定向亚域无明显相关性。

血管性认知障碍主要是指由脑血管危险因素相关的各种脑血管病引起的从轻度认知障碍到痴呆的临床综合征，以记忆和两个或以上其他认知领域（定向、注意力、语言、视空间功能、执行功能、运动控制和实践）损害表现的为特征，一般通过临床症状检查和神经心理测试证实。中医证候因素被认为与 VCI 的发病密切相关，以往研究表明，VCI 患者的神经心理学成绩与中医证候积分呈显著负相关。其中，与肾精亏虚、痰浊证、血瘀证、腑滞证、热毒证相关性较高，其中肾虚、痰浊、瘀血被认为是影响 VCI 患者认知功能评分的最重要中医证候因素，因此本研究着重探索 VCI 患者"痰、瘀、虚"型中医证候与认知损害的相关性。MoCA 量表作为对认知损害快速筛查的量表，具有高灵敏度、特异度、阳性预测值、阴性预测值和分类精度的特点。本研究以 MoCA 量表得分作为反映 VCI 患者认知功能状态的评价标准，以准确反映患者认知功能损害水平，提高研究结果的可信度。

本研究发现，MoCA 总分与中医证候总分存在相关性，结果显示 VCI 患者中医证候总分与 MoCA 总分呈负相关，说明中医证候积分越高，MoCA 评分越低，认知功能损害越严重，其中，注意及延迟回忆亚域损害与中医证候积分关系密切。中医整体观念认为，人体是一个有机的整体，其在病理上相互影响，局部病变引起整体病理变化，局部证候与整体证候变化相统一，在临床诊断疾病时需要把握全身证候特点来宏观解释疾病。中医证候总分反映的是人体整体的状态，是全身症状的总负担，既包括中医临床症状，如头晕、头痛、耳鸣、神疲乏力、心烦、自汗、盗汗、睡眠、饮食、二便状况，又包括面色、形体、舌象、脉象等体征，证候总积分反映的是人的周身症状负担的总和；MoCA 总分是对患者执行、命名、注意、语言、抽象、延迟回忆、定向力的总体反映，集中反映了 VCI 患者认知功能损害的程度。本研究结果显示，VCI 患者中医证候与认知功能损害密切相关，可见 VCI 患者不仅存在局部的认知功能损害，还有全身中医证候的整体表现。VCI 患者认知功能下降等局部行为功能改变与患者整体中医证候密切相关，从不同维度反映患者局部与整体的关系，是中医基础理论"整体观念"的一个体现。提示我们在临床防治 VCI 时应积极治疗中医证候因素，调整及治疗 VCI 患者的中医证候，此举可能对 VCI 患者的认知功能损害有一定的治疗作用，同时也为 VCI 临床表现不明显而西医已确诊为 VCI 的中医诊疗提供依据。

本研究将中医证候积分与 MoCA 亚域得分做相关性分析，结果发现，与肾精亏虚证得分相关的是注意及延迟回忆亚域；与瘀血阻络得分相关的是执行及延迟回忆亚域，而证候得分与命名、语言、抽象、定向亚域无明显相关性。中医文献中虽没有直接有关"血管性认知障碍"的记载，但根据其临床表现我们可以将其归为中医学中"痴呆""呆病""文痴""健忘"等范畴。本病病位在脑，与肾、脾、心、肝均有关，其中与肾关系最为密切，《备急千金要方·养性》中指出痴呆发病与"肾精竭乏，阳气日衰"有关，《医方集解》中载"肾精不足……不能上通于心，故迷惑善忘也"。肾为先天之本，肾中所藏之精生髓充于脑，肾精充，则髓海盈，故头脑精明而有记性；肾精竭，则髓海失盈，故头脑迟愚而善忘。老年人肾虚髓空，脑髓不充，则记性变差，智力减退，反应迟钝，思维迟缓，日久而成痴呆。王清任《医林改错》认为"高年无记性者，脑髓渐空"。注意力减退是指不能集中精力把所接触的事物信息接收进来，是呆病的表现之一；延迟回忆能力下降是记忆力减退的重要表现，是认知功能损害的主要特征之一。本研究发现，肾虚精亏证候得分随注意力及延迟回忆亚域得分的降低而升高，此外，在肾精亏虚证候中，注意亚域积分具有显著差异。由此可见，MoCA测评"注意亚域"及"延迟回忆亚域"对于反映VCI患者肾精亏虚证候变化较为敏感，这一结果对于在临床上指导VCI注意亚域的中医辨证论治有着重要意义。

瘀血在痴呆的发病过程中作用显著。西医学认为，血管性认知障碍与血管损伤相关，中医角度可解释为瘀血阻于脑窍，脑失清明，神机失用，则发为痴呆。瘀血指离经之血积于体内，或血运不畅，阻滞于经脉或瘀积于脏腑组织，瘀血阻窍，络脉流通灌注不足，神机运转不利即可引发认知功能障碍。中医古籍中也不乏有关瘀血导致痴呆的记载。《血证论》载："血在上则浊蔽而不明矣。"《伤寒指掌》云："瘀血是病根，喜忘是病情，此阳明未病前症，夫心为血之主，瘀血与热蓄积既久，上干于心，故令喜忘。"由此不难看出痴呆的发病与瘀血阻络关系密切。额颞叶执行功能障碍被认为是VCI最为显著的特点，本研究结果揭示，瘀血阻络主要影响了VCI患者执行亚域得分，说明瘀血阻络和VCI患者的执行功能下降可能有关，这一结果对于指导以执行功能障碍为主要表现的VCI患者临床诊疗有着重要意义。同时本研究也显示，在瘀血阻络证候中，抽象及延迟回忆亚域积分具有显著差异，此发现可为更加精准地进行VCI的中医辨证提供新思路。

肾虚与瘀血发病密切相关，先天之本之虚易导致瘀血之实。一方面，肾中精气为气化之源，由于年老体虚，肾精不充，气化不行，无力推动血液正常运行，故生瘀血，王清任在《医林改错》中指出："元气既虚，必不能达于血管，血管无气，必停留而为瘀。"另一方面，老年人易生肾阳虚，肾阳衰惫，温煦失职，肾中阳气无以温煦，血脉失于温煦以致血行凝滞，寒凝血脉，停而为瘀，《素问·病机气宜保命集》也云："五十岁至七十岁……血气凝泣。"本研究发现，肾精亏虚与瘀血阻络证均影响VCI患者延迟回忆亚域得分，由此可见，肾虚与瘀血二者发病关系密切，且肾虚瘀血主要影响患者延迟回忆功能。《血证论》中又云："凡心有瘀血，亦令健忘……浊蔽而不明矣。凡失血家猝得健忘者，每有瘀血。"《类证治裁》中有云："若血瘀于内，而喜忘如狂。"瘀血阻于脑络，能使人记忆力下降，影响人的延迟回忆功能，医生在临床上适当使用补肾活血法防治 VCI 可能获得满意疗效。此外，痰浊在本研究中显示与 VCI 患者认知损害关系并不显著，这与以往学者的研究结果有所区别，这提示中医证候特征可能与地域较为局限及样本含量较少等因素有关，值得进一步深入探究，在以后的研究中可适当扩大病案收集区域，增加样本量，以期获得更为满意的研究结果。

第七节　皮层下脑小血管病性认知障碍证候分型与影像表型负荷、抑郁严重程度的相关性研究

血管性认知障碍（vascular cognitive impairment，VCI）是指各种血管因素导致的复杂注意、执行功能、语言、记忆等损害的认知综合征，是老年人中常见的认知损害类型。随着近些年来高场强磁共振的广泛应用，皮层下缺血性小血管性认知障碍受到研究者的关注，脑小血管影像总负荷是从整体上反映患者脑小血管病的全局负担的新型评价指标。证候是中医学对疾病认识、临床诊疗和疗效判定的核心基础，是对疾病过程中所处一定（当前）阶段的病位、病因、病性以及病势等所做的病理性概括。结合西医学技术研究证候的本质、特征及规律是中医药创新的研究热点，本研究结合高场强磁共振生物学靶标和神经心理测评探讨皮层下缺血性小血管性认知障碍的中医证候特征，为中西医结合评估认知障碍提供重要的依据。

我们的研究结果显示，肾精亏虚、痰浊阻络为皮层下缺血性小血管性认知障碍的主要基础证候，提示肾虚、痰浊是本病的主要病机，这与张綦慧、田金洲等研究结果相符，也符合中医对"痴呆"的病机认识。肾为先天之本，与脑的关系密切。肾主藏精，精生髓，髓通于脑，脑为髓之海，脑髓有赖于肾精的不断化生，从而达到府精神明之用。肾中精气充足，则脑髓化生有源，主司认知、情感功能正常。"肾不生，则髓不能满"，随着年龄增加，"八八天癸竭，精少，肾藏衰"，肾精逐渐亏虚，此为认知障碍出现的先天之内因。脑小血管疾病多因后天或饮食不节，脾失健运，气化

失司；或情志不遂，肝气横逆犯脾，均致脏腑功能失调，脾失健运，津液不化，痰湿内生，在肾精亏虚的病理改变下，促使痰浊蒙闭清窍，脑神被扰，从而加重了认知受损的症状。在西医学上，脑小血管疾病多受高血压、糖尿病等慢性疾病影响，病程迁延，多无急性的卒中症状，此与血瘀证候为主的卒中后认知障碍有所区别，与本研究结果相符。

与纯实证相比，虚实夹杂证候具有更长的病程，但认知损害程度却相对较轻，与此同时肾精亏虚、痰浊阻络证具有更高的抑郁严重程度，而肾精亏虚、痰浊阻络证和气血不足、瘀血阻络证具有更严重的小血管病影像负荷，意味着其白质高信号面积及腔梗、微出血病灶数量受损更重。随着高场强磁共振技术的应用，脑白质高信号及腔梗等脑小血管病表现与抑郁、淡漠等情感症状的关系越来越引起人们的重视。本研究引入最新的脑小血管病负荷评分系统，旨在从 cSVD 整体负荷的角度探讨 cSVD 严重程度与认知、情感等临床症状发生的相关性，避免了以往研究仅关注的单一 cSVD 影像学表现的局限性，也符合中医药"整体观念"的学术范式。目前该评分系统在小血管病与认知的研究有效性和适用性已经得到了验证。国内杜娟等利用该评分系统研究发现，急性缺血性脑卒中 cSVD 负荷严重程度与患者 3 个月后卒中后抑郁密切相关，为本研究提供可行性依据。

我们的研究结果显示，肾精亏虚、痰浊阻络证型具有相对更长的病程，更高的小血管病影像负荷，但认知受损程度较轻，且具有更严重的抑郁症状。说明肾精亏虚、痰浊阻络证的血管性认知障碍患者临床症状更具隐匿性，临床上对此类患者应同时关注其认知损害和情感症状。多因素 Logistic 回归分析也证实 cSVD 影像负荷积分对肾精亏虚、痰浊阻络证型具有最大的预测价值，且独立于认知受损程度及病程而存在，提示"肾虚""痰浊"等虚实夹杂的病理因素可能是小血管病性皮层 – 皮层下通路损害的共同病机，基于整体评估的 cSVD 影像负荷积分对此类疾病的中医证候分型应用价值值得临床关注。

综上，皮层下脑小血管病性认知障碍的病性多为虚实夹杂，"肾虚""痰浊"为主要病理因素时应同时关注其认知损害及情感症状，脑小血管影像总体负荷对血管性认知障碍患者肾精亏虚、痰浊阻络证具有独立的预测价值，其临床应用值得进一步深入研究。

中篇　"心"的创新与发展

第四章　中医心理学术思辨

第一节　历代文化名人养生学
观点在脑病与心理病科应用的探讨

养生学是一门中国传统医学的独特学科，是在中医理论指导下，研究人类生命规律，阐述增强体质、预防疾病，从而达到延年益寿的效果的学科。所谓养生，就是保养生命的意思。最早的中医专著——《黄帝内经》中就已经在养生理论、具体方法上有详细的记载，经过后世医家不断完善，中医养生学俨然成为与中医内科学等临床学科平行，并且同等重要的一门学科。从西医学的角度而言，中医养生学不但涵盖了部分西医临床医学的内容，在预防医学、康复医学、医学心理学、行为医学、运动医学等多个领域均有所涉及，是一门真正意义上的交叉学科。该学科最大的优势是病患在医生的建议或指导下可以根据自身情况，开展多种措施，可以未病先防、既病防变、瘥后调理，既配合了医生的治疗，又能使病患作为整个医疗活动的重要角色，主动参与其中，切实提高了临床疗效。

诚然，很多中医专家对养生颇有研究，然而在历史的长河中，很多文化名人对养生学也有独到的认识，这其中有中国传统三教（道、儒、佛）根据其秉承的理念对养生学提出很多有建设性的想法和建议，也有很多文人、学者结合自身生活体验，提出了养生独到的见解，将这些名人的养生观点进行归纳总结，对中医临床应用养生学指导病患自我保健有很大的借鉴价值。

一、古代名人的养生之道

（一）曹操

曹操是三国时期的重要人物。他认为，只有很好地保养身体，才能在与朝廷以及刘备、孙权势力的对抗中立于不败之地，因此他积累了大量的养生经验。在饮食方面，曹操平时喜欢喝粥，他常用辽东的红高粱作粥的底料。曹操每当半夜身体稍有不舒服的时候，便等到天亮喝热粥取汗，汗出以后，再服当归汤。此外曹操很注重心理调节。他十分善于以自我宽慰的方式驱散政治军事斗争带来的烦恼和沮丧，善于用对明天胜利的期待忘掉昨天失败的痛苦。此外，曹操还特别注意通过休闲娱乐的方式来调节紧张情绪。尽管军政事务繁杂，他还是会忙里偷闲，咏诗作赋，研习书法，欣赏歌舞，下棋，踢球，击剑，射猎，这些活动都有助于身心健康。

（二）苏东坡

苏东坡善于利用各种食材的不同习性，取得延年益寿的效果。苏东坡寄情山水的情怀，也是疏解压力的重要方式，是他养生的另一个妙法。每一次被贬谪，他就被迫到一个新地方去。但无论到哪里，他总是能给自己找到快乐，因为他可以到处游玩，享受江山风月。他还把自己的游迹写进了文章里，并流传千古。其实浏览山水的过程，也就是步行锻炼、登山涉河的过程。这既可锻炼身体，又能怡情养性。苏东坡的清净安命养生之道，在其中年以后的生活中占有重要地位。苏东坡还提倡书法养生。在他看来，书法不仅可以调节精神情绪，本身也是一种肢体锻炼。练书法时要求凝神静气，力透纸背，执笔人其实是在纸上做着各种肢体运动。尽管这种运动很舒缓，但效果却十分明显，而且适合人们长期练习。

（三）白居易

白居易生来体弱，但极重保养，故能在当时的社会长寿至 75 岁。其养生方法多种多样，游览山水便是其中之一。这作为一项能陶冶性情、锻炼身体的健身活动，又有心旷神怡、舒坦心境、清新耳目、养性移情、壮健筋骨之良效。他还深谙凝视清心、远眺明目之理，"看山尽日坐，枕帙移时睡"。这种静中有动的卧游可以去忧安神。除最基本的杂食、运动等养身方式外，晚年白居易还好道喜禅、修定聚气。白居易还强调要豁达乐观，善于自解，切忌忧愁郁闷，并坚决反对以求生为目的的服石炼丹。

（四）曾国藩

曾国藩有六大养生观，即"君逸臣劳""惩忿窒欲""不药为药""勤寿逸亡""食眠得法""矢不间断"。"君逸"即是养心，意即清心寡欲，胸怀坦荡。曾国藩所说的"臣劳"即是肢体常动，经常锻炼，才能保持健康。"君逸"是"静养"，"臣劳"是"动养"。"养生之道，莫大于'惩忿窒欲，少食多勤'。""惩忿"意即少生气；"窒欲"意即多节俭。这句话的意思是：体质强壮者就好像富人，因戒奢侈而更加富有；体弱者如穷人，因节俭啬啬而自我保全。他认为，"养生以少恼怒为本"，经常生气对健康影响很大。

曾国藩受家庭熏陶，反对动辄用丹药治疗，他认为"治身当以'不药'二字为药"。人若高寿，必须做到经常有事做。整天无所事事，游手好闲，必然短寿。因此，他一生心力劳苦，踏实做事。他觉得，吃饭睡觉虽是小事，但对身心健康的影响很大，"养生之道，当于'食眠'二字悉心体验。食即平日饭菜，但食之甘美，即胜于珍药也。眠亦不在多寝，但实得神凝梦甜，即片刻亦足摄生矣"。可见曾国藩对饮食睡眠是多么重视。曾国藩同时很注重体育锻炼，他认为强健筋骨是养生的常态之法。

（五）蒲松龄

清代著名文人蒲松龄擅长养生保健，他主张"恒老而知逸"，认为"以老为福，以逸为祸也"。他配制了一种"蜜饯菊桑茶"，成分有蜂蜜、菊花、桑叶等，具有祛暑、清热、消积、通血脉、健心脾的功效，喝过此茶的人都认为其是健身壮体的上品茶。而为了制作这种药茶，蒲松龄还在自己家的旁边开辟了一块药圃，每天种菊栽桑，甚至还养蜂，不但增加了运动量，还陶冶了性情，心情也变得十分舒畅。蒲松龄还十分注重运动保健，他每天都要闻鸡起舞，到"石隐园"的松柏林中呼吸新鲜空气，先练一遍"五禽戏"，再分开马步，半抬双臂，瞑目静站，练一会儿静功，最后，把"蛙鸣石"举上几十下，每每感到周身汗津津才住手。

（六）李渔

李渔是明末清初文学家、戏曲家、戏曲理论家、美学家。他提出了"心和则百体皆和"，养生需遵循事物变化发展的规律，依据四时变化分别处之——顺时而为、顺势而为、顺心而为、顺性而为的养生观点。

二、近现代名人养生之道

（一）袁伟时

袁伟时先生是我国著名的中国近代史专家，他将心态平和列为养生之首。人不可能不遭遇困难、挫折和压力。如何应对呢？虚静，坚守良知，学术自信，三者相加就是最好的抗压墙和智慧催化剂。袁老先生注重饮食健康，"一直坚持四不（不抽烟，不喝酒，不吃内脏和动物脂肪，不吃辣），五多（青菜、水果、鱼、脱脂奶、杂粮多），不吃高胆固醇、高脂肪的东西，青菜水果和鱼吃得很多"。袁老先生另一项养生方法即生活作息规律。另外，他还坚持早晚各做两次广播操以活动筋骨。

（二）马万祺

著名社会活动家马万祺先生把早睡早起列为养生之道的第一条。马先生是个热爱运动的老人。他常做的运动是打太极拳和散步。高雅的兴趣爱好伴随了马先生的一生。他自幼爱好文学，尤其爱好传统诗词。

（三）于右任

民国元老、著名书法家于右任，自诉其养生之道是家中客厅墙上高悬的字画。这是一幅写意的莲花图，上面有一副对联"不思八九，常想一二。横批：如意"。所谓"不思八九，常想一二"，这是要学会理解、学会宽容、学会感恩，释放我们的负面情绪，让心境变得平和成熟，变得淡泊宁静，坦然面对自己的失败，平静看待命运的不公，不抱怨生活，不苛求社会，以恕己之心恕人，以律人之心律己。

（四）其他名人

国学大师饶宗颐认为"养生重在修心"，中国著名的服装设计师包昌法提出"兴趣是最好的养生之道"，著名现代美学家朱光潜自我总结的养生之道有以下几方面——散步、锻炼、爱好、乐观。

总结上述这些名人的养生观点、方法，我们不难看出主要有以下几方面：①良好、平和的心态。②乐观、豁达的情绪，并且能在负性事件的干扰中自我调节。③生活作息规律。④注意饮食宜忌，根据不同情况选择合适食材。⑤体育锻炼，以汗出津津为宜。⑥培养一门兴趣、爱好。

虢周科教授所在的科室——深圳市中医院脑病与心理病科，是国家中医药管理局重点专科建设单位，在利用中医手段诊治中医脑病、中医心理疾病方面具有一定的优势和特色。我科主要诊治的病种多样，如中医脑病主要诊治的病种有中风、眩晕、头痛、痴呆、痫病等，中医心理病主要诊治的病种有郁病、癫病、狂病等。我们总结发现，这些病患在患病之前就有许多养生方面不足的地方，如心态急躁，抑郁，缺乏锻炼，生活、饮食不规律，滥服药物等，这些都是养生的禁忌，病前养生知识缺失，点滴的身体损害积少成多，进而导致发病。发病来院用药缓解后，仍不能有效摄生保健，造成身体更差，结果无非是病程绵延不愈，反复发作，从而导致生活质量明显变差，因此对这些病患及其家属进行养生学指导，非常有建设意义。

但是面临的实际情况却是，这些病患及其家属并不具有中医养生学的基础，同时临床医生并没有充足的时间进行全面、充分、透彻的讲解、指导，如果机械套用一些方法，并不能起到有效防病、治病的功用，反而有时会耽误治疗时机。因此在临床接诊此类病患时，灵活运用上述总结的名人养生方法，同时结合中医脑病、中医心理病专业性以及疾病特点，充分发挥中医养生学在两大类疾病诊治过程中的作用，可以切实提高临床疗效以及患者的满意度。例如对于抑郁、焦虑的患者，在使用中西医药物治疗情绪障碍的同时，鼓励其进行适当体育锻炼以转移注意力，同时提高身体素质，嘱其培养一门兴趣爱好以陶冶情操，在病情逐渐平稳后，建议这些患者从第三者角度重新审视自己以往的行为、情绪，学会在负性事件中调整自我心态，逐渐达到治愈疾病的目的。再例如，对于缺血性卒中的患者，首先要告知其建立治疗疾病的信心，无须因为患病而自怨自艾、放弃治疗，因为身体患病的残障可以通过规律的康复训练逐渐得到功能上的恢复，同时需要学习一部分日常饮食的宜忌，以配合药物的治疗。

综上所述，中医脑病科、中医心理科在运用中医养生学的观点、方法来指导临床工作方面有巨大的潜力，结合病患实际情况，运用名人养生观点进行病患健康指导也不失一种"接地气"的有益尝试。

第二节　中医认识情志病的历史基础

中医心理学在其漫长的形成演变、发展完善的过程中，诸多医家流派均做出了重要的贡献。《黄帝内经》可谓是最早涉及心理学内容的中医学专著，其中所涉及的心理学、医学心理学思想内容的表述达192篇。其中，《素问·灵兰秘典论》"心者，君主之官，神明出焉"及《素问·八正神明论》"神乎神，耳不闻，目明，心开而志先，慧然独悟，口弗能言，俱视独见，适若昏，昭然独明，若风吹云，故曰神"明确把人的心理活动称之为"心"或"神"。《灵枢·本神》云："故生之来谓之精，两精相搏谓之神，随神往来者谓之魂，并精而出入者谓之魄，所以任物者谓之心，心有所忆谓之意，意之所存谓之志，因志而存变谓之思，因思而远慕谓之虑，因虑而处物谓之智。"这表述了人的认知过程和意志过程，可谓《黄帝内经》心理学思想的纲领。而在《灵枢·本神》中"肝藏血，血舍魂。肝气虚则恐，实则怒。脾藏营，营舍意。脾气虚则四肢不用，五脏不安；实则腹胀，经溲不利"，《灵枢·百病始生》中"喜怒不节则伤脏，脏伤则病起于阴也"，及《素问·举痛论》"怒则气上，喜则气缓，悲则气消，恐则气下，寒则气收，炅则气泄，劳则气耗，思则气结"等条文，则表述了情志变化与发病的关系。另外，对于疾病的诊治，《黄帝内经》中则有

"神有余则笑不休，神不足则悲""二阳一阴发病，主惊骇、背痛、善噫、善欠""凡欲诊病者，必问饮食居处，暴乐暴苦，始乐后苦"等条文，阐述了运用心理学进行诊断的方法。《黄帝内经》对中医心理学理论之论述涉猎广而细致，对心理因素与人体生理病理的关系，情志与发病的关系及心理学在疾病诊断、治疗等做出了一系列精深的宝贵总结，奠定了中国古代医学心理学的理论。

隋唐时期，许多卓越的医家在中医心理学的理论与治疗实践方面都做出过贡献。巢元方著《诸病源候论》，其中对心神疾病也做了详细研究，论及的心神疾病多达四五十种。

唐代的孙思邈在临证过程中也很重视心理治疗的作用。他认为，无论是医生还是病人，都要对疾病抱有积极乐观的态度，相信形体有可愈之疾，天地有可消之灾，而不要在疾病面前消极悲观，拱手待毙。他在临证过程中详细分析及总结了病人的心理特点：①急于求成。病人往往盼望疾病早日痊愈，服了几副药，疗程未满，就另寻他医。②乱用药物。病人往往不顾自己身体的特点，看见别人用某种药物有良效，"见彼得力，我便服之"，往往弄巧成拙，反而贻误了病情。③不遵医嘱。病人往往只注意药物的作用，忽视全面调理，对医生的嘱咐"口顺心违"，不受医教。④易受暗示。病人往往容易受到别人的暗示，犹豫不定，延误治疗。对此孙思邈要求病人"勿取外人言议，自贻忧悔"，尤其要提防那种"不经一事，未读一方，自聘了了，诈诈明明"，以纷纭谬说破坏病人心意的人。他非常强调医生在为病人进行药物和心理治疗时的态度，认为医生的心理品质或职业道德在治疗中起着举足轻重的作用。

在宋代，中医的"七情学说"达到了成熟与定型的阶段。南宋的陈无择著《三因极一病证方论》，汲取了张仲景等前辈医家关于病因病机学说的精髓，将致病因素的"内因、外因、不内外因"中的内因归纳为七情，即"喜怒忧思悲恐惊"。这对中医心理学思想的发展是个重要的贡献。在对"七情"做了界定的基础上，陈无择指出了七情所致的各种病症，并认为七情过激可以破坏脏腑正常的升降气化功能，导致疾病的发生。金元时期中医心理学思想以金元四大家为代表，在理论上七情学说日益成熟，心理病机深入阐发，在实践上心理治疗广泛应用，进入了我国中医心理学史上的高峰时期。

明清时期中医心理学发展体现在对于脑的认识有了很大的进步。明代的李时珍在《本草纲目》中有"脑为元神之府"的提法。清代王清任在其所著《医林改错》中，提出"灵机记性不在心在脑"的观点，并指出脑与各感官之间的联系及脑髓生长与智能发展的关系，结合临床论述了脑的生理、病理与心理障碍的关系。在明清时期，出现了大量涉及中医心理学的文献。《名医类案》专列"郁"案，收集前人治疗郁证的医案9例，有4例是以心理治疗为主。著名医家傅青主认为妇女以情志病为多，尤其是在妇女"七七"左右的更年期阶段，情志致病更为多见。陈士铎著《石室秘录》中，提出了许多颇具匠心的心理疗法，如"意治法""神治法""劳治法""逸治法"等。此外，在叶天士医案、《医宗金鉴》、《沈氏尊生书》等医书中，也收集了不少情志病心理治疗验案。

近现代的中医心理学更是取得了飞速的发展，并在1980年首次提出了中医心理学的概念。此后召开了多次国内外中医心理学学术研讨会，出版了一批中医心理学专著，如《中医心理学》（教材）、《实用中医心理学》、《中医心理治疗》等。

除此之外，中医心理学更是被广泛地应用在临床各科，如在妇科病人中，如月经失调、痛经，还有梅核气、癥病、更年期综合征等妇科疾病，大都属非器质病变，多与情志抑郁、肝气郁结有密切关系。在心理因素未排除之前，单靠药物治疗效果不好。而通过心理治疗即说理、暗示等，加上适当的药物、针灸等，可取得显著的疗效。在外科疾病中，瘿瘤、乳痈、蛇串疮、岩（恶性肿瘤）等疾病的发生，均与情志有关，在治疗上除了予以相应的治法外，强调病人情绪稳定、乐观，医生须采取各种情志调节方法，如疏导法、移情法、情志相胜法等，以助疏理气血，提高病人本身抗邪抗病的能力，促使疾病的好转及痊愈，或提高生存质量，延长生命。老年病人采用药物加心理疗法治疗，取得明显疗效，一般认为医护人员结合西医学知识和病人的个体情况，运用心理医学，协助老年病患者遵从自然和生理规律，不断调节自己的生活习惯、情绪状态，讲究心理卫生，以适应变化了的生理、心理状态，做到饮食有节，适度锻炼，起居规律，劳逸结合，能够使老年病人保持心身健康，延年益寿。

中医心理学作为一门新的学科，逐渐受到人们的普遍关注。既往的中医心理学研究，主要体现在文献研究、理论研究、临床研究方面，取得了一定的成绩，并逐步形成了中医心理学的框架。在今后的研究工作中，特别应加强临床研究方面，并不断吸取现代科学内容，多向发展，多向渗透，多向吸收，大胆将其他学科的最新知识用于中医心理学，建立中医心理学的实验室，发展中医心理学的技术试验，建立自己的研究基地，不断提高中医心理学的科研水平，并将研究成果应用于临床，从而更好地为人民群众服务。

第三节　中医关于抑郁症的辨证论治探讨

一、概述

随着社会经济的不断发展，抑郁症成为疾病谱中的一种常见疾病，在一般人口中，大约有 50% 的女性在其一生中经历过抑郁症，男性中约有 10% 经历过抑郁症，该疾病发病率与抑郁症的患病率将会越来越高，特别在城市人群中有明显上升，应予以重视。

目前的抑郁症诊断及治疗中，是以西医为主的。在抑郁症的神经生化领域，西方医学取得了长足进步，理论突破及新药开发源源不断，其诊断标准与疗效评估为世人所公认。但副作用较大，如单胺氧化酶抑制剂类药会损坏肝功能，三环类抗抑郁制剂对中枢神经系统影响较大，抗胆碱作用明显，对心脏有直接毒副作用，新一代抗抑郁制剂虽相对副作用较小，耐受性较好，但价格较为昂贵，而且也由于人们的文化差异难以被抑郁症患者接受。为寻求更安全、有效、不良反应更小、价格低廉的抗抑郁药，越来越多的研究者将眼光投向资源丰富的天然植物，尤其是中草药方面。

中医药治疗抑郁症以传统中医理论为指导，结合临床实践，符合本土心理文化，历史悠久，疗效显著，其副作用较小，价格低廉。抑郁症，是一种由生物、心理、社会等多种因素作用的疾病，引起人体多系统、多层次的病理反应，而多靶点作用的中医药疗法对此类疾病具有较大优势。

早在《黄帝内经》对本病的病机和治疗原则就有论述。《素问·本病论》曰："人或恚怒，气逆上而不下，即伤肝也。"《素问·六元正纪大论》阐述了五气之郁的治疗原则："木郁达之，火郁发之，土郁夺之，金郁泄之，水郁折之。"尤以"木郁达之"对治疗郁证有着重要的指导意义。

汉代张仲景在《金匮要略》一书中论述了郁病之梅核气和脏躁。《金匮要略·妇人杂病脉证并治二十二》云："妇人咽中如有炙脔，半夏厚朴汤主之。""妇人脏躁，喜悲伤欲哭，象如神灵所作，数欠伸，甘麦大枣汤主之。"其治法方药在当今临床亦十分常用和有效。

金元时代始把郁证较明确地作为一种独立的病症来论述，对其病因病机也有更进一步的认识。《丹溪心法·六郁》载："气血冲和，万病不生，一有怫郁，诸病生焉。故人身诸病，多生于郁。"还提出气、血、火、食、湿、痰六郁之说，并创立了六郁汤、越鞠丸等相应的治疗方剂。

明代虞抟的《医学正传》首先以郁病作为病名。所论郁病包括情志、外邪、饮食等因素所致的广义之郁。其所谓"或七情之抑遏，或寒热之交侵，故为九气怫郁之候，或雨湿之浸淫，或酒浆之积聚，故为留饮湿郁之痰"。张景岳将五气之郁称为因病而郁，把情志所致之郁称为因郁而病，在情志之郁中着重论述了怒郁、思郁、忧郁三种郁证的证治。

明代以后，已逐渐把情志引起的郁作为郁病的主要内容。如《古今医统大全·郁证门》论："郁为七情不舒，遂成郁结，既郁之久，变病多端。"而清·叶天士在《临证指南医案·郁证》中载有大量情志之郁的医案，治法丰富多样，用药灵活，同时还认识到精神治疗对本病的意义，如谓"郁证全在病者能够移情易性"。

二、临床经验总结

笔者在总结临床十余年经验的基础上，认为抑郁症的主要病因病机如下。

（一）愤懑郁怒，肝气郁结

厌恶憎恨、愤懑恼怒等精神因素，均可使肝失条达，气机不畅，以致肝气郁结而成气郁，这是郁证主要的病机。因气为血帅，气行则血行，气滞则血瘀，气郁日久，影响及血，使血液运行不畅而形成血郁。若气郁日久化火，则发生肝火上炎的病变，而形成火郁。津液运行不畅，停聚于脏腑、经络，凝聚成痰，则形成痰郁。郁火耗伤阴血，则可导致肝阴不足。

（二）忧愁思虑，脾失健运

由于忧愁思虑，精神紧张，或长期伏案思索，使脾气郁结，或肝气郁结之后横逆侮脾，均可导致脾失健运，使脾的消磨水谷及运化水湿的功能受到影响。若脾不能消磨水谷，以致食积不消，则形成食郁。若不能运化水湿，水湿内停，则形成湿郁。水湿内聚，凝为痰浊，则形成痰郁。火郁伤脾，饮食减少，气血生化乏源，则可导致心脾两虚。

（三）情志过极，心失所养

由于所愿不遂，精神紧张，家庭不睦，遭遇不幸，忧愁悲哀等精神因素，损伤心神，使心失所养而发生一系列病变。若损伤心气，以致心气不足，则心悸、短气、自汗；耗伤心阴以致心阴亏虚，心火亢盛，则心烦、低热、面色潮红、脉细数；心失所养，心神失守，以致精神惑乱，则悲伤哭泣、哭笑无常。心的病变还可进一步影响到其他脏腑。情志内伤是郁病的致病原因。但情志因素是否造成郁病，除与精神刺激的强度及持续时间的长短有关之外，也与机体本身的状况有极为密切的关系。正如《杂病源流犀烛·诸郁源流》所说："诸郁，脏气病也，其原本于思虑过深，更兼脏气弱，故六郁之病生焉。"说明机体的"脏气弱"是郁病发病的内在因素。

综上所述，抑郁症的病因是情志内伤。其病机主要为肝失疏泄，脾失健运，心失所养及脏腑阴阳气血失调。抑郁症初起病变以气滞为主，常兼血瘀、化火、痰结、食滞等，多属实证。病久则易由实转虚，随其影响的脏腑及损耗气血阴阳的不同，而形成心、脾、肝、肾亏虚的不同病变。

三、分型证治

深圳市中医院脑病心理卫生专科总结了其门诊 10 年近 1500 例抑郁障碍的病案，经严格遵循 CCMD- Ⅲ抑郁症的诊断及排除标准进行筛查后，

1500 例患者按《中医病证诊断疗效标准》诊断为"抑郁症"。按中医辨证分为可分为以下几个证型，且经统计学计算后，所占比例如下：肝气郁结（5.07%），肝郁化火（50.47%），血行郁滞（3.93%），痰气郁结（8.73%），心神惑乱（3.53%），心脾两虚（3.67%），心阴亏虚（6.13%），肝阴亏虚（9.47%），髓海不足（5.33%），肝肾阴虚（3.67%），其中以心肝郁热证所占比例最大。

现将这些常见证型证治介绍如下。

（一）肝气郁结

症状见精神抑郁，情绪不宁，胸部满闷，胁肋胀痛，痛无定处，脘闷嗳气，不思饮食，大便不调，苔薄腻，脉弦。治宜疏肝解郁，理气畅中。方用柴胡疏肝散。

（二）肝郁化火

症见性情急躁易怒，胸胁胀满，口苦而干，或头痛、目赤、耳鸣，或嘈杂吞酸，大便秘结，舌质红，苔黄，脉弦数。治宜疏肝解郁，清肝泻火。方用丹栀逍遥散。

（三）血行郁滞

症见精神抑郁，性情急躁，头痛，失眠，健忘，或胸胁疼痛，或身体某部有发冷或发热感，舌质紫暗，或有瘀点、瘀斑，脉弦或涩。治宜活血化瘀，理气解郁。方用血府逐瘀汤。

（四）痰气郁结

症见精神抑郁，胸部闷塞，胁肋胀满，咽中如有物梗塞，吞之不下，咯之不出，苔白腻，脉弦滑。治宜行气开郁，化痰散结。方用半夏厚朴汤。

（五）心神惑乱

症见精神恍惚，心神不宁，多疑易惊，悲忧善哭，喜怒无常，或时时欠伸，或手舞足蹈，骂詈喊叫等多种症状，舌质淡，脉弦。治宜甘润缓急，养心安神。方用甘麦大枣汤。

（六）心脾两虚

症见多思善疑，头晕神疲，心悸胆怯，失眠，健忘，纳差，面色不华，舌质淡，苔薄白，脉细。治宜健脾养心，补益气血。方用归脾汤。

（七）心阴亏虚

症见情绪不宁，心悸，健忘，失眠，多梦，五心烦热，盗汗，口咽干燥，舌红少津，脉细数。治宜滋阴养血，补心安神。方用天王补心丹。

（八）肝阴亏虚

症见情绪不宁，急躁易怒，眩晕，耳鸣，目干畏光，视物不明，或头痛且胀，面红目赤，舌干红，脉弦细或数。治宜补养肝阴，滋水涵木。方用滋水清肝饮。

（九）髓海不足

症见头晕耳鸣，思维减慢，记忆力和计算力明显减退，懒惰思卧，齿枯发焦，腰酸骨软，步行艰难，舌瘦舌淡，苔薄白，脉沉细弱。治宜补肾益精，填精养神。方用七福饮加减。

（十）肝肾阴虚

症见心烦不寐，腰酸足软，伴头晕，耳鸣，健忘，遗精，口干津少，五心烦热，舌红少苔，脉细而数。治宜滋阴降火，补益肝肾。方用六味地黄丸。

抑郁症的各种证候之间，存在着一定的联系。属于实证的肝气郁结、血行郁滞、痰气郁结等证候，病久之后，若损伤心脾，气血不足，则可转化为心脾两虚或心阴亏虚的证候；若损及肝肾，阴精亏虚，则可转化为肝肾阴虚的证候。实证中的气郁化火一证，由于火热伤阴而多转化为阴虚火旺。郁证中的虚证，可以由实证病久转化而来，也可以由于忧思郁怒、情志过极等精神因素耗伤脏腑的气血阴精，而在发病初起即出现比较明显的虚证。病程较长的患者，亦有虚实互见的情况。一方面正气不足，或表现为气血不足，或表现为阴精亏虚，同时又伴有气滞、血瘀、痰结、火郁等病变，而成为虚实夹杂之证。

抑郁症一般病程较长，用药不宜峻猛。在实证的治疗中，应注意理气而不耗气，活血而不破血，清热而不败胃，祛痰而不伤正；在虚证的治疗中，应注意补益心脾而不过燥，滋养肝肾而不过腻。正如《临证指南医案·郁证》所指出，治疗郁证"不重在攻补，而在乎用苦泄热而不损胃，用辛理气而不破气，用滑润濡燥涩而不滋腻气机，用宣通而不揠苗助长"。

除药物治疗外，心理治疗对抑郁症有极为重要的作用。解除致病原因，使病人正确认识和对待自己的疾病，增强治愈疾病的信心，可以促进抑郁症好转、痊愈。

三、讨论

综上所述，笔者认为抑郁症的辨证分型，当以初期、中期、后期为纲，以五脏证候为目，且兼有虚实夹杂之候。初期抑郁症以气郁为先，人体精神情志为五脏所化生，精神情志就是五脏气机活动的功能反映，所以五脏气机郁结失宣，则易发抑郁症，其中尤以肝气郁滞型为多，其次可见心气郁结型、脾气郁滞型、肺气郁结型。中期抑郁症表现为虚实夹杂，如心肝郁热、血行郁滞、痰气郁结、心神惑乱、心脾两虚。后期抑郁症因抑郁日久，久病及肾，肝肾阴虚，甚而致髓海不足从而引起一系列的情志改变，同时虚者更虚，实者更实，气、血、痰、火、湿、痰的郁滞证候常很突出。如阴虚为主夹有痰热型，气血虚弱夹有瘀血型，阳气虚衰夹有寒湿型。不过，上述证型的划分也是相对的，在具体临床上，诸型交错互演，十分复杂，灵活对待之即可。

中医治疗抑郁症的基础理论研究，尤其是在神经递质假说、神经内分泌紊乱及大脑形态学的改变等较为前沿的方向上有了很大突破。如张有志等人的研究证实：柴地合方可升高慢性应激模型大鼠前额皮质和海马中NE 和 5-HT 水平，这可能是其抗抑郁的机制之一。胡随瑜等人的实验研究结果提示慢性应激减少大鼠海马 BDNF、TrkB 的表达可能是其影响海马神经元可塑性调节的分子机制，白松片促进海马 BDNF 及其受体 TrkB 内源性表达，从而对海马神经元可塑性进行调节可能是其抗抑郁作用的分子机制之一。蒋麟等人的研究结论表明越鞠丸对慢性应激大鼠抑郁模型有明显的抗抑郁作用，其抗抑郁作用可能与增加海马脑源性神经营养因子的表达有关。

现在很多中药复方治疗抑郁症基于辨证立法，依法立方，虽疗效肯定，但大多以疏肝解郁、理气通络为主，若能将上述"三期、五脏"辨证方法与现代科研手段统一起来进行综合分析、全面研究，从神经递质学说、神经内分泌紊乱及大脑形态学改变的角度阐明中医药治疗抑郁症的机理，并发掘治疗抑郁症的中药复方新剂型，探索中医药现代化的新路，无疑将会在抑郁症的辨证分型方面，提供一个新标准，出现一个新水平，产生一个新飞跃，进入一个新阶段。

第四节　中医心理学常用的中医药治疗

在心理疾病的治疗中，中医药是主要治疗方法之一。经过几千年的发展，中医学包含的心理疾病病种范围较广，既包括癫、狂、痫，又包括郁证、梅核气、不寐、惊悸等心理疾病，还包括眩晕、哮喘、消渴、胃脘痛等心身疾病。

根据中医心理疾病的病因病机及辨证，常用以下几种具体治法。

一、疏肝理气

理气疏肝之法适用于证属肝气郁结的病人，患者因忧愁、思虑、郁怒、悲哀等情志因素的作用，均可导致心理活动异常，产生气机郁滞、肝失疏泄，从而出现肝气郁结之证。其临床表现可见精神抑郁，或情绪不宁，烦躁易怒，胸胁胀痛而无定处，呕逆或时作太息，女子则多见月经不调、痛经、两乳或少腹胀满，甚至出现咽中如梗，吞之不下、吐之不出的梅核气，严重的还可见颈项瘿瘤，腹部癥瘕等，舌苔薄白，脉弦。方可选用柴胡疏肝散。方中用柴胡、香附、枳壳疏肝解郁，理气畅中；川芎、芍药、甘草活血定痛，柔肝缓急。胁胀满疼痛较甚者，可加郁金、川楝子、佛手，疏肝理气。

此外临床常采用疏肝理气、和胃止痛之法使用于肝气郁结证之变证即肝气犯胃证，情志抑郁，或思虑过极，或长期处于紧张的心理状态，致肝气郁结，不得疏泄，横逆犯胃。症见胃脘胀满疼痛，连及两胁，嗳气吐酸，恶心呕吐，每因情绪波动而变化，舌苔薄白，脉弦。方可选用柴胡疏肝散合平胃散或旋覆代赭汤。

二、清肝泻火

清肝泻火、行气解郁之法适用于肝气郁结、气火上逆而形成的肝火上炎之证。中医学认为"气有余，便是火"，当情志剧变引起肝气郁结，而未能得到正确、及时的治疗可以化火，其症见性情急躁易怒，头痛剧烈，或眩晕昏仆，面红目赤，耳鸣如潮，口苦咽干，胁肋灼痛，不寐或噩梦纷纭，或吐血衄血，大便干结，小便涩赤，舌红苔黄，脉弦而数。方可选用丹栀逍遥散加减。

三、理气化痰

理气化痰法为心理疾病常用之法，常用于精神病、神经症、癫痫等病证见痰气郁结者。"百病皆由痰作祟"。在心身疾病中，因五志过极，郁闷、暴怒等情志内伤，导致气郁化火，煎熬体内津液成痰者，往往出现一些神志症状。或者情志不畅，肝气郁结，气不化津，积聚成痰，痰气阻滞，则见性情抑郁、孤僻、咽中如有异物等证。方可选用半夏厚朴汤加减。

若痰浊蒙闭清窍则变证为痰迷心窍，可见神识不清，精神抑郁，神志痴呆，或神识昏蒙，举止失常，或呢喃自语，目不识人，舌苔白腻，脉象弦滑。治法应为理气化痰，醒脑开窍，方用苏合香合菖蒲郁金汤。

如痰热蒙闭心窍则变证为痰火扰神证，症见狂躁不安，哭笑无常，胡言乱语，骂詈不休，甚则打人毁物，甚或逾垣上屋，奔走呼号，弃衣而走，登高而歌，舌质红绛，苔多黄腻，脉弦大滑数。泻火涤痰法则是本变证的治法，可用礞石滚痰丸。

四、温胆祛痰

温胆祛痰法适用于胆郁痰扰之证。凡情志郁结，心理状态失常，气郁痰生，胆失疏泄，均可导致之。中医学认为，肝胆互为表里，与人的情志活动有关，中医认为胆主决断，人的勇怯与胆的功能有关。如因受惊遭吓，或曾做过理亏之事，唯恐被人所知，心理状态处于高度敏感、自疚、自感惶惶不可终日的情况。症见头晕目眩，烦躁不寐，虚怯惊悸，噩梦频频，抑郁胸闷，常作太息，头昏欲呕，视物模糊，或时有危机感，恐人将捕之，舌苔黄腻或薄白，脉多弦滑或细。方用温胆汤加减。

五、养心安神

养心安神适用于由于七情内伤，特别是思虑劳心过度，导致心阴受损，营血亏耗，阴血不足，心失所养，神不守舍，出现心血亏虚之证。其症见心悸健忘，失眠多梦，头目眩晕，情绪不宁，唇舌色淡，面白少华，脉细无力等。方可选用益气养血法，常用于神经精神疾病日久不愈，气血亏虚者。用时当有偏补气或补血抑或气血双补之分，当辨证应用天王补心丹合归脾汤或甘麦大枣汤加减。

六、泻南补北

泻南补北法又称交通心肾法，适用于水火失济、心肾不交之证。中医基础理论认为心阳下降于肾，以温肾水；肾水上济于心，以养心火。水火既济，心肾的功能才能维持正常。五志过极，可使心火独亢于上，不能下降于肾，从而出现心肾不交的常见症状如虚烦不眠，健忘心悸，头晕耳鸣，腰膝酸软，或潮热咽干，盗汗遗精等。方可选用交泰丸加减。

七、益肾填精

益肾填精法常用于痴呆等病症，证属肾精亏虚者。中医学认为脑为髓之海，肾主藏精，精生髓，肾精亏虚不能生髓充脑，可见神情呆钝，头晕目眩，腰膝酸软，肌肉萎缩，偏于阴虚者可见五心烦热，舌红苔少，脉细数，选用左归丸以养阴补肾；偏于阳虚者可见形寒肢冷，小便遗溺，舌淡，脉沉迟，选用右归丸以补肾温阳；如兼见气血亏虚者，可选用大补元煎以气血两补。

八、安神定志

安神定志法是心理疾病基本治法之一，常用于神经症、精神分裂症、狂躁抑郁性精神病等。神明与心脑密切相关，脑为神明之体，心为神明之用。无论外邪或内伤干犯心脑，即可出现神志不宁、烦躁不安、谵语癫狂等症，可选用酸枣仁汤、天王补心丹、朱砂安神丸、归脾汤、癫狂梦醒汤之类。

从以上所列举的八种治法可以看出，凡因情志因素引起心理状态失常而导致的心身疾患，尽管其临床表现不一，中医却仍是按辨证论治的规律予以归纳分型，给以治疗。只要抓住了致病的关键病机，施以恰当的治疗，效果还是显著的。

第五节　虢周科教授辨证治疗情志病的经验总结

情志病是因七情而致的脏腑阴阳气血失调的一种疾病，包括郁证、癫狂、百合病、脏躁等，与西医的抑郁症、焦虑症、躯体化障碍、精神分裂症等相互关联。虢周科教授通过几十年的临床研究，分析大量的病案，治疗情志病颇有独到的见解和丰富的临证经验。下面将虢教授对本病的认识及其辨证经验总结如下。

一、抑郁症的核心病机是肝气虚

抑郁症的核心症状常见一派肝气虚的表现，主要是持久的情绪低落，兴趣减退，愉快感下降，思维减慢，疲乏无力等动力不足的表现。从中医角度通过望、闻、问、切获得临床资料，抑郁症病人多精神萎靡，目光暗淡，面色少华，动作呆钝或异常，愁容戚戚，反应迟钝，两眉紧锁，口角下垂，面容愁苦，沉默寡言，语音低沉而无力，长吁短叹，易太息，多是淡红舌，边有齿痕，薄白苔，脉虚弱，是精神抑郁、意志消沉、心理状态失常的表现。《素问·脉要精微论》说："言而微，终日乃复言者，此夺气也。"从中医角度讲，动力不足乃气虚的表现，尤以肝气虚为主。

《素问·灵兰秘典论》曰："肝者将军之官，谋略出焉，胆者中正之官，决断出焉。"可见肝胆在情志活动中占有重要地位，而肝胆主谋略决断，全赖于肝主疏泄的基本生理功能。疏泄正常，肝气调达之人，往往神清气爽，言语清晰，干脆利落，深谋远虑，决断自如；反之肝失疏泄，气机不畅之人，往往暮气沉沉，面带愁容，言语模糊，动作迟缓，反复多疑。而肝胆疏泄正常全赖肝气旺盛，肝气充足，气机条达，疏泄有度，若肝气不足，升发疏泄无力，则谋略决断无力，遇事忧郁不快，或烦躁不安，甚则惊恐。诚如《诸病源候论》所说："肝气不足……善悲恐，如人将捕之。"《杂病源流犀烛·诸郁源流》言："诸郁，脏气病也，其原本于思虑过深，更兼脏气弱。"说明脏气不足是郁病发病的内在因素。肝脏气虚，气机失于疏泄条达，肝气郁结不能决断，就会陷入难以自拔的穷思竭虑甚至强迫思维的苦恼之中，心情抑郁难解。同时肝气虚而郁滞，气机推动无力，血的运行失常，进而形成血、痰、湿、食、火之变化多端的郁证。心藏神，情志活动虽为心神所统摄，但离不开肝气的调节作用，肝气虚则郁，郁则常与心烦不寐等证相关。

《素问·六节藏象论》说："肝者，罢极之本。"说明肝具有耐受和解除疲劳的作用。肝的这种功能，依靠肝脏的精气发挥濡养作用。如《素问·经脉别论》所说："食气入胃，散精于肝，淫气于筋。"肝主疏泄，肝气亏虚导致疏泄无力，常见肝失疏泄的各种病症。例如，抑郁症的病人常感神疲乏力，提不起精神，长久自信心降低，平时遇小事情容易烦躁，胸胁胀闷或少腹胀痛。

【临床病案】

刘某，女，50岁，情绪低落、兴趣减退，伴失眠3年。症见：情绪低落，兴趣减退，愉快感下降，入睡困难，中途易醒，醒后难以入睡，早醒，多梦，记忆力减退，思维缓慢，疲乏无力，自信心下降，易烦躁紧张，易头昏头胀，胁肋部胀痛，有自杀倾向，无幻听幻视。舌质淡红，苔薄白，脉弦细，排除其他躯体疾病。

中医诊断：郁病（肝气虚而郁）。

西医诊断：抑郁症。

处方：黄芪30g，山茱萸20g，白芍10g，柴胡10g，云苓10g，酸枣仁20g，黄芪10g，柏子仁10g，远志10g，川楝子10g，炙甘草5g。

本方黄芪、山茱萸为主药，并佐以理气之品。他认为黄芪性温而升，与木同气相求，最善补肝之气；山茱萸因得木气，既能补肝也能敛肝，收涩之中具条畅之性。善流通血脉，通阳利九窍。治肝虚胁痛自汗，补正气不敛邪气，与其他酸敛之药不同。

7剂后，患者上述症状好转，上方加减继服3个月，症状缓解。随访1年未见复发。

随着心身医学的兴起，新的"生物-心理-社会"医学模式的建立，心理、社会等因素致病越来越受到重视。虢教授认为，肝气虚的病因，以七情内伤、劳累过度，或用药不当等耗伤肝气为多见；以神疲乏力、精神不振、心情抑郁或容易烦躁、多梦易惊、胸胁不适、脉虚为主症。肝气虚多见于脏腑兼病中，与不同脏腑兼病而表现为不同兼症，须仔细审辩。治疗肝气虚证，在补肝气的基础上配用疏肝、养心之品，其意义就在于条达肝气，以防止和解除肝气虚而导致的肝气郁滞。

二、焦虑症的根源在于肾

焦虑症的临床表现主要包括三方面：①与处境不相称的紧张不安、恐惧惊慌的情绪。②精神运动性不安。③伴有躯体不适感的自主神经功能障碍。从中医角度通过望、闻、问、切获得临床资料，心烦易怒，多虑，恐惧惊慌，情绪低落，健忘，不寐，多梦，或伴胸闷心悸、胸胁胀满、头晕耳鸣、头痛、口干、五心烦热、尿频、阳痿遗精、腰酸等症状，皆为肾虚所致，心、肝、脾等脏腑功能失调而出现各种情志异常的表现。

《素问·宣明五气》篇云："心藏神，肺藏魄，肝藏魂，脾藏意，肾藏志。"《灵枢·本神》云："故生之来谓之精，两精相搏谓之神，随神往来者谓之魂，并精而出入者谓之魄，所以任物者谓之心，心有所忆谓之意，意之所存谓之志。""魄"，多指那些与生俱来的、本能的、较低级的心理活动；而"魂"相对于"魄"多指那些非本能的、较高级的心理活动。"意"的含义主要有三：记忆、思维和注意。"志"的含义较多，大致相当于现代心理学的意志、记忆、情绪、情感。由此我们知道"肾藏志"，而这个"肾"正是焦虑症等精神疾病发生的根源。正如《素问·阴阳应象大论》篇所说："人有五脏化五气，以生喜怒悲忧恐。"心"在志为喜"，肝"在志为怒"，脾"在志为思"，肺"在志为忧"，肾"在志为恐"。恐为肾志，若因久病失精、房劳过耗，精气内亏，致肾志不宁则恐惧不安，发为焦虑症。正如《灵枢·经脉》篇云："肾足少阴之脉……气不足则善恐。"而肾阴肾阳为全身阴阳之根，如《类经图翼·大宝论》所言："五脏之阳非肾阳不能生，五脏之阴非肾阴不能滋。"又如《素问·生气通天论》篇所云："阴平阳秘，精神乃治。"故调整肾阴阳之平衡，从而达到五脏全身的"阴平阳秘"，是治疗焦虑症等情志病的关键。

1. 焦虑症与肾阳气的关系

《黄帝内经》云："阳气者若天与日，失其所则折寿而不彰……阳气者，精则养神，柔则养筋。"又有"阳气者，内化精微养于神，外为津液，以柔于筋"（《内经素问吴注》）。而肾阳则是一身阳气之根，如《类经图翼·大宝论》所言："天之大宝，只此一丸红日，人之大宝，只此一息真阳……五脏之阳非肾阳不能生。"故肾阳若衰，则五脏之阳皆弱；又阴阳互根，久之则五脏之阴亦损，此时人的体质则很差。这里提出的体质指五脏素质、机能状态和心理素质等，而人以五脏为中心的体质因素恰恰又是情志致病的内在基础。如《素问·阴阳应象大论》所说："人有五脏化五气，以生喜怒悲忧恐。"此时，在强烈外界刺激的作用下，肾阳虚、体质较弱之人易发生机能失调而出现心身障碍，而同样的刺激强度下肾阳不虚、体质较强者则不易发生气机的紊乱，也不会出现各种心身障碍。正如《素问·经脉别论》篇所言："当是之时，勇者气行则已，怯者则著而为病也。"

2. 焦虑症与肾阴精的关系

《素问·生气通天论》篇云："阴者，藏精而起亟也……阴不胜其阳，则脉流薄疾，并乃狂。"肾藏五脏六腑之精，肾阴虚则会使五脏六腑失于濡养，导致心、肝、脾等脏腑功能失调而出现各种情志异常的表现。由于所累及的脏腑不同，其临床表现亦各不相同。肾阴虚，精血不足，不荣于上则为精神紧张不安、抑郁、善太息、心境低落、常哭泣，伴胸胁胀满；肾阴虚，肝血亦不足，阴不制阳，肝阳上亢，表现为精神紧张不安，情绪急躁易怒不能自制，伴头晕耳鸣；肾阴亏虚，不能上济心火，致使心火亢盛，扰乱心神，出现恐惧惊慌、心烦不宁、健忘、失眠、精神思想不集中，或伴心悸等症状；肾精不足，精不能化气，于是肾气也更加衰退，此即阴损及阳所致之肾阴阳两虚，此时五脏之阳不能生，而五脏之阴不能滋则五脏虚损益甚，更易发生焦虑症等精神疾患。

【临床病案】

张某，女，30岁，紧张，烦躁，阵发作性心慌、濒死感10月余。症见平素易紧张，烦躁易怒，心慌，失眠，入睡困难，中途易醒，发作性心慌胸闷、出汗、濒死感，每次发作半小时左右，每天发作数次，担心再发，有自杀企图，舌红，少苔，脉细数，排除其他躯体疾病。

中医诊断：心悸（肝肾阴虚）。

西医诊断：焦虑症。

处方：熟地黄20g，山茱萸10g，山药10g，茯苓10g，牡丹皮10g，知母20g，百合10g，酸枣仁20g，甘草5g。

本方熟地黄为主药，熟地黄入肝、肾经，具有良好的滋补阴血、益精髓之功，现代研究具有抗焦虑作用。山茱萸酸、温，滋肾益肝，山药滋肾补脾，共成三阴并补以收补肾治本之功，即"壮水之主以制阳光"之义，并配合茯苓、牡丹皮、知母等"清热"之品是为防止滋补之品产生滞腻之弊，实际上还是以补为主，再加用百合、酸枣仁等补阴安神方药，本方具有滋补肾阴、益阴制阳、阳中求阴、阴阳双补、宁心安神等功效。

7剂后各种症状好转，效不更方继服上方4个月，症状基本缓解。随访1年未见复发。

中医认为，人的精神活动的物质基础是人体所藏之精气。"肾藏精，主骨生髓""脑为髓之海""人始生，先成精，精成而脑髓生"，精气是大脑活动的物质基础。肾之精气（包含肾阴和肾阳）的盛衰直接关系到脑髓的盈亏及大脑功能的正常发挥。可见补肾法是治疗焦虑情志病的重要治则。西医学认为焦虑症是由于大脑神经递质的不足、失调，脑神经细胞结构异常及内分泌异常所致，与中医的肾虚有很多吻合之处。

三、躯体化障碍多责之肝脾失和

躯体化障碍是一种以多种多样、经常变化的躯体症状为主的神经症。症状可涉及身体的任何系统或器官，最常见的是胃肠道不适（如疼痛、打嗝、泛酸、呕吐、恶心等），常存在明显的失眠和焦虑症状。

脾主运化，脾胃对饮食物的消化及将水谷精微吸收转输，将糟粕排出体外的功能，是以脾的升清和胃的降浊，即脾胃的气机升降来概括的。脾胃气机疏通畅达，脾升胃降之间协调，才能使饮食物的消化运动正常进行，而脾胃的升降是全身气机的一个组成部分。肝的疏泄功能正常，全身气机疏通畅达，有助于脾升胃降和二者之间的协调。可见，肝的疏泄功能是脾胃气机疏通畅达、脾升胃降的一个重要条件。故《素问·宝命全形论》说："土得木而达。"如因激怒、郁闷伤及肝，肝失疏泄，影响于脾，就会出现情志不调，克制脾胃的功能，从而引起肝脾不和的病理征象，表现为情志不畅、胸胁胀满；若肝气犯胃则嗳气、呃逆、吞酸，饮食无味。肝的气机失调可导致脾胃不和，脾气不升，胃气不降，津液不能输布四肢肌肉，充养心神，则见倦怠乏力、失眠心烦、脘腹胀满、嗳气打嗝、食欲不振等躯体化障碍常见的症状。

脾在志为思，思，即思考、思虑，为五志之一，是人体精神、意识、思维活动的一种状态。如《灵枢·本神》所说："因志而存变谓之思。"思，虽为脾之志，但亦与心主神明有关，故有"思发于脾而成于心"（《针灸甲乙经》）之说。正常的思考问题，对机体的生理活动并无不良的影响，但在思虑过度、所思不遂等情况下，就会影响气的正常运动，形成气结，所以《素问·举痛论》说："思则心有所存，神有所归，正气留而不行，故气结矣。"由于脾胃为机体气机的升降之枢，气结于中，使脾气不行，导致脾的运化升清功能失常，常常出现不思饮食、脘腹胀闷、眩晕健忘等躯体化障碍常见的症状。正如《血证论·脏腑病机论》所说："木之性主于疏泄，食气入胃，全赖肝木之气以疏泄之，而水谷乃化；设肝之清阳不升，则不能疏泄水谷，渗泄中满之证，在所不免。"

【临床病案】

张某，女性，63岁。上腹部胀满，伴心情郁闷5月余。症见：上腹部胀满，两胁作痛，进食减少，胸闷嗳气，泛酸，头晕失眠，四肢乏力，心焦烦躁，失眠，愁眉不展，对生活缺乏兴趣，脉弦而虚。胃镜检查发现：胃底普遍充血水肿，并见片状充血性红斑及糜烂；胃窦黏膜充血水肿，可见多处散在隆起性糜烂；十二指肠黏膜普遍性充血水肿，散在点状黏膜下出血。

中医诊断：痞证（肝郁脾虚）。

西医诊断：躯体化障碍。

处方：柴胡10g，当归10g，白芍10g，白术10g，茯苓10g，牡丹皮10g，栀子10g，薄荷5g，炙甘草5g。

本方以当归、白芍养血，以涵其肝；茯苓、白术、甘草补土，以培其本；柴胡、薄荷皆系辛散气升之物，以顺肝之性，而使之不郁，以牡丹皮之能入肝胆血分者，以清泻其火邪，黑山栀亦入营分，能引上焦心肺之热，屈曲下行，解郁散火，火退则诸病皆愈。

3天后症状好转，1周后症状大部分消失，食欲增加，睡眠好转，主动料理家务。治疗3个月痊愈。随访1年未见复发。

躯体化障碍的一些病人，有失眠症状，常伴有躯体不适、胃脘满闷、心口灼热、食欲不振、肢困乏力、心烦郁闷、焦虑及胃肠道症状。如果单一考虑饮食所伤导致的胃失和降用调理脾胃的方药，疗效甚微。所以，需认真辨别发病机制，弄清楚有无情志因素的作用或情志因素的比重，充分认识肝脾的相关性。

四、精神分裂症多是痰瘀作祟

精神分裂症以感觉障碍、思维联想障碍、情感障碍、意志与行为障碍等为主要表现。临床常见精神抑郁，表情淡漠，沉默痴呆，出言无序，或喃喃自语，喜怒无常，秽洁不分，不思饮食，两目怒视，面红目赤，烦躁，突然狂乱无知，骂詈号叫，不避亲疏，逾垣上屋，或毁物伤人，气力逾常，不食不眠，甚至登高而歌，妄见妄闻，妄思离奇，神识混乱，蓬头垢面，狂笑歌号，口秽喷人，袒胸裸体，面赤腹满等症状。《素问·阳明脉解》指出："病甚则弃衣而走，登高而歌，或至不食数日，逾垣上屋。"《证治汇补·癫狂》曰："二症之因，或大怒而动肝火，或大惊而动心火，或痰为火升，升而不降，壅塞心窍，神明不得出入，主宰失其号令，心反为痰火所役。一时发越，逾垣上屋，持刀杀人，裸体骂詈，不避亲疏，飞奔疾走，涉水如陆，此肝气太旺，木来乘心，名之曰狂，又谓之大癫。法当抑肝镇心，降龙丹主之。若抚掌大笑，言出不伦，左顾右盼，如见神灵，片时正性复明，深为赧悔，少顷态如故者。此膈上顽痰，泛滥洋溢，塞其道路，心为之碍。痰少降则正性复明，痰复升则又举发，名之曰癫。法当利肺安心，安神滚痰丸主之。"其指出了癫病与痰的关系。

始生痰，痰复生瘀，痰瘀互结为症者多见于精神分裂症，究其生痰之因，此类患者多受其上代癫狂病遗传之影响，其体质具先天禀赋，对痰之易感、易生性，及癫狂病易发之倾向性，故自降生起，无论外感或内伤，均易使脏腑失调，水湿不化而生痰；痰积较多而壅塞心窍，蒙蔽心神而出现精神症状。起病多在30岁左右，在这之前的漫长时间内，痰多或轻或重地阻碍血脉；加之患者初病正气尚未弱，往来之气冲荡痰浊时聚时散，精神症状则时隐时现，故常引不起家人重视，至病情较重而选专科医院就医时，往往痰积甚而阻滞血脉亦甚，生瘀较多而成明显之痰瘀证候，形成痰瘀证。由于痰宿甚久而蒙蔽心之窍较深；生瘀后，痰瘀胶结而堵塞又重，故对心神之滞扰与惑乱较甚，致多种妄想蜂起，幻觉迭出，临床症状十分离奇古怪而荒诞。张仲景《伤寒论》有太阳病蓄血发狂的记载，应属血瘀。清代王清任首创"气血凝滞"之说。《医林改错·癫狂梦醒汤》指出"癫狂……乃气血凝滞脑气",开创瘀血学说之先河。《丹溪心法·癫狂》曰"癫属阴,狂属阳",指出癫狂的阴阳属性。

【临床病案】

张某,男,19岁,学生。2006年就诊。因高考落榜,情绪欠佳日久,现出现面色暗滞而秽,躁扰不安,多言,恼怒不休,甚至登高而歌,弃衣而走,妄见妄闻,妄思离奇,头痛,心悸而烦,舌质紫暗有瘀斑,少苔或薄黄苔干,脉弦细或细涩。

中医诊断:癫狂(痰结血瘀)。

西医诊断:精神分裂症。

处方:桃仁10g,赤芍10g,柴胡15g,大腹皮10g,陈皮10g,青皮10g,紫苏子5g,桑白皮10g,半夏15g,甘草5g。

方以桃仁苦泻血滞,甘缓益肝生血,逐瘀润燥为君药;赤芍能散邪行血中之滞,破瘀血,与苦平之柴胡平肝胆三焦包络的相火,升清阳散结气,宣畅气血;又以大腹皮下气宽中,陈皮导痰消滞利水,解郁除烦;青皮疏肝胆,泻肺气,破坚癖,散滞气积结,紫苏子行气宽中,开胃益脾;桑白皮降气散血,泻肺气,去水气,利水道;半夏消结痞满寒痰,体滑性燥,能走能散,和胃健脾,除湿化痰,共为臣药;甘草生用可泻心火,缓急,调和诸药,通行十二经,解毒而为佐;木通降心火,清肺热,通利九窍血脉关节,去烦热而为使。诸药相合,共奏豁痰化瘀、通神利窍之功。

进药5剂,睡眠略安,但多梦,仍有少许头痛,口干,守上方加生地黄25g,麦冬15g,酸枣仁25g,合欢皮15g,15剂予以调治,其症基本消失,追访至今未见复发。

中医学中,痰和瘀血俱被视为精神疾病之主要病理因素,古今不少医家多单独以痰或瘀血来认识和辨治精神疾病。然而,我们临床观察发现,单独以痰或瘀为证仅多见于精神疾病始发者,若病发作较久且较重,或反复发作,痰瘀互结为证者多。故高度重视痰瘀互生、互结之病理演变趋势,对更好地指导慢性、重症精神疾病之临床辨治,将甚有裨益。值得指出的是,临床较为多见的因痰生瘀而痰瘀互结为证的精神分裂症偏执型,痰瘀得去后,多易受其先天禀赋对痰之易感、易生之体质影响,痰易再生，且复生瘀而病再作。如何杜绝瘀之再生以防病之再作呢？我们的经验是以益气健脾为主。在临床实践中，对近期痊愈者予四君子汤或六君子汤加减。嘱续服4年左右以巩固之，使复发率大为降低，取得了远期良好效果。

第六节　运用王清任血瘀理论诊治躯体形式障碍的探讨

随着现代社会的发展，生活节奏的加快，精神心理疾病发病率日益增高，其中神经症的发病率更是显著增加。在《中国精神障碍分类与诊断标准第3版（CCMD-3）》中，躯体形式障碍划入神经症当中。该障碍是指一种以持久地担心或相信各种躯体症状的优势观念为特征的神经症。即使患者有时存在某种躯体障碍，也不能解释所诉症状的性质、程度或其痛苦的原因。我国中医学在诊治此类疾病积累了丰富的经验，清代伟大的医学科学家王清任就是代表之一，他对中医学的发展有着卓越的贡献。从他的成名著作《医林改错》及其血瘀理论可以发现对该类疾病诊治的脉络。

一、王氏血瘀理论概述

王清任在总结前人经验和理论的基础上，结合自己的临床经验，丰富了血瘀理论，并且有很多的创新之处，他的主要观点归纳如下。

（一）气血关系与血瘀

王清任认为"能使周身之气通而不滞，血活而不瘀，气通血活，何患疾病不除"。因此他认为，在治疗方面不外理气活血和补气活血两种方法——"气不通而血瘀，气虚而血瘀"。在论治中风时，他独辟蹊径，认为"元气既虚，必不能达于血管，血管无气，必停留而瘀"，并创立了传世的补阳还五汤。

（二）血瘀的诊治体会

王氏认为"查外无表症，内无里症，所见之症皆是血瘀之症"，例如若皮肤出现甲错等现象则考虑从瘀血论治。另外，只要从妇人月经颜色紫黑或有血块这一条，就可考虑诊断有瘀血，而治以活血化瘀通经。同时，他认为怪病、顽症多瘀血，如癫狂，胸不任物，以及顽固的发热、失眠、泄泻头痛等症。如"癫狂一症……乃气血凝滞脑气，与脏腑气不接，如同作梦一样"。但他强调，必须在排除了其他常见证型以及常法治疗无效时，方可从瘀血论治。王清任对一些诸如"俗言肝气病"类的疾病从瘀血论治亦多经验，认为这种"无故爱生气，是血府血瘀，不可以气治"，可以从血瘀的角度论治。此外，王氏对《素问·调经论》"血并与阴，气并与阳，故为惊狂"之说有新的见解。

二、躯体形式障碍

（一）概述

躯体形式障碍主要表现为尽管症状的发生和持续与负性因素有关，但病人常否认心理因素的存在，并且也拒绝探讨心理病因的可能，甚至有明显的抑郁和焦虑情绪时也同样如此。患者常有一定程度寻求注意（表演性）的行为，并且相信疾病是躯体性的，需要进一步的检查。

（2）临床分型

1. 躯体化障碍症状

可涉及身体的任何系统或器官，最重要的特点是应激引起的不快心情，转化成以躯体症状的方式出现。最常见的是胃肠道的不适，如打嗝、泛酸、皮肤瘙痒、烧灼感等，可有多种症状同时出现。

2. 未分化躯体形式障碍

病程短于2年，临床表现符合躯体化障碍者或不典型者。

3. 疑病症

疑病症是指病人以担心或相信患有严重躯体疾病的持久性优势观念为

主（疑病观念）。病人因此反复就医，即使各种专业的解释均不能打消其疑虑。

4. 躯体形式的自主神经功能紊乱

该紊乱主要表现为受自主神经支配的器官系统发生躯体障碍所致的神经症样综合征，如最常见、最突出的临床表现是累及心血管系统如心脏神经症、心因性过度换气等。

5. 躯体形式疼痛障碍

患者常生动地描述其疼痛的部位和性质，如反复的头痛，持久的后背痛等，但多因情绪冲突或心理社会问题直接导致了患者疼痛的发生，病程迁延，常持续 6 个月以上。

但是目前存在的问题是，上述这类精神障碍，疼痛科医生虽然常遇到但不一定认识，而精神病科医生却不常遇到，因而形成了对于该病诊断治疗的延误。其中，在躯体形式障碍中，疑病症类型病人由于其临床表现相对特殊较容易引起非精神科医生注意，从而使该类型误诊、漏诊率降低。但其他临床类型由于一般医生缺乏相关专业知识，较难与内、外、妇等其他科某些疾病相鉴别，一定程度上延误了治疗时机。

三、血瘀与理论躯体形式障碍

（一）中医基本理论

由中医基础理论可知：血与心、肾、肝、脾胃等脏腑密切相关。如《素问·阴阳应象大论》有"心生血"之说；《侣山堂类辩》提到"奉心化赤为血"；中焦脾胃为气血生化之源；肾藏精，精血同源，并且可以互化，肾中精气化生元气促进脾胃化生水谷精微。血具有营养、滋润肢体和脏腑的功能，同时血为神志活动的主要物质基础。《灵枢·营卫生会》曰："血者神气也。"《灵枢·平人绝谷》曰："血脉和利，精神乃居。"故无论何种原因导致血瘀形成，均可以出现不同程度的神志方面症状。血瘀的形成原因又不外乎感受外邪、内伤情志、饮食劳逸，以及外伤等诸种。上述原因中，除外伤可直接导致血瘀外，其余只有导致气血运行不利，功能失调，才有可能形成血瘀，即可归纳为气虚、气滞、血寒、血热导致血瘀；另中医理论尚有"久病必瘀"之说。

（二）理论发挥

躯体形式障碍从症状上来看表现多种多样，很难用一种可查知的病因来全部解释同一患者所发生的所有症状。现代心理动力学认为，该类患者往往拙于或是不愿探究自己内在心理，因此常坚持某种躯体性病因，但该组障碍症主要是由心理因素造成。笔者尚未见到有相关文献资料报道运用中医药治疗该类精神障碍。若根据前述王氏理论并结合此病的症状可有以下特点："无故爱生气……是血府血瘀"；"查外无表症，内无里症，所见之症皆是血瘀之症"；怪病、顽症多瘀血。同时，笔者认为，理解和运用血瘀理论应当灵活，血瘀作为病理产物和病因也应当分为"有形之血瘀"与"无形之血瘀"，其与有"有形"和"无形"之分的痰邪致病相似，不同之处只是两种病邪致病的临床表现的特点罢了。故笔者认为大胆结合王清任的血瘀理论来解释该病的中医病因病机，不失为一种有意义的尝试。

1. 躯体化障碍类型

患者的病程呈慢性波动性过程，以应激引起的不快心情，以转化成躯体症状的方式出现为特点。主要特征多种多样、反复出现、躯体症状时常变化，症状可涉及身体的任何系统或器官。最常见的是胃肠道的不适（如疼痛、呕吐、恶心等），异常的皮肤感觉（如瘙痒、烧灼感、刺痛等），皮肤瘀点等，另外关于月经的主诉也很常见，并可有多种症状同时出现。从王氏血瘀理论角度出发，笔者认为出现胃肠道症状是由于情志刺激，导致肝失疏泄，脾胃气机升降失调，濡养脾胃之血行不畅，形成血瘀，继而出现一些如疼痛、打嗝、嗳气、泛酸、呕吐、恶心等的胃肠道症状；再如，由于气机不畅，血行失常，皮肤失于血之濡养滋润，导致皮肤出现斑点及刺痛、瘙痒的感觉异常；又如月经是胞宫周期性的出血，与血的关系更是十分密切，血瘀形成后，必然会使月经发生改变，临床可见痛经、崩漏、月经后期等病症。

2. 疑病症的基本特征

患者总有持续存在的疑病观念，认为自己患有严重的进行性的躯体障碍，面对各种医学检查阴性结果和医生的解释，仍不能消除对自身健康的担心。笔者认为，用王氏血瘀理论可解释如下：由于各种原因，作为神志活动主要物质基础的血在心中、脑窍运行失常，导致瘀血形成，神志必然亦会受到影响。故患者神志失常可表现为对自身躯体症状过度关注，牢固不移的疑病观念。患者认为自身症状非常严重，与实际情况不相符。

3. 躯体形式的自主神经功能紊乱的特点

以自主神经兴奋的客观体征为基础，如心悸、出汗、脸红、震颤，但更具个性特异性和主观性；而症状本身是非特异的，如部位不定的疼痛、烧灼感、沉重感、紧束感、肿胀感等。但病人把这些自身症状归于特定的器官或系统或与自主神经症状相关的系统，经检查这些症状都不能证明有关器官和系统发生了躯体障碍，无法找到有关器官和系统存在器质性病变的证据。有时患者可有生理功能的轻度紊乱，但这些本身并不影响相应器官或系统的基本生理功能。基于上述疾病特征，笔者认为可以这样解释：由于肝疏泄气机失常，元气亏损，导致气血运行不畅，血之运行无力，进而瘀血内生，瘀滞于某一脏腑系统或部位，导致该脏腑功能失常，则表现出相应症状。如瘀血滞于心脉，气血不畅，则出现心悸、怔忡、胸闷痛等表现，即所谓的"心脏神经症"；再如瘀血滞于胃肠出现胃痛、嗳气等，即所谓"胃神经症"；若阻碍水液的正常运行，可使水走肠间，出现腹胀、腹痛、泄泻等，即"肠易激综合征"等；若血瘀在肌肤，导致气血壅滞经络，则可出现各种皮肤感觉的异常。

4. 躯体形式疼痛障碍的主要表现

这是一种不能用生理过程或躯体障碍予以合理解释的持续、严重的疼痛。中医理论有"不通则痛""不荣则痛"之说，当运行气血之经络不通或气血亏虚，就会发生疼痛。但从该种分型的临床表现来看，疼痛较为剧烈，并且反复发作，部位通常较固定，游走性不太明显，即"痛不移处"；疼痛感觉如针刺或如刀割等，故应当归入由瘀血阻滞于经络所致疼痛。另外，从该分型的症状不难发现，这些症状的产生既无外感邪气之病史或表现，又无明显内在脏腑的功能虚损亢盛的变化，并且没有痰湿致病的"黏滞性"或其他致病因素的临床表现——"查外无表症，内无里症，所见之症皆是血瘀之症"，故可考虑运用王清任创立治疗血瘀方剂的来治疗该临床分型。

（三）治疗

基于上述运用王清任的血瘀理论对躯体形式障碍病因病机的分析，笔者认为治疗可从以下角度考虑：由于元气为肾之根本，元气不足必然导致许多症状相继出现。若元气亏损，推动血液运行无力，可形成血瘀；肝主疏泄气机，气的运行失常，导致气血不通，亦可形成血瘀。故治疗原则应当以活血化瘀、调理气血为主，同时应当补肾益气，疏肝理气。健运脾胃也不可忽视，因为中焦脾胃为气血生化之源，与血瘀的产生关系密切。选方可考虑以王清任所创立的几个治疗血瘀的方剂为方底，再根据上述治疗原则，并结合患者的具体情况进行药物加减运用。

（四）小结

躯体形式障碍作为神经症应当得到各科医生包括中医的更多关注和重视，特别是除疑病症外的几个临床分型，应尽量减少误诊、漏诊。中医诊断是辨病与辨证相结合，对于此种精神障碍在明确病名诊断后，应当结合来诊患者的特点及具体情况辨证论治。在目前该病尚未有明确的中医辨证分型前，从王清任的血瘀理论出发，诊治精神障碍，是笔者的一次大胆尝试，但此中医诊疗思路的提出，有待于经过临床实践的验证。

第七节　虢周科教授治疗抽动障碍四大法则

抽动障碍（ticdisorders，TD）是一种以头、肢体、躯干等部位肌肉突发、快速、不自主抽动和（或）爆发性喉音和行为紊乱的神经精神性疾病。并可伴有多动、注意力不集中、强迫性动作和思维或其他行为症状。大部分患者为儿童。近年来，抽动障碍的发病有增多趋势，有研究表明，其患病率达 0.05%～3%，且自愈倾向减低、精神症状突出、难治性病案增多。据统计，达 20% 的患者可持续到成年或者缓解后复发。虽然本病不在危急重症之列，但病情反复、迁延难愈，严重影响儿童身心健康和生长发育及成年人的学习及生活。

中医古籍对抽动障碍无相应的病名，根据中医五行学说及脏腑辨证观点，历代中医学者多把本病归于瘛疭、慢惊风、抽搐、筋惕肉瞤、肝风证、风痰证、瘰疬范畴，也有将本病归于振颤、痉风、心悸、怔忡、胸痹、梅核气、郁证范畴。

抽动障碍的病因目前尚未完全明了，西医学认为抽动障碍可能是遗传因素与非遗传因素（生物、心理和环境因素）在发育过程中相互作用的结果，倾向于纹状体多巴胺能系统的靶细胞受体超敏感学说。但是，TD治疗药物多为抗精神病药，存在较多副作用（嗜睡、注意力下降、记忆减退、反应迟钝、消化道反应、锥体外系反应等），让医生在治疗上处于进退两难的境地。

在跟随虢周科教授的门诊期间，深切感觉到虢教授在治疗该病独到的见解及确切效果所在，特将其治疗抽动障碍的四大主要治法以及其中常用药总结出来，以飨同道，造福病患。

一、健脾化痰

虢周科教授认为，抽动障碍的发病机制，主要以脾虚为本，以风痰为标，脾虚痰伏，肝风内动，风痰鼓动，横窜经络为其主要病机。痰的形成，则由脾虚而生，"脾为生痰之源"。小儿脏器娇嫩，固有"脾常不足"的生理特点，易被饮食所伤，脾胃受损，则运化失常，津液不能输布而水湿相聚成痰。反之，痰湿内阻，易于困脾，致使中焦升降失常，气机受阻，更加重了痰浊的滋生。脾虚则肝旺，肝风内动，风痰鼓动则见抽动，变化无常，风痰时聚时散，故而抽动时发时止。痰阻气道，壅阻喉间则出现痰鸣异声、怪叫污秽语言等。故抽动障碍的治疗原则之一为健脾化痰，根据虢周科教授多年的临床经验，健脾多用黄芪、龙眼肉、党参、大枣，化痰多用陈皮、茯苓、苍术、姜半夏、薏苡仁、竹茹、瓜蒌、百合等中药。

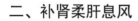

二、补肾柔肝息风

《黄帝内经》言"诸风掉眩,皆属于肝""风胜则动"。虢周科教授认为,无论面部、头颈部、躯干部还是肢部的抽动,皆因"风"而起。"风性善行而数变",故抽动症患儿常常一组肌群抽动症状缓解或消失时,另一组肌群的抽动又出现,或在原有肌群抽动又增加新的肌群抽动症状,而各种抽动症状皆与肝有关。关于抽动症状的治疗,早在《小儿药证直诀》中即有记载:"肝有风则目连劄,得心热则搐……用泻青丸以治肝,导赤散以清心。"《幼科发挥·五脏主病》中也提出了同样的看法。泻青丸为"治肝热搐搦,脉洪实"。《医学从众录》亦言:"治肝即所以息风,息风即所以降火,降火即所以治痰……钩藤、玉竹、菊花、天麻柔润息风之品,无不可于各方中出入加减。"提出息风从肝而治,痰、火等病理产物随风息肝和而消。此风多为内风引起,其发病机制为肝血不足或水不涵木,肝风内动,筋脉失养,则筋脉瘛疭。如《金匮要略心典》所云:"亦有亡血竭气,损伤阴阳,而病变为痉病……阴阳既衰,筋脉失其濡养,而强直不柔也。"而且,补肝血的原则上,虢教授秉承肝肾同源的观点,如《素问·阴阳应象大论》所云"肝肾同源于精血",主张补肾以资肝血。《医宗必读》言:"东方之木,无虚不可补,补肾即所以补肝。"所以其治疗抽动障碍的另外一个原则为柔肝息风,兼补肾。临床用药柔肝多用白芍、当归、熟地黄、麦冬、天冬、石斛、玄参,息风多用炒僵蚕、全蝎、天麻、钩藤、石决明、决明子、龟甲、鳖甲,补肾一般用盐杜仲、牛膝、枸杞子、续断、巴戟天、墨旱莲等中药。

三、宁心安神

虢周科教授认为,中医一直以"心主神明"理论来概括人的精神活动,而西医学亦沿用"心"来代替脑的生理功能,如"心理卫生""心理健康"等。无形中使"心"与"脑"成为一种习用的同义词,人的心身活动都在心神的统摄下协调地进行。抽动障碍患儿心理精神方面的病变在中医属于心主神明失调。由于心在人的精神情志活动中起主宰作用，五志情欲无不从心而发，五情所伤无不因心而感，正如张介宾在《类经》中云："心为脏腑之主，而总统魂魄，并该意志，故忧动于心则肺应，思动于心则脾应，怒动于心则肝应，恐动于心则肾应，此所以五志唯心所使也。"心神通过统帅这些分属于五脏的五志，以维持人体的精神和思维活动。若某脏所藏之志失常，则会引起该脏所主之志的病变；若心神失常，则五志皆发生紊乱。虢周科教授结合临床观察抽动障碍患者常见的情志失常和不良人格，认为病人其喜、怒、忧、思、恐五志基本上均已发生异常，故其情绪的变化应为心神失常所为。由此可见抽动障碍的患者，抽动动作发生之前，即已有多种情志异常的表现，并且在抽动动作出现之后情绪变化更为明显，说明心主神明的功能明显已受到影响，出现了心主神明功能失调的症状。人体生命活动是以五脏所化生的精、气、血、津液作为物质基础。其中血液是生命活动和神志活动最基本、最重要的物质基础。《灵枢·营卫生会》云"血者，神气也"；《素问·五脏别论》云"心者，其充在血脉"；《灵枢·本神》云"心藏脉，脉舍神"。可见心具有主血脉及运行血液以营养全身各脏腑组织器官的功能。只有血液充足，包括心在内的各组织器官才能够得到充分的营养供给，生命活动才能有所保障，神志思维才会正常；而心发挥正常的主神明功能，必定要消耗营血，所以心主神明和心主血脉的功能相辅相成。抽动障碍患儿长期处于的压抑、忧郁、焦虑、烦躁、敏感、紧张等精神状态下，会严重地耗伤心气、心血，逐渐出现心气不足、心血营阴亏虚、心神失养，以及一系列心神相关的器官功能失养失调的症状。所以宁心安神的治疗法则显得尤为重要，但此法多被忽略。虢教授临床用药一般用炒酸枣仁、龙骨、牡蛎、莲子、珍珠母、灵磁石、制远志、石菖蒲、首乌藤、合欢花、柏子仁、灵芝等中药。

四、行气解郁

虢周科教授认为，肝气疏泄升发正常，则五脏气血畅达，机能协调，使五志安和，气血通畅，风不妄起，痰不自生，诸症渐愈。治肝之法不只一端，然莫过于"木郁达之"及"火郁发之"。肝气郁结为病，疏之利之，使之畅达，热邪伏于体内，因势利导，使之发泄，临证用药应顺肝之条达畅茂之性，敛肝之有余亢动之阳，散肝之内蕴邪热，俾春气和则万物化安。如《读医随笔》言："凡治暴疾、痼疾，皆必以和肝之法参之，和肝者，伸其郁，开其结也。或化血，或疏痰，兼升兼降，肝和而三焦气化理矣，百病有不就理者乎？"加上抽动障碍临床症状的特殊性，由于患者缺少相关的知识，会让其有很大的心理压力，或者在生活、学习、工作当中受到异样的目光，更是加重其心理负担，整天郁郁寡欢，精神紧张，担心自己的病情。用中医理论来解释就是思虑过度，思则气结，则肝气郁结，肝气郁结不能为脾疏泄，所谓"木不达土"，可使脾失健运，运化水湿的功能受损，水湿内停，聚湿成痰，从而加重抽动障碍的病情。所以行气解郁的方法也必不可少，虢教授运用行气解郁之法临床多用到醋香附、郁金、川楝子、柴胡、木香、陈皮、莱菔子、大腹皮等药物。

五、经典病案分享

张某，男，44 岁，出租车司机。颈部不规则地反复向左抽动伴有犬吠声 3 年余，抽动频繁，紧张时加重，在车速稍较快时加重，并出现胸闷心悸，必须立即停车休息，多次就诊多家医院。经过相关检查，诊断为"发声性抽动障碍"，先后服用过硫必利、托吡酯，症状有一定的改善，但因出现头昏沉感，记忆力下降，影响日常正常的工作而停止服药，停药后症状加重，遂于 2015 年 11 月 30 号就诊虢周科教授门诊。

就诊时症见：患者神志清楚，精神可，颈部不规则地反复向左抽动伴有犬吠声，抽动频繁，紧张时加重，自诉在车速稍较快时加重，并出现胸闷心悸、憋气感，必须立即停车休息，休息后可缓解，平时入睡稍困难，无早醒，醒后疲倦，日间头昏沉感，精神疲倦，无头痛恶心呕吐，纳呆，二便正常，舌淡，边有齿印，苔白腻，脉滑。血压正常。

中医诊断为"抽动障碍（瘛疭）"。证属脾虚痰阻。

处方：玄参 15g，炙甘草 5g，白芍 15g，牛膝 30g，天冬 15g，川楝子 10g，炒僵蚕 15g，牡蛎 20g，龙骨 20g，薏苡仁 15g，白术 10g，姜半夏 10g。14 剂，日 1 剂，取 400mL 水煎至 200mL 早晚分服。嘱患者及家属：

①治疗期间要树立战胜病魔的信心，要有耐心、信心坚持治疗；②饮食要清淡，禁辛辣刺激食物，忌烟酒；③适当运动，勿劳累，畅情志，保持良好的心态。

两周后复诊：患者自诉抽动减轻，发声声音变小，自诉只有在高速路上才会出现加重，加重时仍有心悸胸闷感，头昏沉感、精神疲倦明显改善，入睡困难较前减轻，纳可，舌淡，边有齿印，苔白，脉滑。守前方加珍珠母30g。

再两周后复诊：患者精神佳，抽动次数明显减少，但紧张时仍有抽动，偶有发声，自诉行车于高速路不再加重，无胸闷心悸，纳眠可，二便正常，舌淡，边无齿印，苔薄白，脉滑，继续守前方加全蝎5g，嘱其两周后复诊。

再两周后复诊：患者症状基本消除，偶有抽动，其余症状基本消失，继续前方巩固治疗。

一个月后随访，患者痊愈。

分析：该病人在整个诊疗的过程中，健脾化痰用姜半夏、茯苓、白术；柔肝息风（兼补肾）用炒僵蚕、全蝎、白芍、玄参、牛膝；宁心安神珍珠母、龙骨、牡蛎；行气解郁用川楝子；此患者主要以脾虚痰阻为主，辨证施治，以健脾平肝为主。初诊方中偏重于健脾化痰，白术、茯苓健脾除湿，姜半夏燥湿化痰，共为君药；薏苡仁性淡健脾渗湿，助白术、茯苓健脾化湿，助姜半夏除湿化痰，为臣药；白芍、玄参入肝经，柔肝滋阴，牛膝补肾以资肝阴，炒僵蚕、全蝎息风止痉，龙骨、牡蛎平肝潜阳，镇心安神，共奏柔肝息风、宁心安神之功；川楝子行气解郁，调达肝气，共为佐药；甘草调和诸药为使药。复诊时患者仍有睡眠障碍，加用珍珠母宁心安神，二次复诊时，患者紧张时仍有抽动，加全蝎息风止痉。

心得体会：虢教授在治疗本病时从中医整体观念出发，依从脏腑辨证，围绕心、肝、脾、肾，从病因病机出发灵活运用健脾化痰、柔肝息风（兼补肾）、宁心安神、行气解郁四大治疗法则治疗抽动障碍，在四大治疗法则的指导下用药则灵活变通，在四法中相互渗透、标本兼施。再根据病人具体情况辨证施治，用药时注重药效在四大治疗法则中相互渗透，如龙骨、牡蛎、珍珠母有平肝潜阳作用，同时有宁心安神作用；龙眼肉、莲子可以益气健脾，但同时可以宁心安神；陈皮可以健脾化痰，同时可行气解郁，将中药的效果发挥到淋漓尽致。虢教授在治疗该病上除了药物的治疗同时注重情志的调节，认为抽动障碍的治疗与情志因素密切相关，嘱病人尽量要培养各种兴趣，转移自己的注意力，多参加娱乐活动，并告知患者家属多查阅相关资料认识本病，家人、朋友多配合，多与患者交流，转移患者注意力，不要一味地给病人施加压力，鼓励患者树立对疾病的信心，给予支持、肯定、安慰，避免让患者过度劳累，精神紧张。一言概之，四法并存，辨证施治，随症加减。

第八节　抑郁症"三期、五脏、十候"诊疗模式的理论探索

抑郁症作为现代生活一种常见的精神心理疾病，有着较高的发病率。国内资料显示，综合医院住院患者中精神障碍发生率为 20%～70%。而这些患者因形式多样的躯体不适，多数就诊于各大综合医院，由于其躯体主诉繁多，这些患者通常选择中医院寻求中医"调理"，但目前我国各级中西综合医院对此类疾病的识别及治疗水平不足。世界卫生组织分布在全世界有 15 个中心，据统计，患者平均心理障碍识别率为 51.2%，其中中国最低，仅 15.9%。另有研究显示，我国综合性医院心理障碍患者按照躯体疾病接受治疗者占 85.7%，从未接受过心理咨询、治疗者占 80.2%，用迷信等方法治疗者占 36.3%，说明我国综合医院对已识别的心理障碍处理率低，且大部分治疗并不规范。对于各级中医院来说，这更是一个重要的挑战。目前，中医药治疗抑郁症的研究日渐增多，主要立足于辨证施治采用中药汤剂治疗，但大家均各执一方，辨证及方药的不一致，使得各方治疗经验难以得到有效的重复或复制。建立以抑郁症为例的中医诊疗规范，能有效发掘、规范中医特色心理诊疗技术，整体提高中医师对抑郁症识别、诊治能力，能提高中医整体服务水平，具有十分重要的现实意义。

一、"三期、五脏、十候"诊疗规范的形成

近年来，随着中医界对抑郁症研究的广泛开展和不断深入，中医药治疗抑郁症的优势得到了相当的肯定。但上述对抑郁症证型诊断种类之多、之杂却可以充分反映目前临床各家对抑郁症的中医认识和治疗方药仍缺乏统一的认识，处于混乱状态，考虑可能的原因是抑郁症临床表现复杂多样、病程长、易复发且容易合并各样的躯体疾病，各医家对抑郁症临床分型仁者见仁、智者见智、各执其词。虽然目前也出台了一些基于专家意见的证型标准，如中国中西医结合学会精神病专业委员会在九江会议制定的《躁郁证的中西医结合辨证分型标准》，全国科学技术名词审定委员会公布的《中医药学名词》等，但上述标准证型显然不能满足临床实际的需要。故我们急需一套临床实用，又得到公认的抑郁症标准诊疗规范。基于本课题组长期的临床经验及专家组讨论论证，我们提出抑郁症"三期、五脏、十候"诊疗规范。"三期"即急性期、巩固期、维持期三阶段，"五脏"即"肝、心、脾、肺、肾"，"十候"即通过我们上述证型分析及科学研究总结出的十种常见抑郁症临床中医证候。

二、"三期、五脏、十候"是以"分期序贯治疗"为纲的辨证论治

抑郁症发病具有高发病率、高复发率、高致残率的特点。学术界倡导，只有进行全程治疗才能达到"临床治愈"的目标。目前《中国抑郁障碍防治指南》将抑郁障碍的全程治疗分为急性治疗期、巩固期、维持期3期，并按此分期分别确定治疗目标和对策。我们的临床经验发现，在抑郁症治疗期、巩固期、维持期的发展过程中，其中医证候特征及转归各不相同。对于抑郁症来说，中医学认为情志不舒，气机郁滞，脏腑功能失调为主要病机。其病变规律是：思虑过度使肝失条达，气机不畅，以致肝气郁结而见心情抑郁、情绪不宁的核心症状；因气为血帅，气行则血行，气滞则血瘀，气郁日久化火，见肝郁化火证候，症见急躁易怒，胸胁胀满，口

苦而干等；火易伤阴，母病及子，肝火太旺耗伤心阴，而见心肝郁热型，症见烦躁易怒，失眠多梦等症，故抑郁症急性期多以实证为主，病位主要在肝；肝郁日久则横逆犯脾，脾失运化则脾的消磨水谷及运化水湿的功能受到影响而见肝郁脾虚之证候；脾主运化，脾虚则气血生化乏源，心神失养，导致心脾两虚，症见多思善疑，头晕神疲，心悸胆怯；而脾失健运，水液代谢紊乱，会产生痰湿、血瘀等病理产物，而见痰气郁结、气滞血瘀等证候，故抑郁症巩固期多以虚实夹杂为主，不同患者其虚实偏重有所不同，病位主要在肝、心、脾三脏；由于抑郁症发病受多种因素影响，病情易反复，故在维持期如果患者坚持治疗，以达阴平阳秘，则病情向愈发展；如自行中止治疗，在外因影响下病情复发，则会耗伤肾气，见兴趣索然，神思不聚，善忘，腰酸背痛等症，辨证为肝郁肾虚，肾虚，亦可累及他脏，而见五脏俱虚之候，预后不佳。

基于上述抑郁症病机发展特点，我们提出以"分期序贯治疗"为纲来辨证论治抑郁症，即先分期、再分型，以从整体上定位、定性，把握疾病的演变转归趋势。根据抑郁症在急性期、巩固期、维持期三阶段的不同证候特点，充分发挥多样化的中医治疗单元优势，分阶段、个体化采用中药、针灸、外治、中医语言疗法、中医特色心理治疗等多种治疗手段捆绑式、序贯性治疗抑郁症的辨证治疗模式，现分述如下。

（一）急性期

治疗单元包括中药辨证论治治疗、针灸、内醒静神法及脑电生物反馈治疗，以中药辨证治疗与针灸治疗为主。由于急性期抑郁症病人内在动力较差，不能主动参与治疗，故第一期治疗以病人被动参与治疗为主。中药治疗根据辨证论治的原则，依据标准证型诊断，不同证型选用不同的方药，如肝气郁结型选用柴胡疏肝散；心肝郁热型用郁乐冲剂；痰火扰心型选用黄连温胆汤等；针灸推拿治疗包括选穴及针法仍以辨证治疗为基本原则，以人中、内关、神门、太冲为主穴，辨证为肝气郁结型加用曲泉、膻中、期门，气郁化火型加用行间、侠溪、外关等，心肝郁热型加用心俞、少海、通里、三阴交等。另外，脑电生物反馈治疗，是根据脑波同步及经络平衡原理用特殊编制的声、光信号频率变化的影响，来调节、平衡人体的脑电活动水平及兴奋水平，从而有效改善抑郁症状，并增加服药依从性，有效地配合内醒静神法治疗。最后，还可在操作手册及治疗师选择治疗方案的建议下，按照规范化操作步骤让患者进行自我冥想，其主要目的是增加患者积极面对目前病情及配合其他治疗的依从性，并使患者在第一期被动地治疗后，提高积极治疗的主动性。

（二）巩固期

巩固期治疗是在病人好转、能积极主动参加治疗的情况下，由核心治疗师建议患者逐步增加主动治疗措施，如安神保健操、中医系统心理疗法等中医心理治疗技术，配合中药、针灸等被动治疗手段，根据抑郁症病机转化特点，依据标准证型诊断辨证论治。如症见精神抑郁，胸胁胀满，多疑善虑，喜太息，纳呆，消瘦等症，方药采用逍遥散加减，针灸以人中、内关、神门、太冲为主穴，配合心俞、三阴交、太溪、膈俞等穴位性针刺治疗；如症见精神抑郁，胸部闷塞，胁肋胀满，咽中如有物梗塞等症，则中药以厚朴半夏汤为主方，针灸配合丰隆、阴陵泉、天突、廉泉治疗。通过本期的治疗，使得病人更进一步主动参与治疗，在根本上进行从被动到主动的转变，并为进一步提高工作社会功能、生活质量，逐步回归社会，为第三期治疗为准备。

（三）维持期

维持期治疗是在病人已经能够完全主动参与治疗前提下进行，治疗以精神心理康复、回归社会为最终目的。本期的治疗措施主要以病人主动参与为主，以中国式家庭心理康复治疗为主要治疗手段，辅以内醒静神法、中医系统心理疗法、静坐疗法等心理疗法，并逐步减少中药、针灸等被动治疗，进一步加强患者对自我的深层次认识；如在此阶段患者有躯体症状或心理症状反复时，可适当增加中药治疗、针灸治疗等被动治疗单元频次，如症见情绪低落，烦躁兼兴趣索然，神思不聚，善忘，忧愁善感，胁肋胀痛，时有太息，腰酸背痛等症，辨证为肝郁肾虚，以颐脑解郁方加减，针灸采用人中、内关、神门、太冲、期门、膻中、关元、肾俞、肝俞。本期的治疗仍必须在中医辨证施治的前提下进行，核心治疗师应提醒患者通过主动参与各种社会活动，或是互相帮助病友等行为来提高主观能动性，帮助其尽快恢复生活工作能力，逐步回归社会。后期由核心医师及家庭治疗师对患者进行家庭护理指导：包括饮食、个人生活等护理，如对精神发育迟滞的病人进行耐心训练、引导等；对老年痴呆的患者帮助他们自理个人生活，经常强化病人的记忆，鼓励病人多用脑、多看书等，以延缓疾病的发展；对患者家属，主要在家庭护理知识方面进行专门的培训，并让家人及督导员监护。

三、"三期、五脏、十候"是以"五脏神"理论为目的辨证论治

通过证素因子拆分，我们不难发现，抑郁症与"肝、心、脾、肺、肾"五脏发病密切相关，这可能与中医"五脏藏五神"理论有关。《黄帝内经》将"神"分成神、魂、魄、意、志五个部分，分属于五脏。《素问·宣明五气》曰："心藏神，肺藏魄，肝藏魂，脾藏意，肾藏志。"《素问·阴阳应象大论》云："人有五脏，化五气，以生喜怒悲忧恐。"因此，以五脏神理论为指导的抑郁症辨证论治，是符合临床实际的研究思路。

（一）肝主疏泄

肝具有保持全身气机疏通畅达，通而不滞，散而不郁，推动血和津液运行的功能。气血的正常运行是保证正常的情志活动的物质基础。若肝气疏泄不利，条达失宜，气机失调，则气血紊乱，或滞而不爽或亢而为害。可见郁郁不乐，欲哭，寡言少欢，多疑善虑等；或见急躁易怒，失眠多梦等。《医碥》说："郁则不舒，则皆肝木之病矣。"后世章演《图书编·养肝法》言："肝属木，藏血，魂所居焉，人之七情，惟怒为甚……善养肝脏者，莫切于戒暴怒。"

（二）心藏神主神志

《黄帝内经》明确记述了心与神的关系。《素问·宣明五气》说："心藏神。"《素问·灵兰秘典论》云："心者，君主之官，神明出焉。"《灵

枢·本神》云："所以任物者谓之心……因虑而处物谓之智。"其从任物到处物概括了心对外界客观事物的反应，即意识思维过程。《孟子·告子上》说"心之官则思"，说明心在思维活动中的重要作用，在五脏六腑精神活动中，心是主宰者。《灵枢·邪客》曰："心者，五脏六腑之大主也，精神之所舍也。"除思维活动外，心还是人体情志的发生之处，同时心主血脉，五志随心所使。心在五脏之中具有特殊的地位，若七情内伤而影响到心主神明的功能，则会出现精神、意识、思维活动的异常，临床可见失眠、多梦、神志不宁，甚则谵狂；或见反应迟钝、健忘、精神萎靡，甚则昏迷等。如《灵枢·素问》曰："悲哀愁忧则心动，心动则五脏六腑皆摇。"

（三）脾为后天生化之源

《类经》云："心为脏腑之主，而总统魂魄，并该意志，故忧动于心则肺应，思动于心则脾应……此所以五志唯心所使也。"说明气血是神志活动的物质基础，脾乃后天之本，气血生化之源，为心主神志提供了强有力的支持与保障，脾能营气养心，固摄心神，为养神固神之脏。临床常见心脾两虚证是抑郁症常见证型，表现为多思善疑，头晕神疲，心悸胆怯，失眠，健忘，纳差，面色不华，舌质淡，苔薄白，脉细。《黄帝内经》云："脾在志为思，即思考、思虑为五志之一。"《素问·阴阳应象大论》中"人有五脏化五气，以生喜怒悲忧恐"不提"思"志，就是因为各志俱已含思在内，把这种情况归于脾居中焦，为气机枢纽，有主持其他脏腑气机之功，甚至认为思是情志活动中心，是七情的出发点和归宿。正如戴思恭所言："凡有六淫、七情、劳役妄动，故上下所属之脏气，致有虚实克胜之变。而过于中者，其中气则常先四脏，一有不平，则中气不得其和则先郁，更因饮食失节，停积痰饮，寒湿不通，而脾胃自受者，所以中焦致郁多也。"

（四）肺在志为忧

肺主气，朝百脉，能化生气血，强力支持心主神明的功能，为情志之辅脏，肺在志为忧，忧对于人体的主要影响是损伤肺中精气和肺的宣降运动失调，气行不利，进而导致肺气耗伤。心为神之主，心肺同居上焦，肺又为心之辅，肺助心调节全身。若心肺阴虚，百脉失养，故而影响到精神、饮食、睡眠等，表现为神志恍惚不定，语言、行动、饮食和感觉失调等现象。《素问·举痛论》曰："悲则气消，悲则心系急，肺布叶举，而上焦不通，营卫不散，热气在中，故气消矣。"

（五）肾藏精生髓

肾为先天之本，主藏精气，精生髓。《灵枢·本神》曰："肾藏精，精舍志，肾气虚则厥，实则胀，五脏不安。"其指出肾精亏虚可致诸脏不安。《内经搏义》中记载："肾者主蛰，封藏之本，精之处也……精以养神，神藏于精。"其说明肾所藏精为神的物质基础，是神志活动的物质源泉。《灵枢·脉经》曰："人始生，先成精，精成而脑髓生。"说明脑髓有赖于肾精的化生。若肾精化生乏源，可导致脏腑机能衰退，脑神失养，出现髓海不足，临床可见脑转耳鸣、胫酸眩冒、倦怠而卧，以及情绪低落，悲观失望，烦躁易怒，记忆力下降，思维迟缓，反应下降，性欲减低等抑郁症核心症状。《医方集解》中说："人之精于志，兼藏于肾，肾精不足则志气衰，不能上通于心，故迷惑善忘也。"马云枝等提出肝肾亏虚，精血暗耗，髓海失养，加之情志不遂，肝气郁滞，气滞血瘀，元神失充或受扰，而导致卒中后抑郁的发作。

四、"三期、五脏、十候"是以"证素因子"为模型的证候规范

通过上述文献分析，我们不难发现，具有相同或相近含义的证型名称却不一样，证型相同但描述的内容却不一样，且个别临床医家常常主观地捏造众多的符合证型，上面乱象为中医疗效的标准化研究造成困难。为了有效地解决这一技术难题，我们提出"证素因子"模型方案，即将常见证型拆分为基本"证素因子"，并将其分为"病位证素"及"病理证素"，如"肝、心、脾、肺、肾"即属于病位证素，"气郁、痰浊、水湿"等即为病理证素。我们按照参考《中华人民共和国国家标准——中医临床诊疗术语证候部分 GB/T16751.2–1997》拟定诊断标准，分别针对两类"证素因子"

进行统计学回归分析，将"病位证素"与"病理证素"两两结合起来，最后由专家组结合中医理论形成了规范的证型诊断。这样的"证素因子"模型有效地从根本上使得证型的标准化诊断有据可依，并使得抑郁症证候分型尽可能地既满足临床需要又便于科研统计处理。我们所最终形成的10种证型包括以下内容：

（1）肝气郁结：症状见精神抑郁，情绪不宁，胸部满闷，胁肋胀痛，痛无定处，脘闷嗳气，不思饮食，大便不调，舌苔薄腻，脉弦。治宜疏肝解郁，理气畅中。方用柴胡疏肝散加减。

（2）肝郁化火：症见性情急躁易怒，胸胁胀满，口苦而干，或头痛、目赤、耳鸣，或嘈杂吞酸，大便秘结，舌质红苔黄，脉弦数。治宜疏肝解郁，清肝泻火。方用丹栀逍遥散加减。

（3）气郁伤肺：症见平素精神抑郁，失眠，心悸，每遇情志刺激诱发，发时突然呼吸短促，胸闷咳嗽，咽中如窒，但喉中无痰声，苔薄，脉弦。治宜开郁散结，理气降逆。方用五磨饮子。

（4）痰气郁结：症见精神抑郁，胸部闷塞，胁肋胀满，咽中如有物梗塞，吞之不下，咯之不出，舌苔白腻，脉弦滑。治宜行气开郁，化痰散结。方用半夏厚朴汤加减。

（5）肝郁肾虚：症见情绪低落，烦躁兼兴趣索然，神思不聚，善忘，忧愁善感，胁肋胀痛，时有太息，腰酸背痛，性欲低下，脉沉细弱或沉弦。治宜益肾调气，解郁安神。方用颐脑解郁方加减。

（6）心脾两虚：症见多思善疑，头晕神疲，心悸胆怯，失眠，健忘，纳差，面色不华，舌质淡苔薄白，脉细。治宜健脾养心，补益气血。方用归脾汤加减。

（7）心肝郁热：症见烦躁易怒，失眠多梦，眩晕头痛，面红目赤，胁痛口苦，舌红苔黄，脉弦数等。治宜清心泻肝，解郁安神。方用郁乐冲剂。

（8）气滞血瘀：症见精神抑郁，善太息，多梦，性情急躁，头痛，失眠，健忘，或胸胁疼痛，或身体某部有发冷或发热感，舌质紫暗或有瘀点、瘀斑，脉弦或涩。治宜疏肝理气，活血化瘀。方用血府逐瘀汤加减。

（9）肝郁脾虚：症见精神抑郁，胸胁胀满，多疑善虑，喜太息，纳呆，消瘦，稍事活动便觉倦怠，脘痞嗳气，大便时溏时干，或咽中不适，舌苔薄白，脉弦细或弦滑。治宜疏肝健脾，化痰散结。方用逍遥散加减。

（10）痰火扰心：症见心悸，急躁易怒，失眠多梦，受惊易作，便秘尿黄，舌红苔黄腻，脉滑数。治宜清热化痰，宁心安神。方用黄连温胆汤加减。

第九节　虢周科教授治疗中风后抑郁的临床经验

中风后抑郁症（poststrokedepression，PSD）是指发生中风后躯体障碍引发的一种精神抑郁的复杂病症，是中风病最常见的且较严重的并发症之一。据统计，PSD 的发生率为 25% ～ 76%。其临床症状表现为情绪低落、情感脆弱、思虑过度、焦虑紧张、兴趣减退、空虚淡漠、思维迟钝，甚至出现对生活绝望而产生的自杀行为等，而中风后康复又是一个缓慢的过程，严重影响了中风后患者对疾病康复的信心。虢周科教授从医 30 余年，擅长中医药诊治心脑疾病，尤其对本病的治疗颇有独到之处。遣方用药精妙，遵古而不泥于古，治验颇丰，临床疗效显著。笔者有幸师从虢教授，思其精华，受益颇多，现将其临床经验总结如下。

一、虢教授对中风后抑郁症病因病机的认识

虢教授认为，本病属"郁证"范畴。从中医整体观念出发，中风后抑郁症病程可分急性期、巩固期、维持期。中风后抑郁病变在脑，与"五脏"有关。急性期多以实证为主，病位主要在肝；巩固期多以虚实夹杂为主，不同患者虚实偏重有所不同，病位主要在肝、心、脾三脏；维持期若病情反复则以虚证多见，肾虚为主。PSD 的发病与中风后脏腑的阴阳调和有关，以脏腑虚衰为病理基础，而五脏又是人体阴阳自和、气血运畅的主要场所，就中风而言，起病突然，变化急骤，患者突发躯体障碍，生活难以自理，加上社会及家庭地位的改变，患者容易产生思虑不安、情志不舒等不良情绪，而这些不良情绪如果不能及时宣泄，则可影响脏腑气血的

正常运行，导致气血阴阳失调，影响患者的康复。因此从五脏论治更能抓住抑郁症治疗的关键，达到"治本"的目的。虢教授认为患者中风后，在情志不舒、忧虑等因素影响下，会出现气机不畅，肝失疏泄，从而肝气郁结，久郁化火，火郁于内，耗气伤血，气血不足，气滞血瘀；而五志化火，炼液为痰，痰火内盛引起痰火扰心，心神扰动又缺少阴血濡养，心肝蕴热，心神不宁而发病。在五脏气血、阴阳相互影响的病理过程中，以肝脏为核心，涉及心、肺、脾、肾等多个脏腑，变化多端，从而表现出多种临床症状。

二、虢教授对中风后抑郁症的辨证用药

虢教授辨证中风后抑郁症以五脏病位为本，以痰、火、气、血、虚等病性为出发点，辨常见的 10 种中医证型即为"十候"，并博览医书，总结古人经方加上临床经验制定了治疗本病的基础方剂，经临床实践，效果显著。基本药物组成：酸枣仁 30g，龙齿 30g，知母 20g，百合 15g，麦冬 15g，郁金 15g，香附 10g，白芍 15g，川芎 10g，柏子仁 15g，夜交藤 20g，珍珠母 30g，远志 10g。在此基础上，虢教授临证用药，随证加减。肝气郁结者去珍珠母、龙齿加柴胡、枳壳；肝郁化火者去百合、麦冬加牡丹皮、栀子；气郁伤肺者去柏子仁加木香、枳实；痰气郁结者去柏子仁加半夏、紫苏子；肝郁肾虚者加刺五加、五味子；心脾两虚者加白术、茯苓；心肝郁热者去龙齿、远志加柴胡、黄连；气滞血瘀者加桃仁、红花；肝郁脾虚者加柴胡、当归；痰火扰心者去川芎加黄连、半夏。1 剂 / 天，加 500mL 水浸泡半小时，文火煎至 200mL 分早晚服，1 个月为 1 个疗程。

三、虢教授对中风后抑郁症患者的心理调理

虢教授心药兼施，十分重视调摄患者的情志，中风后抑郁的治疗与情志因素密切相关。故虢教授临诊时常耐心倾听患者的各种烦恼，充分了解患者病情，耐心劝慰，鼓励患者解除思想压力，树立战胜病魔的自信心，常使患者豁然开朗。并告知患者家属认识本病，多与患者交流，转移患者

注意力，鼓励患者树立对疾病的信心，有特殊情况及时告知医生。并运用中医心理疗法，着重于疏导患者的情绪，利用穴位按摩、音乐、暗示等疗法以缓解患者的抑郁状态。

四、典型病案

王某，男，51岁，工人。2012年10月08日以右侧肢体半身不遂1月，烦躁易怒，失眠1周为主诉来诊。患者于1月前无明显诱因突然出现右侧肢体无力，遂于当地医院治疗，诊断为"急性脑梗死（左侧基底节区）"，经静脉输液、口服药物（具体不详）及针刺治疗后，症状好转，右侧肢体肌力恢复至5级，生活基本自理。1周前家人发现患者情绪激动，烦躁易怒，食欲减退，入睡困难。服用"氟西汀，20mg，1次/天"，症状无明显改善。

就诊时症见：烦躁易怒，眩晕头痛，失眠多梦，面红目赤，胁痛口苦，食欲减退，舌红苔黄腻，脉弦数。

中医诊断：①郁证（心肝郁热）；②中风－中经络。

治疗：给予前述治疗本病的基础方剂，辨证加柴胡、黄连，减龙齿、远志进行治疗，服用1周后失眠症状改善，情绪稳定，食欲如常，能正常与他人交流。1月后诸症明显改善，日常生活能够自理，对生活充满信心。为巩固疗效嘱再服1个月。

五、讨论

中风后抑郁属继发性抑郁症，与患者的情志不畅密切相关。虢教授充分运用中医整体观念，三因治宜，辨证论治，切合临床实际形成了一套系统的中医诊疗模式，即"三期、五脏、十候"辨证体系来调整人体的阴阳平衡。虢教授认为"三期、五脏、十候"辨证诊疗模式治疗抑郁症能较好地把握抑郁症诊疗脉络，同时又是安全、有效、依从性高的中医治疗手段。虢教授治疗本病的指导思想为疏肝理气解郁，滋阴清热，调理脏腑，养心安神。本方中君药知母清热除烦，滋阴润燥；臣药百合、麦门冬养阴清心安神除烦；白芍入肝、脾经，主养血柔肝补肝阴；郁金、香附清解心肝郁火、疏肝行气；酸枣仁、柏子仁养血补肝，宁心安神；佐使药川芎调肝血疏肝气以解郁；龙齿、珍珠母镇静安神；夜交藤、远志养心安神定志，二者共用可交通心肾之阴阳。方中清热解郁与滋阴养血共举，理气药物芳香走窜易耗伤阴血，用濡养阴液的药物佐制，使全方既无温热之嫌，又无寒凉之弊。魏教授根据本病的临床表现不同，将其分为 10 个证型进行辨证加减施药，来调理脏腑气血阴阳的平衡，以扶正祛邪，标本兼治，取得良好效果。

第十节　卒中后抑郁患者中医心理护理方法探讨

卒中后抑郁（post stroke depression，PSD）是卒中后最常见的并发症之一，临床上表现为情绪低落、兴趣减退、愉快感丧失、自责或内疚感等核心症状，严重时反复出现自杀、自伤观念及行为，不仅严重影响患者的生活质量，还妨碍患者的神经功能恢复，甚至危及患者生命。中医心理护理作为整体护理的重要组成部分，可有效改善患者情绪，促进肢体功能恢复，提高生活质量。现将卒中后抑郁患者中医心理护理方法分述如下。

一、合理利用主客观评估法评估患者的病情

虽然临床上主要由医生做出卒中后抑郁的诊断，但护理人员对卒中后抑郁患者做出病情评估，是制订适宜护理方案的基础，也是整理护理技术不可或缺的一部分。目前主要借助量表进行客观评估。由于大多临床护士缺乏相关心理学系统培训，临床上多采用抑郁自评量表（SDS）和焦虑自评量表（SAS）两种相对简单的量表进行评估。有相关资质及经验的护士，可结合生活事件量表（LES）、艾森克人格测验（EPQ）、汉密尔顿抑郁量表（HDMA）、汉密尔顿焦虑量表（HAMA）等进行评估。但对于许多程度不等的失语或智能损害的卒中后抑郁患者，量表对其并不适用，多采用主观评估法，包括观察患者心理反应及对患者家属调查等具体方法。

二、利用适宜的中医语言疗法进行心理护理干预

卒中作为一种应激性生活事件，除了引起患者抑郁的核心情绪外，尚有焦虑、疑病、自卑等情感反应，护理人员长时间与患者接触，其言行均可影响患者情绪改变。以"整体观念"为指导的中医学非常重视心理因素对疾病发生、发生及预后的影响，并在长期的实践中积累了一些简便易行、易操作的心理疗法，非常适合护理人员这一群体操作。李中梓在《医宗必读·不失人情论》中说："性好吉者危言见非，意多忧者慰安云伪；未信者忠告难行，善疑者深言则忌，此好恶之不同也。"

针对不同病情，选择适宜的语言疗法可显著改善患者病情，现分述如下。

（一）疏神开心法

疏神开心法是指通过取得患者的信任，使其把心中的疑惑讲出，再针对性加以解释，使患者心情舒畅，气血畅通，心神健康，谓之疏神开心法。对于卒中后抑郁的患者而言，当突如其来的中风带来肢体、言语功能等不同程度的损害，很多患者很难接受；同时边缘系统等部位的梗塞会影响认知情感回路，患者表现为烦躁、不安、疑病、抑郁、焦虑等情绪。因此，疏神开心法基本上适用于每一位卒中后抑郁患者，通过对患者的同情、关心，并以耐心的态度、巧妙的语言，引导其无所顾虑，畅所欲言。然后为其进行科学的分析和解释，让其了解到其不良情绪来源于自身，是疾病本身的一种表现，适当地调整自己的认知和态度，就能有效地减少负性情绪对健康的影响。

（二）情志相胜法

情志相胜法又称为情志疗法，是有意识地采用一种情志去战胜、控制、调节相应所胜的另一种情志的一种治疗方法，主要包括思疗、怒疗、喜疗、悲疗和恐疗五种。该疗法理论最早来源于《黄帝内经》。《素问·阴阳应象大论》和《素问·五运行大论》均指出"怒伤肝，悲胜怒""喜伤

心，恐胜喜"等，为本疗法奠定了理论基础。对于卒中后抑郁的患者，根据患者不同的疾病表现，可选择不同的疗法改善其情绪。如中年患者表现出情绪低落，过分担心自己的病情，害怕因为本次中风影响以后的工作及生活能力，则可选用思疗，根据"思胜恐"的原理，引导患者对目前病情进行客观认识，通过理智思考，消除目前盲目恐惧和担心的心情，积极配合医护人员进行康复治疗。

（三）移情调志法

中医认为，当忧愁、悲哀、抑郁之情缠绕心际，难以解除之时，当用移情调志法疗之。通过给患者一个"在于彼而忘于此"的良好环境，将其注意力转移，负性情绪排遣。卒中后抑郁患者多非常注意自己的病情，或希望尽快完全恢复，或害怕肢体功能丧失，或过分担心琐碎小事等，事实上，这些负性情绪都是不利于其正常恢复的。移情调志法通过听曲、谈笑、书法、赋诗、亲友到访等患者感兴趣的形式，转移注意力，当患者在从事上述活动时，亦可以感受到亲朋好友的关心和自己存在的价值，能促进其从不良情绪中解脱出来。

（四）暗示疗法

暗示疗法是利用言语、动作或器械等其他方式，使患者不知不觉中受到积极的暗示影响，以解除其心理上的压力和负担，从而消除症状的一种方法。中医学理论是传统中国文化不可或缺的一部分，利用中医学理论进行暗示疗法，有着独特的文化优势，易被患者理解和接受；同时，在针灸、拔罐等中医治疗的同时，辅以对患者积极的心理暗示，可起到事半功倍的效果。卒中后抑郁患者多有肢体功能缺失，以针灸为载体的心理暗示，不仅可促进肢体功能恢复，亦可有效改善患者情绪，促使其积极配合医师，主动锻炼，从而提高疗效。

其他的方法有安情定神法、以理遣情法、抑情顺理法、暗示疗法、导引术等中医特色心理疗法，均可以根据患者病情需要，辨证用之。

三、存在的问题及展望

在常规的护士培养计划中，往往只开设护理心理学或医护心理学课程，护士掌握心理学知识较局限，且教学内容系统性、针对性、实用性不强，导致护士在实践中很难学以致用。在临床中我们发现，大多数护士需要经过专门培训才能掌握心理护理的相关内容。虽然对中医心理护理方法有所了解，但对于各量表的熟练运用仍有所欠缺。针对这个现状，我们应该把中医心理学培训纳入护士常规培训计划，使其能够把中医心理学的相关内容融入到临床护理的每一个步骤之中，在中医学"整体观念"的指导下，真正实现从护理"病"转换到护理"人"的角色上来，更进一步促进患者的康复。

四、讨论

《素问·上古天真论》说："恬淡虚无，真气从之，精神内守，病安从来。"随着社会的发展，疾病谱也发生了变化，心理及社会因素在疾病的发生发展中扮演着越来越重要的角色。研究表明，高血压、冠心病、哮喘等心身疾病的发作与心理因素密切相关，卒中后抑郁如果得不到及时有效的治疗可增加病残率。对于一名护理人员，在中医"整体观念"及"生物－心理－社会"医学模式理论指导下，有效掌握并熟练运用中医心理护理相关知识，不能再停留于口号式宣传阶段，而更应该运用到工作中的每一个环节，多方面、多层次地认识患者的表现，制订相关心理护理操作流程，让患者真正达到身体和心理的双重健康。

第五章　中医心理进社区

第一节　《中医心理进社区》项目实施及意义

一、项目的意义

社区作为人们以地缘为纽带结成的生活群体，是现代人类聚居的主要方式。通过建立社区医疗服务机构，提供多功能、高质量、全方位的社区服务，可使 90% 左右的健康问题在基层得到很好的、合理的解决，仅有少数患者需要转诊到大医院进行专科治疗。现在世界上公认的以社区为基础的正三角形的（又称金字塔形）医疗保健体系是最为理想的保健体系，其宽大的底部就是可以被社区居民广泛利用的。把中医心理学治疗理论及方法引进社区，既适应了我国的医疗卫生改革，也提高了广大基层群众享有初级卫生保健的质量；有利于解决社会老龄化，疾病谱改变的问题；有利于解决医疗卫生资源分配不平均和医疗费用上涨过快的问题；有利于生物、心理、社会多层面照顾；从而用比较低的费用和较少的卫生资源，获得比较理想的健康效果。

中医药在治疗心理疾病方面有很好的疗效和独特的优势，中医历代典籍中记载了大量的心理疾病及其治疗方药，如《灵枢·本神》曰："是故怵惕思虑者则伤神，神伤则恐惧流淫而不止……喜乐者，神惮散而不藏；愁忧者，气闭塞而不行。""心者，五脏六腑之主也……故悲哀愁忧则心动，心动则五脏六腑皆摇。""怒伤肝。""喜伤心。""怒则气上，喜则气缓，悲则气消，恐则气下，惊则气乱，思则气结。"概括地说，中医心理学治疗心理疾病既注重人的病变的消除，也注重人的社会性和文化性对机体心理状态的影响，该学科创造性地将人体的心理活动与自然环境、社会环境、机体状态等因素结合起来进行综合考察，探讨人的生命运动规律的理论，仍具有现代时效性，并反映出西医学目前所倡导的"生物－社会－心理"医学模式结构。不难看出中医心理学的理论体系与我们目前正在开展的社区卫生服务的医学模式和思维理念在很大程度上颇为吻合，极易形成有机的结合。所以，中医心理学的理论体系有助于社区卫生服务学术框架的建设。

中医心理社区干预是既专门研究社区患病人群，更着重满足广大社区居民心理健康卫生需要的中医心理学的一个分支，是富于人性化的中医临床医学，它能够给予社区居民提供个性化的心理健康服务。社区中医心理医生同时注重满足病人疾病的诊断治疗以及一般社区居民心理健康的需要，注重提供以心理疾病或其他病人为中心的、人性化、个性化的心理健康保健服务。由于各种心理卫生问题已经成为一个严重危害我国人民健康与经济发展，危害社会稳定与社区和谐的关键因素。而我国在心理卫生服务上，与西方发达国家相比，是明显不足的。因此，为社区住户提供中医心理干预，让他们了解引起心理障碍的各种原因，掌握恢复心理平衡的有效方法，并在社区医生的指导下进行有效的治疗，是中医心理学工作者应尽的义务，必然受到社区群众的欢迎。

二、项目的实施

在虢周科教授的带领下，深圳市中医院脑病心理科主任医师、主治医师、住院医师、研究生组成医疗团队，通过为期 2 年的不懈努力，在社区内举办板报 48 期，免费讲座 24 次，印发中医心理学相关宣传册、刊物 2 万册，进行 1 场义诊活动，提高了居民对心理知识的认知率。课题进行过程中举办培训班 2 次，培训社区医护人员 34 人次，对心理健康基础知识、中医治疗心理疾病的方法及优势、心理咨询、各种心理自我保健方法进行

虢周科 临床学术经验集

介绍，使居民对心理知识的知晓及格率由 21.1% 上升至 32.07%，同时为社区健康服务中心开展中医心理咨询和治疗服务的宣传提供了支持与保障，让居民形成"在社区服务中心也能看心理疾病"的认识，提高了社区健康服务中心在居民中的形象，拉近了社区健康服务中心与群众的距离。

同时，我们也调查了解社区健康服务中心的医生对心理知识的知晓率及对心理知识的具体薄弱部分，由深圳市中医院脑病心理科主任医师、主治医师、住院医师、研究生组成教育团队，通过对中医心理社区健康服务中心医护人员进行同一培训，具体步骤：① 首先发放《简明精神病学》《心理咨询教程》等教材及相关纪录片 DVD 进行自学 1 个月，并以问卷形式进行考核，使医护人员对心理疾病有较为系统化的认识。②然后集中授课 1 周，之后每周讲课 2 次，共 1 个月，授课内容以常见心理疾病的诊断、预防、治疗、干预等为主，并穿插观看教学纪录片等形式。③采取跟诊的形式进行实习，让社区医师参与心理卫生专科医师对心理疾病患者的诊疗流程，对心理疾病有感性的认识。通过以上培训方式，医生对心理知识的知晓及格率由 66.67% 上升至 85.48%，规范了包括接诊、治理、随访的业务流程，保证社区诊疗质量、服务水平达到标准，从而降低病人的漏诊率。对干预社区的抑郁症患者进行全程中药治疗、安神解郁脑保健操、随访、内醒静神法的中医综合干预，对比对照组（西药和认知治疗），社区中医综合干预组在治疗 1 个月、6 个月、18 个月、2 年后 GQOLI-74 评分比治疗前均增长，生活质量得到明显改善（$P < 0.05$）；HAMD-17 各因子评分及总分比治疗前均下降，抑郁情绪得到明显改善（$P < 0.05$），从而证明社区中医综合干预治疗抑郁症有良好效果。社区中医综合干预组的脱落率只有 8%，大大低于对照组的 20%，显示患者对此方法较易接受，依从性高，能坚持服药及其他治疗。这是因为国人特别是广东人向来有用中药调理身体的习惯，凉茶、药膳粥、药膳汤、药膳菜等已经深入民心，因而人们较易接受长期服用中药以改善体质的理念。而且本综合干预注重治疗和预防，后期随访并重，由医生每月在干预组社区健康服务中心为患者或其家属讲课，直接指导患者正确用药，直接促进患者或通过与患者家属的密切沟通争取患者家庭的配合，令患者保持生活规律、正确进行自我保健和护理、按时复诊，大大提高患者依从性。

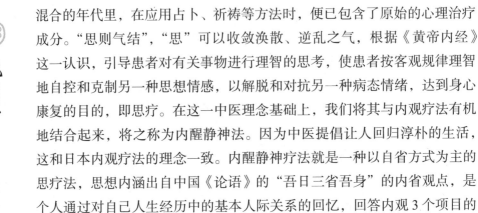

中医学历来重视心理因素在治疗中的重要作用，即使在上古时期医巫混合的年代里，在应用占卜、祈祷等方法时，便已包含了原始的心理治疗成分。"思则气结"，"思"可以收敛涣散、逆乱之气，根据《黄帝内经》这一认识，引导患者对有关事物进行理智的思考，使患者按客观规律理智地自控和克制另一种思想情感，以解脱和对抗另一种病态情绪，达到身心康复的目的，即思疗。在这一中医理念基础上，我们将其与内观疗法有机地结合起来，将之称为内醒静神法。因为中医提倡让人回归淳朴的生活，这和日本内观疗法的理念一致。内醒静神疗法就是一种以自省方式为主的思疗法，思想内涵出自中国《论语》的"吾日三省吾身"的内省观点，是个人通过对自己人生经历中的基本人际关系的回忆，回答内观3个项目的提问，让求助者重新认识自己，意识到自身人际交往中存在的问题，以解决由于性格、生活经历中的非理性因素所造成的人际关系障碍及其所带来的心理困扰，达到"恬淡虚无，精神内守"的平和心态。

中医综合干预方法也有良好的操作性。本综合治疗方法中的（内观疗法）内醒静神法、脑保健操相对于其他心理疗法或按摩导引更简单易学，易于被社区医生和居民掌握，不受场地、人数、器械设备的限制。此外，内醒静神法与单用认知疗法相比，后者通常需要心理医生积极对患者采取一对一的关注，帮助患者发现自身的自动负性思维，发掘问题产生的原因，对心理医生有一定的要求。而内醒静神法对心理医生的要求不高，其自我治疗的特色浓厚，经过患者一周时间在医生指导下反复练习，被患者理解和掌握后就能调动起患者主动地调整个人认知结构，可以在日后生活中自我反复进行，解决了现时心理咨询师、心理治疗师普遍不足的问题。患者及其家属到社区医院便捷，直接到社区医院随询也十分方便。

三、项目的未来

中医心理学是用中医理论和实践研究人的心理活动规律及心理因素在人体疾病的发生、发展、诊断、治疗过程中的作用及其规律的一门学科。中医学有其独特的理论和丰富的实践经验，是一门独立的医学体系。中医学的基本特点是整体观念和辨证论治，"形神合一"是整体观的基本内容之一。辨证论治的中心思想是因人制宜，按照个体心身特点及其对疾病的反应状态而进行辨证治疗。因此，从"生物-心理-社会"这一全新医学模式出发的中医心理学思想是整个中医学术内容的重要组成部分，重视对心理现象的研究，是中医学基本特征的重要体现。随着社会的发展，现代生活、工作节奏的加快，心理危机这个词越来越受到社会的关注。2010年富士康集团14起跳楼事件引起社会乃至全球的关注，此时就需要一些专门的机构和专业人员来进行危机干预。世界著名精神卫生专家呼吁，除了现有的专业危机干预机构之外，还应广泛建立社区服务网络，让所有有心理危机的人都能得到及时疏导和有效的干预。同时，危机干预也是一个国家和地区精神文明与社会发展的重要标志之一，应引起全社会的重视与投入。

随着社会的进步和发展，社会竞争的日趋激烈，使人们心理上承受的压力越来越大，已严重影响到人们的身心健康。在今后很长的时间里，心理社会因素必将是影响人们健康的一个重要的、不容忽视的问题，人们对心理卫生服务的需求也会越来越大。但是目前的心理卫生服务还基本上止于单一的医院心理咨询服务。这远远不能满足社会的需要。针对这种现状，发展社区卫生服务已经成为卫生行政管理部门的重要工作。而中医心理学的理论体系与我们目前开展的社区卫生服务的医学模式和思维观念在很大程度上颇为吻合，极易形成有机的结合。在社区内进行中医心理干预有利于"生物-心理-社会"多层面照顾，能用比较低的费用和较少的卫生资源，获得比较理想的健康效果。更深层次的推动中医心理进社区是符合时代发展的，与时俱进的科学实践。中医心理学则是在这个历史背景下，在国内一些有识之士的大力发掘和努力之下逐渐形成的。

中医心理学治疗心理疾病既注重人的病变的消除，也注重人的社会性和文化性对机体心理状态的影响。同时强调天人合一整体观念的中医学将人体心理活动与自然环境、机体状态等因素结合起来进行辨证施治。临床研究证明，中医药调治心理疾病可以减轻西药的不良反应及停药症状，有效改善抑郁症复发率及伴发的躯体症状等。更重要的是根植于中国传统文化的中医药理论有着更为独特的本土文化亲和力，更易被国人信赖和接受。

经过近几十年的发展，中医心理学的研究内容及方法日趋多样化。近些年来，随着以深圳为代表的心理卫生普及进社区工作的开展，心理卫生知识覆盖率在全国范围内显著增加。深圳市中医院在全国范围内率先开办脑病心理专科，更是将中医心理学从理论导入临床，把具有中医特色的心理治疗方法带给千千万万的社区居民。纵观中医学的历史发展和横向比较中西医的文化特点，在社区内开展中医心理学对继承和发扬中医心理学具有十分重要的学术价值和临床现实意义。首先，发展中医心理学有助于全面把握与发扬中医的人本主义精神；其次，有助于认识中医学的认识论和方法论；再次，发展中医心理学有助于防止医学领域伪科学的泛滥；最后，发展中医心理学将有助于临床心理学的本土化发展。

目前，国家大力贯彻中医进社区和心理卫生进社区的方针政策，发展社区中医心理学可以有效利用中医"简、便、验、廉"的优势来缓解目前"看病贵，看病难"的难题，是与时俱进、惠及民生的新举措、新方法。今后，中医心理学将从突显自身特色，进一步挖掘传统文化，培养中医心理学专业人才，深化学科建设等方面入手，把中医心理学建设成为一门更为成熟、更具竞争力、更能惠及民生的学科。

第二节　在社区内进行中医心理干预的探讨

一、心理卫生进社区的意义

随着社会的进步和发展，社会竞争的日趋激烈，使人们心理上承受的压力越来越大，已严重影响到人们的身心健康。在今后很长的时间里，心理社会因素必将是影响人们健康的一个重要的、不容忽视的问题，人们对心理卫生服务的需求也会越来越大。我国目前的心理卫生服务还基本上止于单一的心理咨询项目，而且主要为医院心理咨询方式，远远不能满足社会的需要。针对这种现状，发展社区卫生服务已经成为卫生行政管理部门的重要工作，国家也着重强调了要发展社区心理服务。作为社区卫生服务机构的社区医院，在以人的健康为中心，家庭为单位，社区为范围，需求为导向，以满足社区居民疾病卫生服务需求为目的的卫生服务中，也应该把心理卫生服务放在重要的位置，使之成为解决社区居民心理问题，为其提供方便、快捷、有效的服务的重要场所。社会对心理健康服务的需求也越来越大，而我国心理健康服务资源又相对短缺。因此，在现有社区卫生服务体系框架内充实心理健康服务，为社区住户提供心理咨询，让他们认识引起心理障碍的各种原因，掌握恢复心理平衡的有效方法，并在社区医生的指导下进行有效的治疗，已经成为越来越紧迫的客观要求。

二、国内外研究概况

（一）国外心理卫生进社区的研究概况

在社区背景中探讨心理学的应用，是20世纪60年代以来国外心理学特别是西方心理学的重要领域之一。社区心理学的发展与西方临床心理学者的实践有关。社区心理学出现的直接原因在于20世纪60年代中期，传统的由职业心理医生只对个人或小团体给予咨询、评价和治疗的临床心理服务模式，日益暴露出缺陷和问题——职业心理医生数量有限，不能够满足社会的需要，仅靠职业心理咨询或精神科医师并不能很好地解决人们的心理问题。在治疗和补救一些顽固性的行为问题方面存在困难，社会、经济、文化和其他众多因素总是干扰或影响着临床心理服务，以至于效果不理想。许多临床心理学家参与到青少年酗酒和吸毒问题的研究中，但是这类问题不仅仅是一个学术问题，因为它们与政治和社会政策联系在一起。因此，一些临床心理学家在认识个体生理和心理面貌的同时，逐渐把兴趣和视野转移或扩大到人们的同伴群体、邻居、社区风气和社会规范等方面，并认识到社区在预防心理问题的主要作用。

综上所述，在社区进行大规模全面的、深入的临床心理医学干预研究，即使国外亦没有较好的范例。

（二）国内心理卫生进社区的研究概况

目前对社区居民的关注，仅停留在对各种统计数据上，而对社区居民一般心理健康状况、心理危机干预都没有较深触及。以心理疾病中的抑郁症为例，虽然抑郁症的患病率比较高，但是大致只有 1/3 的程度较重的抑郁症患者到专业医疗机构寻求诊断治疗，大部分的抑郁症患者在社区没有得到恰当的诊断和治疗。

1.社区心理现状调查

黄劲梅等对某社区人群筛查发现的 336 例心理疾病患者采取针对性的药物、心理、医疗、护理等综合性社区干预与康复措施，经过 3 年社区干预。结果：社区干预康复措施的落实率由干预前的 63.2% 上升到干预后的 99.7%；患者的病情改善率由 18.1% 上升为 43.2%；使患者的劳动能力有较好的改善，全劳力和半劳力由 13.0% 上升为 33.0%；干预后患者的生存质量显著高于干预前的水平。

2.社区内老年性抑郁症的研究

胡志等的研究通过建立合肥市城市社区老年抑郁症的流行病学本底资料，采用整群随机抽样方法，对 1736 份有效样本进行了描述性分析、卡方检验和 Logistic 回归分析。结果显示社区干预可以降低老年抑郁症的发病率，其认为早期识别和诊断老年抑郁症并及时给予社区干预或治疗措施，具有巨大的社会效益和经济效益。

三、中医心理学进入社区的意义

中医药治疗心理疾病有很好的疗效和独特的优势，中医历代典籍中记载了大量的心理疾病及其治疗方药，如《灵枢·本神》曰："是故怵惕思虑者则伤神，神伤则恐惧流淫而不止。喜乐者，神惮散而不藏；愁忧者，气闭塞而不行。""心者，五脏六腑之主也……故悲哀愁忧则心动，心动则五脏六腑皆摇。""怒伤肝。""喜伤心。""怒则气上，喜则气缓，悲则气消，恐则气下，惊则气乱，思则气结。"《伤寒论》所载小柴胡汤证有着繁多的躯体症状，实为现代的焦虑症。《金匮要略》记载了郁病的脏躁及梅核气，以及百合地黄汤证，提出的治疗药物有效地被运用于临床。元代《丹溪心法》提出了气、血、火、食、湿、痰六郁之说，创立了六郁汤、越鞠丸等相应的治疗方剂。明代以后，始把情志之郁作为郁病的主要内容。《景岳全书》将情志之郁称为因郁而病，所论述的证治方药内容丰富，用药清新灵活。中医认为，"心主神明"，心为五脏六腑之大主，而主统魂魄意志。李时珍提出脑为元神之府，王清任认为"灵机记性在脑"。《黄帝内经》认为"五脏六腑之精气，皆上注于目"，通过目系"裹撷筋、骨、血、气之精与脉并为系，上属于脑"。脑通过与五脏精气的联系而影响情感、思维、意志等精神活动，由此可见，心与脑共主神志、情感。张锡纯云："神明之体藏于胆，神明之用出于心。"神志情感虽由心脑共主，而分属于五脏，故忧动于心脑而肺应，思动于心脑则脾应，怒动于心脑则肝应，恐动于心脑则肾应，凡喜、怒、忧、思、悲、惊、恐七情，虽分属五脏，然无不从心脑而发。

概括地说，中医心理学治疗心理疾病既注重人的病变的消除，也注重人的社会性和文化性对机体心理状态的影响，该学科创造性地将人体的心理活动与自然环境、社会环境、机体状态等因素结合起来进行综合考察、探讨人的生命运动规律的理论，仍具有现代时效性，并反映出西医学目前所倡导的"生物－社会－心理"医学模式结构。不难看出中医心理学的理论体系与我们目前正在开展的社区卫生服务的医学模式和思维理念在很大程度上颇为吻合，极易形成有机的结合。所以，中医心理学的理论体系有助于社区卫生服务学术框架的建设。

四、讨论

笔者认为，中医心理学在心理疾病的治疗方面具有相当大的优势，在传统中医理论的指导下，结合临床让中医心理学进入社区具有现实意义。中医心理学强调未病先防，既病防变，大量的临床实践证明中医心理学对心理疾病的防治具有很好的效果，这样就极大地减轻了患者身体上、精神上抑或是经济上的疾病负担。中医心理学强调辨证论治，因人制宜，其灵活多变的治则体现了西医学中的个体化诊疗及当代社会以人为本的思想，也更受广大患者的欢迎。

在目前的心理疾病的诊疗中，是以西医为主的，尤其是有关各种心理疾病的新药开发源源不断，这些药物对心理疾病目前看来确实具有较好的疗效，但尚缺乏足够长期的随访，且多数西药副作用较大。新一代抗抑郁制剂虽相对副作用较小，但价格较为昂贵，而且也由于人们的文化差异难以被不少心理疾病患者接受。为寻求更安全、有效，不良反应更小，价格低廉的抗抑郁药，越来越多的研究者将眼光投向中医药领域。中医药治疗抑郁症以传统中医理论为指导，取得了较好的疗效。多靶点作用的中医药疗法对此类疾病有较大优势。在对社区内患病人群的综合治疗过程中，发挥中医药治疗副作用小、价格便宜的特点，达到中西医取长补短的最佳结合，满足了人民群众迫切需要得到的有效、经济、方便、实惠的医学服务的愿望，因而势必会受到人民群众的欢迎，也非常符合当前我国卫生事业改革的内容和方向。因此，中医药在社区心理卫生服务中的应用，是社区卫生服务稳步开展的有力措施，也是保证社区卫生服务的可持续发展的重要力量。

由于中医心理学植根于博大精深的中国传统文化，中医心理学的理论基础、临床实践中都深深地打上了中国传统文化的烙印。而且这门具有深厚本土文化气息的学科，在临床实践中所拥有的通俗易懂的中医心理学语言，简便易行的诊疗手段及良好的疗效，易为同样受我国传统文化熏陶的广大人民群众所接受，故而中医心理学在人民群众当中具有深远的影响。且自古以来中医心理学有着强烈的亲和性，其医学思想及诊疗特点非常适合个体化、小范围、简便性的操作。其治疗手段丰富多样，非常适合于社区门诊及家庭医疗服务的方式，至于其预防学思想及对亚健康的调治特色，更为社区人群的健康提供了十分有效和可靠的保证。

既往社区居民的心理健康干预措施大多是对于社区患病人群的干预，而笔者认为，社区的中医心理干预不仅仅是针对于患病人群，更多的是面向广大群众，符合西医学的"生物－社会－心理"模式，是富于人性化的中医临床医学，它能够给予社区居民提供个性化的心理健康服务。为社区住户提供中医心理干预，让他们认识引起心理障碍的各种原因，掌握恢复心理平衡的有效方法，并在专科医生的指导下进行有效的治疗，是中医心理学工作者应尽的义务，必然受到社区群众的欢迎。社区内进行中医心理干预措施，既包括心理学知识的普及，也强调中医心理学知识的推广，例如中国历史文化、民间俗语的应用，中医药、针灸辨证治疗、预防心理疾病，以及具有中医特色的行为治疗、工娱治疗，如太极拳、气功、吐纳等，作为干预措施设立在中医心理社区健康服务中心。

综上所述，在社区内进行中医心理干预有利于"生物－社会－心理"多层面照顾，建立起具有整合功能的社区干预网络，形成方位广、服务全面的新型社区干预系统，从而用比较低的费用和较少的卫生资源，获得比较理想的健康效果。这样从综合的角度研究社区居民的心理健康，着重以预防为主，提高整个社区预防心理疾病的能力，达到降低导致心理疾病的危险因素水平的效果，提高社区居民生存质量。

第三节　抑郁症患者社区中医综合干预 2 年的疗效观察

从我国目前情况来看，无论对大多数并没到专科医院或综合医院专科就诊的抑郁症患者还是对小部分在门诊治疗或经短暂的住院后回归社区中维持治疗的抑郁症患者，他们都生活在社区中，如何在社区中采取各种措施治疗抑郁症，提高患者的生活质量，对抑郁症患者的康复十分重要。为此，我们将研究地点放在社区，把符合研究标准的患者分为干预组和对照组，在社区内进行了 2 年的干预治疗，发现在社区中进行中医综合干预对抑郁症患者抑郁症状、生活质量、复发率有积极影响。

一、实施方法

我们选用区域随机法，在深圳市中医院辖下的 7 个社区健康服务中心随机抽取 2 个社区，分为干预组和对照组，并在这两个社区中各随机抽取符合研究标准的抑郁症患者进行入组研究。两组患者的性别、年龄、学历、发病年数进行基线比较，差异无统计学意义，两者具有可比性。对照组予口服 5-HT 再摄取抑制剂（SSRIs），失眠者短期晚上加用舒乐安定或阿普唑仑，并予认知疗法。干预组采用中医综合诊疗措施，包括中医药辨证及随证加减（失眠者加用舒乐安定、阿普唑仑），内醒静神法，安神解郁脑保健操，健康教育和电话随访。

（一）中医药辨证及随证方药加减

根据辨证论治的原则，首诊对不同证型和兼症患者选择不同的方药，其后各复诊均根据具体证候变化做出相应的调整，保证理、法、方、药的一致性，如肝气不舒型用柴胡疏肝散，心肝郁热型用我科研发的郁乐冲剂，痰热交阻型用黄连温胆汤，血行瘀滞型用血府逐瘀汤，痰气郁结型用半夏厚朴汤，心神惑乱型用甘麦大枣汤，心脾两虚型用归脾汤，心阴亏虚型用天王补心丹，肝阴亏虚型用滋水清肝饮，髓海不足型用七福饮，肝肾阴虚型用六味地黄丸；兼气虚倦加党参、黄芪，兼津伤口干加沙参、玉竹，兼胆气虚失眠加酸枣仁、夜交藤，兼脾约证便秘加大黄、麻子仁等，中药日1剂，分2次（早晚）饭后服。每月预约干预组患者门诊复诊1次，持续2年。

（二）心理干预

以内观疗法（内醒静神法）对患者进行心理辅导。具体措施为每周预约10名干预组患者到社区健康服务中心进行每日5小时、持续1周的内醒静神治疗，直至每个干预组患者都已完成为止。实施方法及内容为，让患者在单独的房间里独自静坐，与外界隔离。首先让患者听中医音乐，引导干预者入静，然后开始依次凝想从出生到现在与母亲、父亲、祖父母、兄弟姐妹每一个人的互动情况。具体包括：①他人为你做了什么？②你为他人做了什么？③给他人添过什么麻烦？每隔2小时患者会接受医生的查看，由医生控制患者报告内容，时间为3～5分钟，并根据需要，运用中医语言、中国民俗语言给予指导。1周内醒静神法结束后，鼓励患者以相同方法在其他时间单独进行，并于每半年集中进行内醒静神法治疗1次，持续2年。

（三）安神解郁脑保健操

由医生演示安神解郁脑保健操，并指导患者具体操作，频率为每天2次，连续7天为1个疗程，每3个月治疗8个疗程，持续2年。脑保健操具体做法：①闭目养神：自然站立，两足分开与肩同宽，足尖向前，抬头，颔略下收，舌抵上颚，唇合齿叩，两手自然下垂，全身放松，两目微闭，凝神守气，意守丹田，自然呼吸，3～5分钟。②按压风池：用两手大拇指指腹以中等力度慢速按揉同侧风池穴，顺时针、逆时针方向各10次。③按压太阳：用两手大拇指指腹以中等力度慢速按揉同侧太阳穴，顺时针、逆时针方向各10次。④指端叩头：两手腕放松，两手指十指微弯分开，用指端分别叩打同侧头皮，次序为额区、颞区、枕区及顶区，连续叩击100次。⑤梳发通络：两手指十指微弯分开，插入前发际，由前自后做梳发动作，反复20次。⑥活动颈部：头分别以顺、逆时针方向以中等幅度各旋转10次，动作要徐缓；头徐徐向前伸接着后仰10次。⑦吞咽玉液：唇合齿叩，舌抵前颚，静气片刻，随即舌在口内上下左右旋转搅拌3次，即有津液生出，每搅拌1周，分3次徐徐吞咽，反复上述动作20次。⑧吐故纳新：随吸气，两手掌相对向上伸，如捧物状，超过头顶，随身略向后仰，眼神亦随之凝视，待气吸满，随气吐出之时，两手逐渐翻掌向下，如按物状，缓缓俯身将气徐徐吐尽。在吸气与吐气之时逐渐由短而长，由浅而深，由快而慢，手掌、头、颈、身、眼配合协调，做到完整一气，以此循环往复，气不间断停滞，吸吐要求自然，上述动作反复20次。⑨姿势还原：两足分开与肩同宽，足尖向前，抬头，颔略下收，舌抵上颚，唇合齿叩，两手自然下垂，全身放松，两目微闭，凝神守气，意守丹田，自然呼吸，3～5分钟。

（四）健康教育

1. 对患者及其家属进行定期心理健康教育

每月第一周周六上午，临床经验丰富的主任医师或副主任医师在社区健康服务中心为干预组的患者或其家属讲解抑郁症的中医防治知识，包括如何识别各种抗抑郁药的不良反应，各种不良的认知思维模式，结合中医传统心理文化的自我心理疏导技巧，并派发相关的干预宣传册。缺课者进行个别辅导。持续2年。

2.对普通人群进行健康宣传

深圳市中医院脑病心理科每月在干预组所在社区健康服务中心进行相关知识的普及。形式为在心理卫生知识宣传栏张贴知识，发放心理卫生宣传单、宣传册。共持续2年。

（五）电话随访

由经统一培训的社区健康服务中心的医生每月电话随访干预组患者及其家属，持续2年。内容包括督促患者服药，了解患者情况，采取疏导、支持等心理治疗方法使者以积极乐观的态度面对疾病的困扰，配合药物治疗；向患者家属讲解关心、支持、鼓励对患者的重要性，以提高患者的社会支持度。

研究显示，社区中医综合干预组在干预1个月、6个月、18个月、2年后，GQOLI-74评分比治疗前均增长，生活质量得到明显改善（$P < 0.05$）；HAMD-17各因子评分及总分比治疗前均下降，抑郁情绪得到明显改善（$P < 0.05$），从而证明社区中医综合干预治疗抑郁症有良好效果。干预组的GQOLI-74的社会关系领域分在治疗1个月后高于对照组，心理领域分在治疗6个月后比对照组高，生理领域分在治疗12个月后比对照组高，差异均有统计学意义（$P < 0.05$）。HAMD-17的焦虑/躯体化因子、迟缓因子、睡眠因子、总分在治疗6个月后低于对照组，认知障碍因子在治疗18个月后低于对照组，提示社区中医综合干预方法实施一段时间后多方面的效果优于西药治疗加认知方法。

二、原因分析

中医认为，人是一个统一的整体，躯体生理与精神心理之间有着密切的联系，即"形神一体"，脏腑的生理病理变化影响人的心理变化。《素问·调经论》曰："神有余则笑不休，神不足则悲。"中医治疗心理疾病注重从本而治，着重调治脏腑气血阴阳，以"补其不足，泻其有余，调其虚实"为总则，从而达到阴平阳秘的目的。现代医家运用柴胡疏肝散、逍遥丸、归脾汤、甘麦大枣汤、滋水清肝饮等多个药方对不同证型抑郁症均有临床疗效报道。

社区中医综合干预所含的内醒静神法是在内观疗法的基础上改良而成的。Beck认为抑郁症与消极的认知模式有关，而消极的认知模式是由早期生活中有问题的关系而导致的错误观念以机能障碍的图式内化而成。内观疗法通过使患者主动地对自己从幼年生活开始到现在进行多角度、多层次的理解和反省，从而对自我形象和他人形象进行调整，提高患者的被爱体验和幸福感，改善患者的病理性认知模式。国外学者研究发现，内观疗法对情绪改善具有长期疗效。内醒静神法以内观疗法为基础，融合中医音乐疗法引导干预者入静，令干预者尽快进入状态，并且当干预者觉察到自身的罪恶感时及时鼓励及引导其今后向积极方向改变，从而达到既能通过觉察自身罪恶感而达到祛除拒绝改变的心态的目的，又能防止干预者觉察到罪恶感后深陷其中不能自拔。

安神解郁脑保健操是依据全国名老中医吉良晨的阴阳行气功编制的导引法，可以通畅气血、调和百脉、改善脑部血液循环。有国内学者研究显示：脑保健操有防病健体、祛痛醒脑之功效。

社区中医综合干预方法重视随访和宣传教育，一方面面向患者本人，敦促其服药、讲解疾病相关知识、如何沟通及寻求帮助，另一方面面向患者家属，帮助患者家庭成员了解抑郁症相关知识，警惕患者自杀观念，调动家属对患者的关怀和鼓励，发挥家庭的支持作用。社会支持的最大来源是配偶及家庭内成员。而且，每月的讲课设在社区，创造机会让生活在同一社区的抑郁症患者及其家庭互相认识、交流、鼓励，为患者建立良好的社会支持网络，有助于患者保持心理健康。国内学者研究显示，社会支持可提高个体对生活事件的对抗能力，以削弱应激对机体的不利影响。

此外，社区中医综合干预方法还对干预组患者所属社区的普通人群进行形式多样的心理知识宣传，让干预组所在社区的普通人群对心理健康、心理疾病多了解和认识，从而减少对心理疾病患者的误解、恐惧和歧视，改善患者所处的社会环境。

三、社区中医综合干预的优点

社区中医综合干预组的脱落率只有8%，大大低于对照组的20%，显示患者对此方法较易接受，依从性高，能坚持服药及其他治疗。这是因为国人特别是广东人向来有用中药调理身体的习惯，凉茶、药膳粥、药膳汤、药膳菜等已经深入民心，因而人们较易接受长期服用中药以改善体质的理念。而且本综合干预注重治疗和预防，后期随访并重，由医生每月在干预组社区健康服务中心为患者或其家属讲课。国内很多调查显示：随访可直接指导患者正确用药，直接敦促患者或通过与患者家属的密切沟通争取患者家庭的配合，令患者保持规律的生活，并且正确进行自我保健和护理，做到按时复诊，大大提高患者依从性。

社区中医综合干预方法也有良好的可操作性。本综合治疗方法中的内醒静神法、脑保健操相对于其他心理疗法或按摩导引更简单易学，易于被社区医生和居民掌握，不受场地、人数、器械设备的限制。对比认知疗法，内醒静神法的自我治疗特色浓厚，被患者理解和掌握后能调动患者主动调整个人认知结构的积极性，解决了现时心理咨询师、心理治疗师普遍不足的问题。医院也会对出院病人进行随访，但因人员缺乏，多数情况下随访由护士负责，专业水平欠缺，种种原因影响了随访质量。而本方法由专科医生统一培训社区医生，社区医生每月对100个抑郁症患者及其家属进行系统、规范的随访，注重了随访的质量。患者及其家属到社区医院便捷，且可以随时、直接到社区医院进行咨询。

研究显示，经治疗，干预组和对照组患者的抑郁症状减轻，差异均具有统计学意义（$P < 0.05$），但两组均有部分患者症状反复。考虑这是因为患者本身存在抑郁的体质，经治疗后，小部分患者尚未充分建立正确的、恰当的对生活事件的反应模式，回归于生活及工作中又再次面临各种压力，包括但不限于生理压力、物质压力、人际压力、自然环境压力、社会环境压力。当压力太大时，其病理性的反应模式使患者产生负性情绪，更甚者出现症状反复。而干预组在治疗2年后症状反复率大大低于对照组（$P < 0.05$），再次提示社区中医综合干预法比西医治疗更具优势，更具长

期疗效。

我国针对精神心理疾病的社区干预的研究主要集中在精神分裂症患者，对抑郁症患者如何进行系统、有效的社区干预的研究较少见。本研究尝试在社区中对抑郁症人群运用包括中医药辨证及随证加减、心理干预、行为疗法、健康教育和电话随访在内的中医综合方法进行干预，能发挥中医药疗效、改善患者认知方法，增强患者社会支持系统，从整体性原则出发，考虑到"生物－社会－心理"因素之间相互联系，注重全面改善患者的生理因素、心理因素和社会因素，为患者提供了更有效更系统的治疗，从而明显改善患者抑郁情绪，提高生活质量，提高患者对生活事件的应对能力，减少症状反复，具有短期起效和中长期疗效，而且具有较好的依从性和可操作性，值得在社区推广。

第四节　深圳市中医院社区医生心理知识知晓情况调查

《中国精神卫生工作规划（2002—2010）》及国务院办公厅转发的《关于进一步加强精神卫生工作指导意见》确立的工作目标要求为，到2010年，县级综合性医院的抑郁症识别率达到50%。从这次调查中可见，现阶段深圳市中医药下属的社区医生对精神心理知识的基本知晓率达66.67%，抑郁症识别率达100%，均达到较高水平。究其原因可从调查中找到答案：60%的社区医生曾经在培训班或其他场合学习过心理知识。我市从2005年起对社区医生进行全科医生系统培训，让社区医生适应"生物－心理－社会"医学模式，从而更好地为市民服务。通过本次调查可反映培训卓有成效，今后应继续进行，大力推广。

我们的调查发现，社区医生对一般心理知识有所了解，在诊疗中也注意到心理因素的存在，但对部分具体精神心理知识的认识欠准确、欠全面，如只有43.33%的医生认识到慢性疼痛是精神心理障碍的表现；分别只有16.67%、16.67%、50%的被调查医生认为"老年性痴呆""儿童多动症""酒精或毒品依赖"属于精神心理疾病范畴；83.33%的被调查医生把躯体化障碍判断为广泛性焦虑，40%的被调查医生把惊恐障碍判断为癔症发作；大部分医生表示对精神心理疾病的诊断标准和药物治疗的认识达到指导临床的程度；大部分社区医生只知道副作用较大的传统抗抑郁药物，认识 SSRI 类及其他新型抗抑郁药的分别只有 3.33% 和 16.67%；知道各类易引起抑郁障碍的药物的只有 6.67%。我们认为，今后对社区医生精神心理卫生知识的宣传和教育应注意到这些特点，把心理卫生知识、心理疾病的中西医诊疗知识讲得更深入、更具体、更全面，同时可考虑专科进修、跟诊的学习途径，以降低精神心理疾病的漏诊率、误诊率，更好地为临床服务。

调查显示，社区医生对中医情志疾病的诊断及治疗有所了解，对梅核气、脏躁的识别分别有 83.33% 和 86.67% 的医生能达到，76.67% 的医生知道五脏情志论，83.33% 的被调查医生知道"情志相胜"这一中医心理治疗技术。虽然熟悉中医情志疗法，知道中医药治疗情志病的优势和特色，熟悉针灸治疗情志病的技术的人较少，但表示对中医治疗情志病的方药比较熟悉，曾运用中医药治疗情志病的人则分别有 76.66% 和 80%，这表明深圳市中医院下辖社区健康服务中心的医生掌握了较全面的中医中药、方剂，但对中医心理学尚未形成系统、全面的认识。

中医心理学是继承中国古代哲学对心理现象的认识，运用中医基础理论和实践，与现代心理学相互渗透和交叉，研究心理现象发生、发展规律及心理因素在人体疾病过程中的作用及其规律的一门学科。其基本理论包括形神合一论、心主神明论、五脏情志论、阴阳睡梦论和人格体质论，常用治疗方法包括中医药治疗、心理疗法、针灸疗法、音乐疗法、气功导引等。以治疗抑郁症为例，既往研究显示，中医的优势主要体现在可以更好改善焦虑和躯体症状，可以弥补抗抑郁药起效较慢的问题，可以减轻西药副反应，并且中医心理学符合本土心理学特征，易被国内患者接受，具有较高的依从性。中医心理学虽然从春秋战国时期即开始形成演变，但首次提出中医心理学这一概念是在 1980 年。作为一门新的学科，人们对它缺乏系统、全面的认识是必然的，今后，中医心理学在社区医生中的普及任重而道远。

值得庆幸的是，调查显示 100% 的社区医生肯定中医治疗精神心理疾病的疗效。对中医高度认同是调动社区医生认识、学习中医心理学，在临床中运用中医思维和方法技术干预心理疾病的重要条件和积极因素。所以，在今后对社区医生的继续教育中，应注意推广中医的人文精神，治疗情志疾病的方药和针灸穴位，各种具体可行的中医心理治疗技术，让社区医生在应用中看到疗效，不断增强对中医的信心，从而更多、更好地把中医的人文精神、方药、针灸、中医心理治疗技术运用到临床中去。

第五节　深圳市中医院社区居民心理知识知晓情况调查

社区居民对精神心理知识的知晓状况影响到他们对心理健康的态度与行为，因此提高人们的精神心理知识的知晓程度是广大医务人员的责任。为了了解社区居民的心理卫生知识的知晓程度，从而有针对性地在社区进行心理卫生知识的宣传和教育，为制定相关的政策和相关措施提供参考数据和科学依据，深圳市中医院脑病心理科于 2008 年 6 月～ 2008 年 7 月在深圳市中医院下属 7 个社区健康服务中心（下步庙、新围、人民桥、华强南、鹿滨、保税区、金地海景）所在的社区，调查了社区居民对精神卫生问题的知晓情况以及对心理健康和心理疾病的态度和行为。

调查显示，居民对心理卫生知识的平均正确率为 48.39%，知晓及格率为 21.20%。经统计学检验，不同性别、年龄、受教育程度人群的精神（心理）卫生知识正确率和知晓及格率的差异无统计学意义（$P > 0.05$）。而上海的调查结果显示，除 60 岁以上外，知晓率呈随年龄增加而增加的趋势，受教育程度越高，知晓率越高。这提示深圳具有不同于国内其他城市的特点。分析其原因，考虑深圳社区居民的组成多种多样，且深圳已有许多宣传心理卫生知识的手段，所以各人群间的差别不大。

中国精神卫生工作规划（2002—2010）及国务院办公厅转发的《关于进一步加强精神卫生工作指导意见》确立的工作目标要求表明，普通人群心理健康知识和精神疾病预防知识知晓率 2005 年达到 30%，2010 年达到 50%。从这次调查中可见，现阶段居民对精神心理知识的基本知晓率只有 21.10%，较 30% 的基准低，差异具有统计学意义（$P < 0.05$）。其中对心理疾病认识的平均正确率较低，只有 47.19%，要实现知晓率 2010 年达

50%的目标，需针对居民心理疾病认识较薄弱的环节，进一步普及宣传精神卫生知识。

调查发现，60.55%的被调查者是通过报刊、电视、网络等媒体了解心理知识的，根据居民的这些习惯，可制作小册子、视频短片进行宣传和教育，有网站的社康服务中心还可以把精神心理知识发布在网页上。根据调查结果显示，可将宣传和教育的重点放在精神心理疾病的内涵及表现、身体不适可由心理因素引起、精神心理疾病要以药物和心理治疗相结合、抑郁症的症状、抑郁症的服药疗程这些知晓率较低的问题上。

调查显示，81.65%的人认为精神病患者在稳定期能正常参加工作，但实际中患有精神心理疾病患者在工作中经常受到歧视，这说明态度和行为受多种因素影响，其形成具有一定的反复性，需要长期反复实施干预措施，其效果才能显现并得到巩固。同样地，100%的被访者认同若有心理疾病接受治疗，但实际生活中，被确诊患有心理疾病时，许多人不能接受现实，且拒绝药物或心理治疗。

天人合一的整体观是中医特色之一，中医把人放在自然环境和社会环境中去观察与思考，对人的生理健康与心理健康同样重视。《灵枢·师传》曰："顺者，非独阴阳脉论气之逆顺之也，百姓人民皆欲顺气之也，百姓人民皆欲顺其志之也。"就是说，气血生理的顺畅与心理的舒畅对于健康都是必需的。本次调查也显示人们在患心理疾患时乐于接受中医治疗，74.77%的被调查者对中医治疗精神心理疾病表示肯定。在对付心理疾病方面，中医以四诊合参诊断心理状况，通过针灸、药物，以及认知疗法、情志相胜法等丰富的心理治疗技术治疗心理疾病。中医心理学治疗心理疾病既注重人的病变的消除，也注重人的社会性和文化性对机体心理状态的影响，将人体的心理活动与自然环境、社会环境、机体状态等因素结合起来进行综合考察、探讨人的生命运动规律的理论，反映出西医学目前所倡导的生物－社会－心理医学模式结构。以治疗抑郁症为例，中医无论是中药、针灸，还是心理治疗，均取得了良好的疗效，其副作用较小，价格低廉，深受人民群众的信赖与欢迎。今后我们将尝试在宣传和教育上加强推广中医的人文精神、中药、针灸以及多种心理治疗技术，让人们在生活中广泛应用以促进心理健康，防止精神心理疾病复发。

第六节 内醒静神法在社区内应用报道

一、概述

深圳是个移民城市，社区居民来自四面八方，这客观地造成了人们在生活环境中缺乏一定的心理支持系统。例如，在遭遇困难、挫折的时候，很多人没有亲人作为倾诉的对象，缺乏可以信任的朋友为其舒缓心理压力，城市孤独感、内心的空虚感越来越重，容易造成各种心理危机，最后患上抑郁症、焦虑症等心理疾病。我们结合课题设计，主要针对有心理危机的居民进行相应治疗。

二、内醒静神法的实施方法

2008年5月，虢周科教授完成了在日本的内观心理疗法研修后，将这一疗法引入我院并将中医理论与之有机结合，用于临床治疗，并首先在门诊开展了中国化的内观治疗——内醒静神法。2008年8月开始在脑病心理科病区开始为患者进行治疗，此后又专门开设了中医心理治疗室专门进行内醒静神治疗，许多患者慕名而来，其中不乏深圳市中医院下属健康中心诊疗的抑郁症患者前来治疗，目前已经有200多名患者接受了这种心理治疗，效果显著，得到患者的好评。我们在对社区居民或者在社区健康服务中心进行内醒静神治疗时，认为有许多值得注意的地方，总结有以下几点。

（一）要做好治疗前的准备工作

这个阶段的主要任务是，收集求治者的背景资料，了解其个人详细资料，如姓名、性别、年龄、出生年月、职业、学历、家庭住址、联系电话、电子邮件、家庭成长背景和个人成长经历，这些资料可以作为治疗方向的依据，可以更好地把握其患病的根源。医生要认清其存在的主要心理问题，并建立好良好的医患关系，制定适应个体的治疗步骤，这是个重要的开端。在问诊时，医生要注意引导对方思路，耐心地倾听对方的谈话，不随意打断别人的话语，不连珠炮式地发问，以免给对方造成心理压力。

（二）治疗开始时的解释工作

大部分来体验的社区居民或者社区内的患者，或多或少都曾接触过或是了解心理咨询及其相关内容，但对于内醒静神治疗这种独特的心理治疗方法不甚了解。他们认为，心理治疗就应以交谈的形式进行，所以在开始总会提出一些疑惑。在这种情况下，我们应首先对其进行认知治疗。

认知，是指一个人对一件事或对象的认识，不同的认知就会产生不同的情绪，从而影响人的行为反应，对不太接受内观疗法的求治者，医生应当运用认知重构技术，即为他们讲解内观治疗的发展历史、理论基础等，让其先接受并认可这种以自省方式为主的心理治疗，才能使内观治疗进行得较为顺利，从而更好地帮助患者缓解内心紧张的焦虑情绪，让他们的抑郁、强迫症状等负性症状减轻，直到痊愈。

（三）效果差异的解释

在一年的治疗期里，上百例个案体现出一些明显的差异。青中年人群的接受治疗的主动性表现得比老年人大，这和治疗时间比较长有关。一般老年人体力没有青中年人好，要进行为期 5 天的治疗比较困难，这需要医生耐心地为老年患者解释内观的根本，让他们坚持完成内观任务。内观，需要反观自我，有一定的自省悟性的人才会领悟内观的精神本质，因此文化程度、个人素质高一些的患者内观的效果比较好，只具备小学文化的患者大多数理解不了内观的涵义，依从性比较差。性格温和的患者比个性突出的患者更能接受内观的思想理念，这反映出不同的个性特征也影响其内观效果。医生需要采用不同的交流方式，注意调整语气，让各种性格的患者都能很好地理解内醒静神。要让不同的患者接受内醒静神，需要医生具体问题具体处理，让他们尽可能按照内观的要求，完成治疗。

（四）注意事项

在治疗过程里，一些心理疾病的患者会反映出一些个人情况，医生需要有敏锐的观察力，运用心理治疗中的支持疗法，处理突发情况。例如，有些人回想课题时会走神、不专心，在入定时、面谈时医生就要提供适当的情感支持，鼓励他继续坚持完成内观，不能轻易放弃。另一方面，医生调整他们对挫折的看法，引导其积极思考，正确处理自己的情绪问题。有些抑郁症患者在讲述一些痛苦事件时，会出现负性情绪，尤其出现有愤恨或怨恨的情绪时，医生要注意及时进行咨询，以免意外发生。在治疗期间，医生和患者家属也要进行及时沟通，让患者获得更多的家人、亲友的关心与支持，这样治疗会进行得更顺利。最后要保证被治疗者一定不受外界任何事件干扰，保持治疗环境安静，这样内醒静神的治疗效果才能体现出来。

（五）治疗结束时及时总结

治疗结束时，医生可以适当运用认知行为疗法，让患者感受到内醒静神前后的心理变化，让他们讲述对未来生活的规划，帮助他们重新树立积极、乐观的心态，并安排回家后进行分散治疗，让他们充分把内醒静神法运用到今后的生活中，改变自我中心的思维方式，多角度看待问题，从而影响一些不良行为的改变。在患者的家庭里，家庭冲突也是引发其患病的原因之一，所以，医生可以推荐其家庭其他成员都接受内醒静神法，促进家庭和谐。

三、典型病案

【病案一】

谢某，女，30岁，本科学历，未婚，公务员，有一姐姐。来深圳工作3年余，工作压力大，上下级关系紧张，个人遭遇感情问题，适应不良，产生抑郁、焦虑情绪，疲劳感和空虚感比较严重，进而造成失眠2月余，严重影响正常生活，被确诊为抑郁症。

医生先了解其家庭背景和成长经历，发现谢某性格比较软弱、胆小、敏感。母亲的照顾使得她独立性较差，父亲的呵护也让她形成依赖的性格，在遇到挫折和烦恼时，都是由父母亲为其解决，溺爱让她的自我保护能力和耐挫能力缺乏，人际关系处理不好。谢某的姐姐性格外向活泼，处事果断，人际交往能力比较强，与之相比，谢某总感到自卑。

治疗5天，内观对象为母亲、父亲、姐姐。

谢某对母亲的印象：给予自己温暖的母亲。和她在一起感到安心、贴心、快乐。对父亲的印象：威严有安全感的父亲。和他在一起感到有点紧张，但也比较安心。对姐姐的印象：乐观，开朗，积极。和她在一起时感到有压力。

治疗前后，医生让谢某画了三幅画，分别是生命之树，家庭成员，山水风景画。观察三幅画的变化，可以看出树木的叶子从稀疏细小到繁密茂盛，树干也变得粗大。家庭关系图，也有明显的改变。家庭气氛更温馨，感受到与家人的关系变得融洽。山水风景也变得明朗，视野开阔。

治疗后，谢某表示自己的焦虑情绪减轻，心中感到温暖，很感激父母和姐姐，也反省自己要多关心并理解父母，多和姐姐交流，放开心胸，调整心态去面对生活的考验。

【病案二】

陈某，男，49岁，研究生学历，新闻工作者，已婚，育有一儿。他是家中长子，且出自书香门第之家，阅历丰富，独立性强，颇有自信，学业和事业一帆风顺，家庭和睦。因工作需要接触国内外有名人士，人事关系复杂，面对很多不良言论的攻击，精神上受到很大的刺激，失去自信，对生活比较悲观，感到抑郁，情绪失控，出现狂躁症状，失眠3月余。在各大医院求医，被诊为双相情感障碍，但医治效果不明显，后来中医院求医，接受内观治疗。

内观对象为父母亲。母亲是一个忍辱负重的中国传统女性，父亲是一个慈祥、严厉、坚强的男人。和父母在一起都感到亲切。

医生同样让患者画了三幅画。治疗前后，三幅作品都有变化。树叶的线条从杂乱无章到有序，整棵树从矮小变成高大。家庭成员这幅图，在内观前，陈某画不出儿子的外貌和身形，内观后，儿子的形象清晰，五官精致。山水风景从田园风光变成高山流水，整个景象大气磅礴，让人看后有一种豁然开朗的感觉。

治疗后陈某的心理变化较大，情绪趋于稳定，焦虑情绪减轻，对父母的生养有感恩的心态，希望尽快调整自己的生活和工作状态，能够照顾父母的晚年。

第六章 情志病治疗的验案、验方及临床观察

第一节 虢周科教授治疗日光性皮炎 1 例

一、病案资料

患者陈某，女，41 岁，未婚，因"皮肤反复出现红斑伴随瘙痒 5 年余"就诊。患者于 5 年前因日光照射后出现皮肤红肿，伴瘙痒，就诊于当地医院，诊断为日光性皮炎，外用醋酸地塞米松乳膏等皮质激素类药物涂于患处，每日数次，并口服抗过敏药（具体不详），症状可缓解，但每遇日光照射仍会发作，发作时不规则服用地塞米松、马来酸氯苯那敏、氯雷他定等药，未能根治。现患者再次因日光照射后出现皮肤红斑，风团样，伴瘙痒、灼痛。仔细问及病史，患者平素情绪低落，因婚姻等琐事，郁郁寡欢，愉快感减退，心烦，偶有头晕头胀、入睡困难、早醒、醒后难再入睡、多梦，自从得日光性皮炎后上诉症状加重。

就诊时症见：神清，精神欠佳，皮肤红斑，风团样，伴瘙痒、灼痛，情绪低落，郁郁寡欢，愉快感减退，心烦，紧张、担心，偶有头晕头胀，头晕时天旋地转感，时有恶心，反酸。偶有前额部胀痛，无耳鸣，偶有心慌胸闷感，脾气急躁，偶有醒来后双手麻木感，偶有泛酸，纳差，入睡难，早醒，醒后难以入睡，多噩梦。

体格检查：体温 36.5℃，脉搏 80 次／分，呼吸 19 次／分，血压 103/57

mmHg。舌淡暗，苔黄腻，脉弦滑。双肺呼吸音清，未闻及干湿性啰音。心前区无隆起，心尖搏动位于第V肋间隙左锁骨中线内0.5cm处，未触及心包摩擦感，心浊音界无扩大，心率80次/分，律齐，各瓣膜听诊区未闻及病理性杂音。神经系统查体正常。

精神状况检查：可引出焦虑抑郁状态。

辅助检查：甲状腺功能5项：三碘甲状腺原氨酸（TT3）1.20nmol/L。血脂7项：载脂蛋白AI（ApoAI）1.63g/L。血常规、电解质、HbAlc、尿便常规、TPPA、ANA谱、AMA谱、ANCA、抗环瓜氨酸多肽抗体定量、HIV、USR、凝血4项、肝肾功能均大致正常。血流变和血沉：全血黏度低切10（1/s）6.30mpa.s，全血黏度中切60（1/s）4.24mpa.s，全血黏度高切150（1/s）3.42mPa.s，毛细管血浆黏度1.60，血沉34.0mm/h。胸部DR正侧位片，子宫、附件彩超，心电图，双侧颈动脉彩超，椎动脉超声正常。胃镜未见明显异常。心理测评提示中度躯体化症状，有中度焦虑抑郁症状。

中医诊断：郁病（肝郁脾虚，湿热蕴阻）。

西医诊断：日光性皮炎，焦虑抑郁状态。

中医以"疏肝健脾，清热除湿"为法，治以虢周科自研方郁乐冲剂加减。处方：麸炒白术15g，姜半夏10g，川楝子10g，薏苡仁15g，香附10g，陈皮10g，茯苓10g，僵蚕15g，柏子仁15g，珍珠母30g，莲子10g，夜交藤20g，郁金10g，金钱草20g，败酱草15g，甘草5g。14剂。水煎服。并嘱患者放松心情，多参加娱乐活动，多听轻柔音乐，多看相关书籍了解相关知识。西医予盐酸文拉法辛150mg qd，米氮平7.5mg qn，阿普唑仑0.4mg bid抗焦虑抗抑郁，镇静助眠治疗。

2周后复诊，患者睡眠障碍，情绪低落，心烦、紧张、担心较前明显改善，皮疹基本消退，无瘙痒，无灼痛，自诉经日光照射也无明显症状。未见头晕头胀，恶心反酸较前减轻，胃口较前好转，小便正常，大便次数增多，每天2～3次，舌淡暗，苔白，脉滑。治予中药守前方去僵蚕、柏子仁；西药继续盐酸文拉法辛150mg qd，米氮平7.5mg qn，阿普唑仑改为0.4mg qn。再2周者复诊，精神抖擞，心情愉悦，基本无明显症状，睡眠正常，遇烦心事偶有担心紧张，自诉皮肤经日光照射后无再发皮疹。中医继续守前方，西医停用米氮平、阿普唑仑，继续盐酸文拉法辛150mg qd治疗。

2个月后盐酸文拉法辛减半，3个月后予以停用。随访2月未见复发。

二、讨论分析

（一）西医角度

1. 日光性皮炎的发病机制与抑郁焦虑发病的相关性

日光性皮炎是一种外源性光敏性皮肤病，其发病机制目前尚不明确，目前多认为其为免疫相关性疾病，主要为人体皮肤对紫外线过敏，紫外线照射引起人体引起变态反应。对于过敏体质人群，紫外线作为一种过敏原作用于人体之后，在紫外线引起的过敏反应的发生过程中，免疫反应的细胞因子起着直接的作用，过敏原是过敏病症发生的外因，而机体免疫能力低下，大量自由基对肥大细胞和嗜碱粒细胞的氧化破坏是过敏发生的内因。一般来讲，当"过敏原"第一次进入机体时，肥大细胞或者是嗜碱性粒细胞结合，产生白三烯、α-干扰素、前列腺素等的免疫反应的细胞因子，但并不会立即产生过敏。当机体第二次接受这种"过敏原"时，肥大细胞才会变形，产生免疫反应的细胞因子，也就产生了一系列的过敏现象。

介导固有和适应性免疫反应的细胞因子也是情绪调节的重要因子。最近，越来越多的研究表明抑郁症患者存在免疫激活及炎症反应，有报道表明抑郁症患者血浆中细胞因子白细胞介素-1β（IL-1β）、白细胞介素-2（IL-2）、分泌性白细胞介素-2R（SIL-2R）、白细胞介素-6（IL-6）、分泌性白细胞介素-6R（SIL-6R）、干扰素、肿瘤坏死因子α浓度增高。同时亦有研究表明抑郁症患者血清IL-2、SIL-6R（可溶性白细胞介素6受体）、IL-8水平高于正常。炎症因子的增高同时会诱发抑郁症，研究表明外周和中枢中细胞因子白细胞介素-1β（IL-1β）增加和炎症反应系统的激活，都可引起抑郁症或抑郁症状。在一项研究当中，采用低剂量的脂多糖和白细胞介素1可以在啮齿类动物中引发"退缩行为"（如群体活动中退却，试验和性交行为减少）。这是由于前炎性细胞因子如 α - 干扰素、肿瘤坏死因子 – α（TNF-α）、IL-6 等可活化下丘脑 – 垂体 – 肾上腺轴和中枢单胺类递质系统。这都表明两者的发病存在很大的相关性。

2. 日光性皮炎长期运用糖皮质激素对抑郁焦虑的诱发作用机制

糖皮质激素受体是激素核受体家族中的一个主要成员，同时也是一种重要的核转录因子。目前，公认的 GR 结构是由激素结合亚单位和两个热休克蛋白 90（heat shock protein 90，HSP90）组成的复合体，分子量为 300kd。糖皮质激素受体在机体的生命活动中起着重要的作用，它是糖皮质激素效应的执行者，不仅参与机体的能量代谢，而且还对多种基因具有转录调控作用，特别是在应激反应中起到重要的调控作用。

下丘脑 – 垂体 – 肾上腺轴（hypothalamuspituitary-adrenal axis，HPA 轴）是应激反应中被广泛研究的一个关键系统，在人体的应激反应中发挥主导作用，是机体对应激的最重要的适应性、保护性反应。糖皮质激素可通过影响 HPA 轴的活动，并经由糖皮质激素受体（glucocorticoid receptor，GR）介导对神经元和神经胶质细胞的存活、分化、生长和凋亡过程进行调节；在成年阶段，糖皮质激素对与神经元可塑性相关的因子进行调节，从而影响神经元的可塑性变化；糖皮质激素主要通过与糖皮质激素受体（glucocorticoid receptor，GR）结合，以调控多种基因的转录，广泛参与机体的功能代谢及疾病发生发展过程，在焦虑抑郁症的发病机制中占有重要地位。

最新研究指出，应激和糖皮质激素通过抑制信号，可导致海马神经发生减少。在应激作用下，由 GR 介导的 HPA 轴负反馈调节功能障碍致糖皮质激素持续升高，使其与 GR 结合能力减弱，GR 活性降低，则 HPA 轴功能失调并持续亢进，继发海马神经可塑性受损，加速焦虑抑郁症的疾病进程。海马、前额皮层的神经可塑性异常，引起神经元再生抑制及海马树突萎缩，神经胶质细胞减少，兴奋性突触缺失，从而引起与记忆功能的损伤以及应激相关的心境障碍。施予啮齿动物糖皮质激素类药物可以出现某些抑郁样的症状。库欣综合征病人具有异常增高的糖血浆皮质激素水平，这些病人往往具有抑郁症状并且大脑海马区出现萎缩。日光性皮炎在发病机制上与焦虑抑郁密切相关，同时在日光性皮炎发病后的治疗过程要用到的糖皮质激素也会诱发或加重焦虑抑郁，所以在该病的治疗中运用抗焦虑抑郁方法不失为一个好方法。

（二）中医分析

日光性皮炎属于中医"湿疹"的范畴，本病的发生以内因为主。长期的情志失调，导致肝失疏泄，气郁不畅，郁久化火损伤阴血，水谷精微不能濡养肌肤，致使肌肤甲错，同时肝乘脾，脾胃受伐，运化失常，水湿内停，郁久化热，湿热互结壅于肌肤，影响气血运行，而发湿疹。如《素问·举痛论》曰："百病生于气也。"肝主疏泄，具有调理气机、调畅情志、通利气血的作用。肝对气机的调节起主要作用，当机体内外环境变化时可以作用于人体引起气机运行的改变。从病理角度考虑，肝为刚脏，性喜条达，一旦肝失疏泄，其气机易于郁结。故何梦瑶在《医碥》中说："郁而不舒，则皆肝木之病矣。"此时若肝的疏泄功能正常而气机的变化未超过肝的调节范畴，则可通过肝的调节作用而使脏腑气机复常。反之，则可引起持续的气机失调，进而引起脏腑损伤，精血耗损，从而导致疾病的发生。同时湿热内生，热扰心神，心主神志，故患者心智不宁，见情绪低落、紧张担心、烦躁。或者湿邪迁延难愈，日久气机不畅，则肝气郁结。可见，情志因素为湿疹的致病病因，同时也是湿疹发病后的影响因素。

虢教授在治疗该病时注重情志的调摄，对该例患者的中医指导思想为疏肝健脾，清热除湿，养心安神。本方中君药麸炒白术、姜半夏健脾益气，燥湿利水；臣药薏苡仁、茯苓健脾，清热，利湿；金钱草、败酱草清热利湿；郁金、香附、川楝子清解心肝郁火、疏肝行气；柏子仁养血补肝、宁心安神；佐使药陈皮行气解郁；珍珠母镇静安神；莲子、夜交藤养心安神定志；甘草调和诸药为使药，共奏疏肝健脾、清热除湿、养心安神之功。

（三）总结

本病从中医和西医的角度看，都跟情志与心理有密切的相关性。在临床的治疗上，在对于常规治疗后未见明显好转时，应该相应地对病人运用社会功能筛选量表、生活满意度评定量表、抑郁焦虑自评量表等进行评估，同时配合临床问诊采集患者生活状态、身心状态等信息，最后做出多维度的较全面合理的评估。从而判断患者是否存在心理问题，并酌情在西医治疗中应用抗焦虑抑郁等心理治疗，中医则在辨证论治的基础上加上行气解郁等治法，相得益彰。同时也应避免片面、固定的思维模式，耽误病情。

第二节　中药"三期、五脏、十候" 辨证法治疗抑郁症急性期的疗效观察

抑郁症是一种在综合性医院较常见的临床疾病，西医治疗抑郁症疗效肯定，但昂贵的费用、药物不良反应及人们对精神药物的担心，致使很多人望而却步，造成了该病治疗不彻底的事实；而中医界治疗抑郁症往往忽略抑郁症的发病特点及过程，不能做到"因地、因时、因人制宜"地辨证治疗，导致症状改善慢、脱落率高、中断，甚至无效的结果。通过长期的临床及科研总结，我们提出抑郁症分期、分脏辨证治疗的"三期、五脏、十候"辨证体系，在中医整体观及辨证论治理论指导下，分阶段、个体化采用中药、针灸、祝由、外治、中医语言疗法、中医行为治疗等具有中医特色的治疗手段，来捆绑序贯性治疗抑郁症。本文对我科运用"三期、五脏、十候"辨证法采用中药治疗抑郁症急性期患者的临床疗效进行总结。

经过为期 8 周的治疗后，中药组总体有效率为 89.4%，西药组为 87.5%，统计学分析两组差异无统计学意义，说明对于"三期、五脏、十候"辨证中药治疗与抗抑郁西药治疗抑郁症的疗效相当。两药均在 2 周左右出现明显效果，提示两种治疗措施起效时间相当。但是，中药组与西药组治疗靶症状群略有不同。其中表情、睡眠、食欲、心烦、自卑、疲乏、平静、周身不适及性欲因子分方面，两者改善程度接近；兴趣、活动、愉快感、言语因子分方面，西药组优于中药组。结果提示"三期、五脏、十候"中药与抗抑郁西药均能有效改善。抑郁症常见临床症状，其中在表

情、睡眠、食欲、心烦、自卑、疲乏、平静、周身不适、性欲方面两者疗效相当，但兴趣感、愉快感、意志活动等抑郁症核心症状方面，西药组略优于中药组。中药组不良反应比较少见，个别患者诉有口干、咽痒、轻微腹泻；西药组患者不良反应相对较多，治疗初期见头晕、头痛、恶心呕吐、全身乏力、心悸、便秘、排尿困难，服药两周后上述症状减轻。说明中药治疗抑郁症急性发作期患者不良反应明显少于西药组，具有不良反应率低、治疗依从性好的优势。

近年中医药治疗抑郁症的报道日渐增多，虽方药各异，但有较好的前景。张惠和等提出疏肝理气法为治疗抑郁症的大法之一，并选用柴胡疏肝散为主方。谢伟麟用柴胡疏肝散治疗肝郁气滞型抑郁症，疗效明显优于仅用丙咪嗪治疗的对照组。陈洪祥等自拟泻火宁心汤治疗肝郁化火型抑郁症，有效率达90%。金航报道半夏厚朴汤治疗抑郁症20例，显效6例，有效9例，无效5例，且对肝肾功能、ECG、血常规等无明显异常。董建明报道用加味归脾汤治疗抑郁症心脾两虚型患者，疗效为60%。李建生用补肾健神方治疗老年期抑郁症的发病率，治疗组226例，对照组24例，治疗组有效率96%，对照组有效率75%。

但是我们认为中医治疗抑郁症更应充分考虑抑郁症发病基础及特点，实事求是地从中医整体观、辨证论治两大基础出发，形成一套系统的、符合临床实际的中医诊疗模式，因此我们提出了"三期、五脏、十候"的思路。急性期、巩固期、恢复期三阶段的抑郁症中医治疗突出了中医整体观，这也是目前西医学公认的抑郁症治疗阶段；"心、肝、脾、肺、肾"五个脏腑是人体阴阳调和、气血运行主要场所，因此从五脏论治更能抓住抑郁症治疗的关键，达到"治本"的目的；"十候"则是指通过我们的临床总结及科学研究总结出的十种常见抑郁症临床中医证候。我们的研究发现，运用该诊疗模式与抗抑郁西药进行随机非同期开放式对照，两者疗效接近，均有较好的抗抑郁效果，但前者脱落率及副作用较西药为优；而通过HRSD-17因子分及中医症状量表因子分的比较，两者抗抑郁治疗既有相同之处，又有不同之处，因此可以认为"三期、五脏、十候"辨证诊疗模式治疗抑郁症能较好地把握抑郁症诊疗脉络，同时又是安全、有效、依从性高的中医治疗手段。

第三节 郁乐方治疗心肝郁热型
抑郁症疗效观察及可能机制探讨

抑郁症属于中医郁病的范畴，由精神因素所引起，以气机阻滞为基本病变，是内科病症中最为常见的一种。深圳市中医院脑病心理卫生专科总结了其门诊 15 年来近 1800 例抑郁障碍的病案，经严格遵循《中国精神障碍分类与诊断标准第 3 版（CCMD-3）》抑郁症的诊断及排除标准进行筛查后，1500 例患者按《中医病证诊断疗效标准》诊断为"郁病"，研发出具有滋阴清热、解郁疏肝功效的郁乐方，用以治疗心肝郁热型抑郁症。药效动物试验显示，郁乐方能够改善抑郁模型大鼠、小鼠的行为，而毒理实验结果证明给小鼠灌胃郁乐蒸馏水混悬液的剂量达到成人日口服剂量的 100 倍，仍未引起死亡，表明它的急性毒性甚小，口服安全。初期的临床研究提示郁乐（单味）抗抑郁效果与盐酸帕罗西汀片或盐酸文拉法辛缓释片接近，因此着实有必要进行深入地探讨。

我们将郁乐方与盐酸文拉法辛缓释片进行随机非同期开放式对照研究，发现两者治疗心肝郁热型抑郁症疗效接近，但郁乐方组脱落率及副作用较盐酸文拉法辛缓释片组为优；郁乐方及盐酸文拉法辛缓释片均能够上调 PFP-5-HT 含量、下调血浆 NE 含量，但两者各有所不同；郁乐方及盐酸文拉法辛缓释片对两种神经递质在外周血浆水平的变化的影响与 HRSD-17 总分的改善存在一定的相关性，而在因子分项目的改善上有所不同，提示郁乐方与盐酸文拉法辛缓释片可能均通过影响体内 5-HT、NE 水平达到抗抑郁的作用，但两者具体改善的精神症状群所有区别，因此可以认为郁乐方是一种治疗心肝郁热型抑郁症的安全、有效、依从性高的中药复方。

全世界几乎所有流行病学调查结果都显示，种族、社会、经济和文化状况与重症抑郁之间不存在相关性，没有人可断言对抑郁障碍完全拥有天然免疫力，它毫无偏袒地发生在全球各国、各社会阶层和各种文化环境的各类人群中。深圳市康宁医院于 2005 年采用复合性国际诊断交谈检查表（CIDI3.1）进行的大规模精神疾病流行病学调查显示：情感（心境）障碍

（包括抑郁症）终生患病率为 14.08%；男性为 13.8%，女性为 14.38%，因此积极预防、识别、系统治疗抑郁症应当引起众多医务人员的高度重视。

中医药对抑郁症有着较为完善的认识，在治疗方面亦积累了丰富的经验，因此大力挖掘中医药治疗抑郁症潜力，发挥安全、不良反应小、价格低廉的中医药优势成为一项重要工作。近年中医药治疗抑郁症的报道日渐增多，并且主要立足于辨证施治，虽方药各异，但有良好效果及前景，同时有研究者对槟榔、巴戟天、刺五加、银杏等多种中药的抗抑郁作用成分进行探索，获得了可喜的成果。在中药抗抑郁机理的研究方面，大多数研究均证实中医药治疗抑郁症的作用机理直接或间接通过 5–HT、NE 能神经递质起作用。

笔者在总结大量的临床经验和中医理论后，认为抑郁症的发病是在思虑、忧虑等过多诱因下，气机结滞，失其运行常度，肝不能及时疏泄郁滞之气，气郁日久不愈，久而化热，热郁于内，耗气灼血，心神扰动且缺少阴血之濡养而发病。在这由气及血、由阳至阴的病理过程中，以心肝两脏为核心，涉及脾肾等多个脏腑，变化多端，可引起多种症状。综合抑郁症的全过程，其始在气，继则及血，也就是说，初病本在气分，也非虚证，在逐步发展过程中，可影响血分，成为以阴虚内热为主的虚实夹杂证。分析我国现行的 CCMD–3 的抑郁症诊断标准，其所规定的主要症状大部分都可以用中医心肝郁热证型的相关症状来解释，如：核心症状的情绪低落、兴趣丧失、无愉快感，伴随症状中的联想困难或自觉思考能力下降皆是由于心肝郁热、心血暗耗、心神失养导致；疲乏感、性欲下降是由于心肝火旺，波及肾阴，肾阴受损所致；精神运动性迟滞或激越是由于肝气郁结或心肝火旺所致；心之阴血暗耗，内火扰动心神，神无所安，加之郁火灼伤肝阴肝血，肝无以藏血，则魂无所居，可见睡眠障碍，如早醒；食欲降低或体重明显减轻是由于肝气郁结，木克脾土导致等。郁乐方是针对抑郁症心肝郁热证型开发的，由酸枣仁汤、百合地黄汤等经方合方化裁而来，其组成包括知母、百合、麦冬、郁金、香附、白芍、川芎、酸枣仁、柏子仁、夜交藤、龙齿、珍珠母、远志，其功效为滋阴清热安神，解郁理气疏肝，其中清泄郁热与滋阴养血共举，养心安神与镇静安神同用，理气药物芳香走窜又不耗伤阴血，而且全方性味较为平和，既无温热之嫌，又无寒凉之弊。既针对抑郁症常见的心肝郁热证型，同时兼顾抑郁症常见失

187

眠症状的对症治疗，因此可以认为郁乐方适用于心肝郁热型抑郁症及抑郁症伴焦虑状态的治疗。

通过对郁乐方的研究发现，郁乐方与盐酸文拉法辛缓释片治疗心肝郁热型抑郁症的总有效率接近，药物起效时间均在第 2 周左右，但郁乐方组表现为较低脱落率及较少的副作用，表明郁乐方不但是一种治疗心肝郁热型抑郁症的安全有效的中药复方，同时体现了广大患者对中医药文化强烈的认同感，这与最初的设想基本一致，为进一步研究郁乐方的抗抑郁机理提供了坚实的基础。

本研究通过对 HRSD-17 各因子分治疗前后比较，证实郁乐方与盐酸文拉法辛缓释片均能有效改善焦虑 / 躯体化、体重、睡眠障碍三大症状群。对于认知障碍、迟滞两类症状群，虽两组得分较治疗前有所改善，且盐酸文拉法辛缓释片亦较郁乐方好，但仍与健康对照组有差距，提示对于躯体症状及部分心理症状群的治疗，郁乐方及盐酸文拉法辛缓释片均有一定程度的缓解；而对于核心症状及某些心理症状群上的改善，两者经过 8 周治疗后均有改善，其中盐酸文拉法辛缓释片略优于郁乐方。

郁乐方及盐酸文拉法辛缓释片均能够影响抑郁症患者 PFP-5-HT 及血浆 NE 的水平，并且这种变化与 HRSD-17 总分的下降存在一定的相关性，提示郁乐方及盐酸文拉法辛缓释片均可能通过调整体内 5-HT、NE 的水平达到抗抑郁的效果。在对 5 个因子分改善与郁乐方及盐酸文拉法辛缓释片影响对两种神经递质水平的相关性分析发现，两种神经递质水平的变化与焦虑 / 躯体化症状的改善存在相关性，而与体重改善的相关性未显示统计学意义，考虑是由于焦虑 / 躯体化症状的变化更容易为病人所察觉。因为这类症状很多时候就是抑郁症患者就诊的主诉，而且既往影像、生化等领域研究已经证实，两种神经递质在体内的变化能够通过神经内分泌系统、第二信号系统等多条复杂通路，最终作用于脑内相关的中枢以及与躯体焦虑相关的外周器官、组织。对于认知障碍因子分的改善，郁乐方对两种神经递质影响的相关性未能显示出统计学意义，而盐酸文拉法辛缓释片对两种神经递质的影响与改因子分的改善有较好的相关性（$P < 0.01$）。分析原因，考虑由于脑的海马区域、前额皮质等多个与认知功能相关区域大量分布有的 5-HT、NE 受体，当具有药理作用的文拉法欣代谢物进入神经系统内时，突触间隙 5-HT、NE 再吸收被抑制，浓度提高，与受体结合较

抑郁时明显上调，而郁乐方较盐酸文拉法辛缓释片对 5-HT、NE 水平的作用更弱，其中 NE 水平的差异有统计学意义（$P < 0.05$），因此认知功能症状改善更为明显。同理，精神运动性迟滞、主观意志行为减弱是抑郁症精神病理症状的重要内容，而盐酸文拉法辛缓释片是基于抑郁症单胺类神经递质缺乏学说基础上开发的抗抑郁药，对于 5-HT、NE 作用更强，因此对于迟滞因子分的改善与盐酸文拉法辛缓释片对两种神经递质水平变化的影响有较好的相关性（$P < 0.05$），而郁乐方仅通过 NE 的下调起作用，且相关性不强（$r = 0.282$，$P = 0.033$）。上述研究结果证实了抑郁症的发生与 5-HT、NE 两种神经递质水平含量密切相关的假设。郁乐方组睡眠障碍因子分的改善与 PFP-5-HT、NE 水平的变化显示出一定的相关性（$r = -0.455$，$P = 0.021$，$r = 0.685$，$P = 0.034$），而盐酸文拉法辛缓释片组的相关性未显示出统计学意义，分析原因，可能与郁乐方组成有镇静助眠的中药，且从整体、全面角度治疗抑郁症的特点，深入机制有待进一步研究。

本研究发现，抑郁症患者外周血浆中 NE 浓度高于正常人，而经过 8 周抗抑郁治疗后，NE 水平下调，甚至盐酸文拉法辛缓释片组 NE 水平低于健康对照组，验证了抑郁症中枢 NE 能低下时，外周 NE 能脱抑制性增加的假说，提示这两种抗抑郁药上调脑内 NE 水平，达到抗抑郁抗焦虑效果，但上述结果与吕路线等及袁勇贵等的研究结果不一致，考虑与采用的测定方法、纳入研究对象、采用的指标不同等因素有关。

既往国内外研究均显示，5-HT 能低下、5-HT 含量不足与抑郁症的发生关系密切，而多项研究亦已证实外周血与脑脊液中 5-HT 含量具有较高的一致性和相关性。在外周血中，5-HT 的水平与血小板关系密切，既往多项研究已经证实血小板 5-HT 含量与包括抑郁症在内多种精神障碍的发生有密切关系。考虑到血小板在血液标本采用、存放等过程中易受到破坏，影响血浆中 5-HT 的含量，故本研究在试验过程中创造性的采用 PFP-5-HT 含量作为评价指标，最大程度上保证检测指标的相对稳定及试验结果的准确性，最后的研究结果证实了该指标的变化与 HRSD-17 总分的变化有较好的相关性，在一定程度上验证了抑郁症症状改善符合 5-HT 能低下学说，亦说明 PFP-5-HT 亦可作为评价抑郁症改善的指标之一，属国内研究空白。

抑郁症既是一个复杂临床疾病，也将成为棘手的社会问题，因此我们有责任在这个领域做出更多的贡献。由于时间及条件所限，检测5-HT、NE未采用更为准确的高效液相测定法，并且未从性别、抑郁症的严重程度等角度，对抑郁症好转情况与两种神经递质的变化的关系进行分层研究。因此今后应当采用更加严格的临床试验设计，采用更加准确的测定方法，并增加神经影像学等角度，从更全面的角度分析中医药对抑郁症的治疗效果及抗抑郁机理分析，从而更好地指导中医药治疗抑郁症的临床工作。

第四节　中医药预防抑郁症复发的临床疗效观察

抑郁症是较常见的一种心理疾病，其发病率和复发率均较高。主要原因是患者本身存在性格内向、内在适应不良和精神紧张、多疑、敏感、应激不良等人格上的缺陷。患者心理脆弱，人际关系敏感，长期存在抑郁、焦虑等症状，情绪极不稳定，存在明显的社会功能缺陷。

有报道称，单次发作抑郁症的患者有1/3第1年复发，半数以上在未来5年内复发。张传芝随访233例单次发作抑郁症，其1年复发率为32.6%（76例），5年复发率为46.4%（108例）。赵俊雄等人的研究得出抑郁症3个月复发率为3.28%，年复发率是37.51%。杨静娟等人的研究中研究组家族阳性患者3年复发率70%，阴性患者复发率22%；对照组家族史阳性患者复发率75%，阴性患者复发率71%。孙敏等人的研究显示，对抑郁症患者进行心理干预1年后，干预组再次复发8例（17.78%），对照组再次复发19例（47.50%）。钮富荣等人的研究显示，抑郁症的年复发率：第1年复发13例（15.1%），第2年累计复发32例（37.2%），第3年复发48例（55.8%），第4年51例（59.3%），第5年54例（62.8%）。用生存分析（寿命表法）计算5年累计复发率达70%。丁品的研究显示，抑郁症药物组治愈17例；心身治疗组治愈20例。随访1年内药物组有7例复发，复发率为41%，心身治疗组有2例复发，复发率为10.00%。

国外曾做过一系列研究，Lavory等对359例单相抑郁症发作恢复后随访15年，结果发现，抑郁症复发的累积概率为：0年为0%，0.5年为13%，在1～15年期间每年随访1次，各年的复发积累概率分别为28%，

43%，52%，59%，62%，66%，68%，71%，74%，75%，80%，81%，82%，82%和81%。Lavory报道约有60%的病人能够保持1年的缓解期。

在我们的研究中，5个月时对照组复发率为9.09%，认知治疗组复发率为8.95%，认知治疗加中医药治疗组复发率为7.46%；1年时，对照组复发率为34.85%，认知治疗组复发率为31.34%，认知治疗加中医药治疗组复发率为16.39%；两年时，对照组复发率为68.18%，认知治疗组复发率为58.21%，认知治疗加中医药治疗组复发率为23.88%。

我们发现，各组的复发率与其他研究相比略高，可能与本研究选取对象全部为重型单相抑郁症，预后较一般抑郁症差有密切关系，需在进一步的研究中深入探讨；但认知治疗加中医药组的复发率较其余两组明显降低，充分证明中医药防治抑郁症复发有着较好的效果。

中医药防治抑郁症复发以传统中医理论为指导，结合临床实践，使用中医语言与患者沟通，符合本土心理文化，历史悠久，疗效显著，其副作用较小，价格低廉。由于抑郁症是一种由生物、心理、社会等多种因素作用的疾病，引起人体多系统、多层次的病理反应，故多靶点作用的中医药疗法对此类疾病具有较大优势。

中医学认为，郁病的病因是情志内伤，其病机主要为肝失疏泄，在肝气郁滞的初始阶段，经过疏肝理气，气机通畅，病情好转，但若形成抑郁症则多因肝郁气滞，气机不畅，郁久化热化火，形成心肝郁热，热邪耗伤阴液，致使肝肾阴虚，甚而致髓海不足从而引起一系列的情志改变。我院脑病心理卫生专科总结了其门诊10年近1500例抑郁障碍的病案，经严格遵循CCMD-Ⅲ抑郁症的诊断及排除标准进行筛查后，1500例患者按《中医病证诊断疗效标准》诊断为"郁病"，按中医辨证分为可分为以下几个证型：肝气郁结（5.07%）、心肝郁热（50.47%）、血行郁滞（3.93%）、痰气郁结（8.73%）、心神惑乱（3.53%）、心脾两虚（3.67%）、心阴亏虚（6.13%）、肝阴亏虚（9.47%），髓海不足（5.33%），肝肾阴虚（3.67%），其中以心肝郁热证所占比例最大。因此，我们在大量的临床实践及科研试验中，提出了滋阴清热、解郁疏肝的治法，在此理论的指导下运用中药辨证治疗抑郁症患者，疗效颇好。

对抑郁症而言，预防复发，完善患者的社会功能，使患者真正达到心理康复是治疗的重要目标。从我们的研究中看出，应用中医药辨证治疗可以极大程度降低抑郁症的复发率。因此中医药加认知治疗是很好的治疗方案。从研究的结果可以看出中药加心理治疗后，患者的认知功能明显改善，患者的疑病质倾向明显好转，抑郁情绪明显改善，病态人格的人格特征也有所好转，精神衰弱好转。尤其是患者自信心的恢复是疾病康复的重要因素，由于自信心的康复，患者心理资源明显提高，依赖性降低，支配性提高，神经质因素减低。这些指标体现了患者心理素质的全面提高，这是完成心理康复的重要环节和必备条件。同时也显示了心理治疗的效果和重要性。

在本项研究中，认知治疗加中医药治疗使该组的脱落率最低，说明中医药治疗能增加患者的依从性。其原因可能有以下几点：①用中医语言对抑郁症的病理机制进行解释更符合中国本土心理学的要求，便于患者接受。②中医药可在很大程度上消除西药的副作用。③中医药对抑郁症的核心症状有着较好的治疗作用。④中医药可以很好地治疗抑郁症的躯体症状。⑤中药相对西药，价格上更易为普通百姓接受。

同时，在本项研究中，中医药结合认知疗法对防治抑郁症初步证明对改善患者治疗前后生存质量有一定作用，在后续研究中，应加强此方面的研究。

本项研究证明中医药结合认知疗法对防治抑郁症的复发具有较好的效果，能巩固抗抑郁治疗的疗效，有效降低抑郁的复发率及复发次数，可以进行推广。

第五节　以上消化道症状
为主诉的抑郁症的中医疗效观察

抑郁症是一种以显著而持久的心境低落为主要特征的综合征，主要以心境抑郁、思维障碍以及意志活动减少为主，多数情况还伴有躯体症状。研究表明，抑郁症患者躯体不适常掩盖其核心情绪障碍，使患者长期承受巨大痛苦与经济负担。在综合医院，以饱胀、泛酸、咽部梗阻感等上消化道症状为主诉的抑郁症十分常见。患者常就诊于消化专科，经胃镜等检查后多无明显器质性问题，经过专科确诊为抑郁症。经过中西医结合抗抑郁治疗，症状明显好转，本文就此探讨以上消化道症状为主诉的抑郁症患者中西医结合辨证治疗疗效。

我们的观察病案来源于 2009 年 4 月～2010 年 10 月在深圳市中医院脑病心理科门诊收集的以上消化道症状为主诉就诊并被确诊为抑郁症患者，一共 80 例。其中男性 42 例，女性 38 例，按随机数字表法随机分为两组，两组病案在一般资料、性别、平均年龄等方面经统计学检验，差异无统计学意义，具有可比性。西药组只用帕罗西汀，中药组在帕罗西汀基础上加上中药辨证治疗。中药治疗根据辨证论治可分为如下证型：肝气郁结者用柴胡疏肝散加减；气郁化火者用丹栀逍遥散加减；血行郁滞者用血府逐瘀汤加减；痰气郁结者用半夏厚朴汤加减；心神惑乱者方用甘麦大枣汤加减；心脾两虚者归脾汤加减；心阴亏虚者用天王补心丹加减；肝阴亏虚者滋水清肝饮加减。上述中药日 1 剂分 2 次（早晚）饭后服，每月服中药不少于 15 天。并向患者用通俗语言解释其病因病机，讲完后让患者简单重复医生诉说内容。

经过治疗后，两组患者 HAMD 评分均都有所减低，而中药加帕罗西汀组减低的幅度明显较帕罗西汀组为快，经统计学分析具有显著性差异，表明中药加帕罗西汀组治疗以消化道症状为主诉的抑郁症疗效优于单纯帕罗西汀组。

本研究的对象为以"上消化道症状"为主诉的抑郁症患者，对其分别给予中药辨证加帕罗西丁治疗和单纯帕罗西丁治疗，显示中西医结合组在核心症状治疗有效率及依从性方向均高于单纯西药组。究其原因，第一是因为通过对抑郁症患者给予中药辨证治疗，能有效改善患者恶心、饱胀感、嗳气等上消化道症状；第二是因为中药辨证治疗能调和肝脾，健脾理气的同时也能疏肝，达到改善情绪低落等核心症状的目的；第三是因为中药辨证治疗能充分发挥其多靶点治疗的优势，有效减轻帕罗西丁引起的出汗、恶心等不适，同时有效改善患者睡眠、精神面貌等不被患者重视的周边症状，增加患者治疗方案的信心，提高其治疗的依从性。中西医结合辨证治疗抑郁症，能多层次、多系统地改善抑郁症躯体症状及情绪障碍，更符合中国人的本土文化特质，患者更易耐受长期的系统治疗，从而更快地达到临床治愈的目标。

抑郁症是一种常见的慢性精神心理疾病，随着社会环境及生活方式的改变，其发病率有增加的趋势。目前抑郁症面临治疗率低的现状，上海的有关调查发现，内科医生对 78.5% 的抑郁障碍患者未予任何处理，这一数据明显高于世界卫生组织 15 个国家综合资料的中位数 15.2%，差异有极显著意义（$P < 0.01$）。同时，抑郁症患者因为各个系统的躯体不适，常常就诊于各大医院内科门诊及中医院（科），研究发现，上海的内科医生对抑郁症识别比例为 21.0%，明显低于世界卫生组织 15 个中心数据的中位数 55.6%，差异具有极显著意义（$P < 0.01$）。沈阳市对 23 家综合医院门诊进行调查发现，内科门诊任何抑郁障碍的总患病率为 11.01%，而中医科抑郁障碍患病率为 16.22%，远高于普通内科门诊，提示对于各级中医院医务人员，提高其对抑郁症的检出率尤为重要。同时，应积极发挥"简、便、效、廉"的中药特色辨证治疗优势，结合针灸、中药香薰、中医心理疗法等多层次治疗方式对抑郁症患者提供更加优质的医疗服务。

第六节　中医药治疗抑郁症
伴慢性疼痛的 60 例经验总结

　　根据世界卫生组织的统计，抑郁症在人群中的患病率约为 3%。Corruble 研究显示，92% 的抑郁症患者至少有一处疼痛症状，76% 的抑郁症患者有多处疼痛。近年来，抗抑郁的同时对慢性疼痛进行治疗受到广泛关注。深圳市中医院脑病心理科运用中医药辨证治疗抑郁症伴慢性疼痛患者 60 例取得了良好的疗效。患者分为两组，一组以西药文拉法新治疗，另一组用中医药配合文拉法新治疗。

　　我们发现，当抑郁症状与慢性疼痛同时出现时，两者有相互作用，形成恶性循环，彼此加重症状，在治疗时常常疗效欠理想，并且使疗程延长，病人易反复，出现复燃、复发的现象。因此，抑郁症伴慢性疼痛的患者，其疗程与单纯抑郁患者相比较长，复发率高。对此类患者应在抗抑郁治疗的同时，有针对性地治疗慢性疼痛。与单纯的文拉法新组相对比，中医药配合文拉法新有起效快，药物副作用少，病人耐受高，医从性强，效果更显著的特点。

　　中医药抗抑郁及治疗慢性疼痛有其鲜明的特点，根据辨证分型，可将抑郁症分为肝气郁结、肝郁化火、血行郁滞、心脾两虚、心阴亏虚，其中以心肝郁热证所占比例最大。肝气郁结者治以疏肝理气，解郁和中，方用柴胡疏肝散或逍遥散加减，此类患者常见胸胁小腹胀满，胀痛可酌情加入香附、青皮、郁金理气止痛；肝郁化火治以疏肝解郁，泻火安神，方用丹栀逍遥散或柴胡清肝汤加减，此类患者可予龙胆草、菊花以清泻肝火止痛，若胃脘嘈杂灼痛者可酌加吴茱萸、黄连等；血行郁滞治以行气活血，开郁化瘀，方用血府逐瘀汤加减，此类患者两胁小腹胀痛，身体某部有发冷或发热感，可予川楝子、延胡索、乌药、木香、丹参等活血理气止痛；心脾两虚治以健脾养心，补益气血，此类患者多见头痛、腹痛，可加川芎、白芷以活血祛风止痛，党参、黄芪、白术以温脾和胃止痛；心阴亏虚治以滋阴养血，补心安神，此类患者多见胸闷胸痛，可加入丹参、檀香、瓜蒌以理气止胸痛；肝阴亏虚治以滋养肾精，补益肝肾，此类患者多见腰膝酸痛、头部胀痛，可予女贞子、旱莲草以补肝肾之阴止痛，予刺蒺藜、决明子、钩藤、石决明以平肝潜阳止头痛。中医药在治疗各个不同证型的患者时，能够在辨证施治的同时，对各证型中不同部位及不同性质的疼痛选用不同功效的止痛药物，从而用药更合理、更准确，因此效果更佳。

从脱落情况来看，对照组有 5 例中止试验，其中血压升高者 3 例，其他不能耐受药物副作用的 2 例，而治疗组仅 1 例因血压升高而中止试验。考虑原因为在文拉法新与中药的使用中，中药可以有效缓解其带来的恶心、厌食、头晕、嗜睡等不良反应，同时中药的施治可以一定程度上减少高血压的发生。

中医药在治疗伴有慢性疼痛的抑郁症患者方面有其独特的优势，尤其是对疼痛的治疗，能够针对不同部位、不同性质、不同程度的疼痛，采用相对应的治疗，从而取得良好的疗效，可以在临床上进行推广。

第七节　中医药治疗抑郁症伴心脏神经症经验总结

抑郁症是一种常见的慢性精神心理疾病，其发病率近年有逐渐增加的趋势。心脏神经症是抑郁症常伴的证候群，多表现为心悸、气短、胸闷、胸痛，而经过心脏专科相关检查如心电图、动态心电图、心脏彩超甚至冠脉造影后却排除心脏器质性疾患。有研究表明，心内科患者中无躯体疾病的心理障碍患者占三分之一。因此，根据此病的临床特点，及时并合理地治疗尤为重要。深圳市中医院脑病心理科采用抑郁自评量表（SDS）及汉密尔顿抑郁量表（HAMD）进行评分，观察中医药辨证治疗对抑郁症心脏神经症患者的治疗效果确切。

心脏神经症是抑郁症常伴随的证候群。因心脏受自主神经支配，当自主神经功能紊乱时，即会出现一系列以心血管系统为主的证候。造成自主神经功能紊乱的根本原因是体内 5-HT 的减少。女性多发，查心电图多数正常，也有表现为心动过速、心动过缓、偶发室性早搏、非特异性 T 波等情况，但这些病人的心电图表现多变，多次检查的波形常不固定，呈非特异性。其诊断困难，常与器质性心脏病相混淆，或多被认为无病，进而影响治疗，但患者有症状反复发作和长期不愈的烦恼。本研究以表现为心脏神经症的抑郁症患者为研究对象，分别给予中药辨证加帕罗西丁治疗和单纯帕罗西丁治疗，显示中西医结合组在核心症状治疗有效率及依从性方向均高于单纯西药组。究其原因主要是因为通过对抑郁症患者给予中药辨证治疗，能有效改善患者心悸、胸闷等症状；其次是因为中药辨证治疗能调和肝脾、健脾理气的同时也能疏肝，达到改善情绪低落等核心症状的目的；第三是因为中药辨证治疗能充分发挥其多靶点治疗的优势，有效减轻帕罗西汀出汗、恶心等不适，同时有效改善患者睡眠、精神面貌等不被患者重视的周边症状，增加患者治疗方案的信心，提高其治疗的依从性。

综上所述，早期识别和治疗心脏神经症患者是十分重要的，中西医结合辨证治疗抑郁症，能多层次、多系统地改善抑郁症躯体症状及情绪障碍，更符合中国人的本土文化特质，患者更易耐受长期的系统治疗，从而更快地达到临床治愈的目标。

第八节　中药内服结合心理疗法
治疗紧张型头痛经验总结

紧张型头痛是临床常见的头痛类型，指双侧颈枕部或全头部的紧缩性或压迫性头痛，多伴有烦躁、焦虑、抑郁或睡眠障碍等症状。紧张型头痛目前病因尚不明确，大致认为与情感机制通过边缘系统增加肌肉紧张程度，同时降低痛觉抑制系统的活性有关。随着生活节奏的加快，社会压力的增大，患病率逐渐升高，不同研究显示一般人口终身流行率从30%到78%不等。而紧张型头痛又迁延难愈，给患者的身心造成了极大的伤害，严重地影响到患者的工作、学习和生活。紧张型头痛的有效治疗日益受到关注。我科在临床上运用三偏汤加减结合心理疗法治疗紧张型头痛，取得了显著的疗效。

一、典型病案

患者，王某，女性，32岁。于2013年6月8日以"头痛反复发作两年余，加重1周"为主诉就诊。两年前因家庭琐事，致心情抑郁，久不得解，继而出现头部两侧胀痛，头顶部紧箍感，曾在外院就诊给予口服西药治疗（具体不详），症状有所缓解，仍反复发作，多在月经前期、紧张或劳累后发作，无规律性。近来1周患者因工作压力大，劳累后出现头痛加重，口服止痛药后未见明显缓解，为求中医治疗遂来我院就诊。

入院症见：头部两侧及头顶胀痛，呈持续性，心情烦躁，性急易怒，口干口苦，失眠，大便干，舌质暗，苔黄，脉弦。查血常规、TCD、头颅CT、脑电图均正常。

中医诊断：头痛（气滞血瘀）。

西医诊断：紧张型头痛。

治疗以三偏汤加香附10g、当归15g，结合心理疗法，嘱患者保持心情舒畅。服用3剂后头痛缓解，效不更方继服两周，头痛明显好转，1个疗程后已痊愈，随访半年未见复发。

二、讨论

紧张型头痛归属中医的"头风""头痛"等范畴，多因七情内伤，导致肝气郁而不畅，久郁化火，上扰头窍；也因禀赋不足，素体虚弱，外邪侵袭，邪气上扰颠顶，清气受阻，气血凝滞，脑络瘀阻所致。西医病因和发病机理尚未完全明确，治疗上以镇痛肌松药物为主，配合选择性 5-HT 再摄取抑制药、三环类抗抑郁药及抗焦虑药物，但药物不良反应明显，且 TTH 易反复发作。西医学在治疗紧张型头痛时开始加入心理干预，这与中医"从肝论治紧张型头痛"不谋而合。我们根据"气血郁阻"的病机采用三偏汤，方中柴胡性轻清，主升散，味微苦，主疏肝，而醋制又能缓和升散之性，增强疏肝止痛作用；黄芩，性味苦寒以清热，配柴胡以达通调表里、和解少阳之效；川芎辛香行散，上行可达颠顶，下行温通血脉；白芍补血柔肝、平肝止痛；醋延胡索、木香行气止痛，为调诸气要药；生石膏凉而能散，有清热和络止痛之功；白芷、蔓荆子、细辛和藁本祛风，利头目，止痛；甘草调和诸药。诸药合用，共奏祛风疏肝解郁、活血通络止痛之效，临床应用时再辨证加减，结合心理疗法消除患者的不良情绪，从而起到事半功倍的效果。采用中医辨证以治其形，使五脏六腑气机通畅，经心身并治法，用合理情绪疗法改变不合理认知以调其神，形神合一，心身健康。故值得临床医生学习推广。

目前国内外研究表明，紧张型头痛的发病与抑郁、焦虑等不良情绪状态相关。患者常常会由于工作、家庭等因素致使心理状态紊乱，诱发头痛；又会因疼痛引起心理方面的不适，整日担心焦虑。两者互为因果，使紧张型头痛缠绵难愈。总结近年来中医对紧张型头痛的治疗，虽然临床辨证论治取得了一定的疗效，但仍存在着一定的局限性。从理论到临床多注重"痛"与"止痛"，没有注意其整体状态，生理、心理诸方面俱存在紊乱，忽视了紧张型头痛患者存在的情绪、心理等方面的异常，忽视了患者心理紊乱层面的调治，而患者所具有的心理认知和情绪等的紊乱，是影响治疗效果的重要因素，应加以重视。

下篇 临床状态医学

第七章　临床状态医学新主张

第一节　临床状态医学之我见

临床状态医学吸收了传统中医学的天人合一、心身一体、整体观念的思想，是一种以人的躯体、心理、生活质量、社会功能和相应的社会实践能力健康与否为研究对象的临床医学。虽然其借助了生物医学的手段，但其研究方法、研究指标、研究目标均不完全等同于传统的生物医学，也不等同于精神医学和中医学。与之前出现过的"临床状态医学"的概念不尽相同，本章所提临床状态医学的研究内容不仅仅局限于中医学范畴之内，而是把中医学的思想推广到所有医学形态之上，是对生物医学、中医学等的有益补充，并能有效地指导医学临床。本章的临床状态医学不仅仅研究身体、心理的健康与否，更重要的是研究生命的健康，而这种健康的生命质量能保障人良好的社会实践，开展社会职能。

一、关于西医学的思考

西医学以生物医学为基础，衍生出很多医学学科，包括精神医学。西医学以疾病为本，要求做出正确的诊断。这种诊断要明确到尽可能具体的生物学层面，如器官、组织、细胞、分子、基因、病原学等，然后针对性选择正确的治疗。治疗的目标是要求解决病理因素，改善病理变化，消除症状体征，以达到恢复身体健康，包括心理健康的目的。而这种落脚在生物性靶目标上的治疗方法，往往是对抗性和纠正性的，评价指标也往往是生物性的，或者是医学性的。在这种医学统治下的临床现状有以下几方面。

1. 以疾病为本、医生为主导

以疾病为本、医生为主导的理念，常会导致临床上重视疾病而忽略患病的人的情况发生，从而使有的患者感到医学人文的缺乏和医学理念的难以适应，患者与医生的配合度下降，影响疾病的疗效和结局。

2. 着眼局部，分裂整体

临床分科越来越细是西医学发展的重要标志和成果。但是病人也可能疑惑，患病后有那么多症状体征，到底要看什么科？现实往往是，作为一个患者，同样的主诉去不同的专科，就会得到完全不同的诊断结论和治疗方法。如眩晕，去耳鼻喉科可能会诊断为梅尼埃病，去神经科可能诊断为脑血管病，去骨科那就可能诊断是颈椎病了，治疗方法当然不同，结果可想而知。即使现代的全科医生，由于指导思想一样，同一病人也可能会被不同的全科医生转诊到上述不同的专科，这不是医生的诊疗水平不高导致的误治，而是西医学体系带来的弊端。按照临床状态医学的模式，这个病人的诊疗路径则大不一样。

3. 单纯的生物医学观点

生物医学观点是西医学的重要特质，它有利于找到"靶子"，有利于客观评价，有利于重复、推广，但作为高级灵长类生物，所患的疾病毕竟与低级动物的疾病不同。

4. 对抗疗法

诊断一旦确立，治疗必然直奔目标。西医学采取对抗纠正疗法，往往有力挽狂澜、快速起效、减少或消除病痛的效果，但是临床也存在疗效不好，或有毒副作用突出的问题。

5. 过度治疗

由于疾病治愈的生物性指标的刚性标准，为了达到的治疗目标，过度治疗大量存在，过犹不及。而且这些药物和其他治疗手段的过度使用，会污染体内外环境，产生复杂的后遗效应，影响人的生活质量和社会功能。

6. 观点今是昨非

追求创新是每个学科的共同特性，西医学也不例外。由于我们现阶段对生命现象还处于探索阶段，难免有盲人摸象的现象，临床上经常有不同的病因病理、诊断治疗观点，或过去被主流医生认同的观点，过后又被修正。因此医学创新不同于其他学科，尽管它本身就要求慎之又慎，西医学创新的过程还是充满了风险。

7. 正常与疾病界限不清

医者临证，诚然正治而得者多，但由于受病情隐匿，医者思维定式，诊疗水平等诸多主、客观因素的影响，误治也很多。临床上经常会有这种情况，辅助检查有阳性发现，医生说法却不同，比如影像学表明颈椎增生，核磁共振成像表明有脑萎缩、腔隙性脑梗死，胃肠镜显示浅表性胃炎等，病人没有症状和体征，也没有致病的任何危险因素，但是临床上眼花缭乱的治疗却很多，没有效果，也没有意义。花费了时间、金钱、人力、物力，又可能伤害了身心健康，损害了西医学的声誉，还可能使这些医生、患者心生迷茫。

8. 病症无法诊治

与上述情况相反，有些病症，病人虽很痛苦，检查却没有发现生物学阳性指标，临床往往无法诊断，无法有的放矢地治疗。比如游走性疼痛、头晕、麻木、怕冷等。

9. 与医学科学的进步的关系

医学科学的进步对改善人类的健康，减少病痛有肯定作用。但反观医学史和人类生活史，人类健康的重大进步往往与社会的重大进步同步，而与医学的重大发现不一定有直接关系。从宏观上讲，抗生素的出现并没有消灭和减少细菌感染，而社会进步、环境卫生条件的改善，却使感染性疾病大幅度下降；人类寿命延长主要不只是通过医疗减少了疾病，而主要是社会进步、生活条件改善、生活水平提高的结果。因此，在探究医学问题时，要考虑到社会学的内容。

二、临床状态医学的基本思想

十月怀胎，一朝分娩，人出生后各种组织、器官及其功能已基本确定。后天生病，有各种因素导致的器质性损害，有器质性损害导致功能的紊乱，也有功能的紊乱导致器质性改变，这种损害或改变的发生，则与人体的状态有关。当人体状态正常时，机体就有抵抗力和恢复力去应对和平衡致病因素。相反，当人体状态不正常时，致病因素就有可能致病，进一步破坏人体的状态。正如《素问·刺法论》所说："正气存内，邪不可干。"临床上经常可以看到，不仅所谓的功能失调性疾病与患者的身体状态密切相关，如失眠、虚弱等，器质性疾病如糖尿病、高血压、恶性肿瘤，包括感染性疾病如带状疱疹、乙型肝炎、艾滋病、结核等也与人体的状态有关，它们多是机体状态差的情况下发病的。从疗效和预后看，人体状态好，疾病容易恢复、预后好；否则疾病不易恢复、预后差。一些理化指标如血糖、血脂、血常规、大小便常规等的异常和没有生物学指标的躯体症状，可以通过中医药调整状态的方法而达到正常。

临床状态医学与生物医学不同，它在生物医学的基础上，关注人体的生理病理状态和社会实践功能。它以中医学的整体、平衡观念为指导思想，以达到人体的和谐平衡和良好的社会生活功能为目标，更加符合关于健康的含义，即正常的生理、心理状态和具有从事社会实践的能力。临床状态医学汲取了生物医学合理内容及中、西医技术，创造开放的医疗环境氛围，充分调动患者的积极性，接受患者的信息反馈，提高患者的参与度和配合度，实施干预手段，纠正失衡状态，采用患者和医生共同评估的方式，判定疗效。与生物医学模式和社会生物心理的医学模式不同，临床状态医学是一种新的医疗模式，同时还是一种提高疗效的临床路径和方法，也是一种对待健康和疾病的理念。

三、常见临床状态

1. 以病理变化为主的状态

以病理变化为主的状态如血压异常状态（高血压状态、低血压状态、高低血压交替存在状态），血糖异常状态（高血糖状态、低血糖状态、高低血糖交替存在状态），免疫失调状态（免疫力亢进、免疫力不足、免疫力紊乱），内分泌失调状态（内分泌激素过高、内分泌激素过低、内分泌激素紊乱），在临床过程中皆可以表现为动态的过程和状态。如高血压治疗过程中可能出现低血压，糖尿病治疗过程中可能出现低血糖，应该在治疗疾病的同时，注意其状态的动态平衡，注意疾病与患者感受和功能的平衡，不应当一味地把着眼点放在病理指标上。带病正常生存可能会使患者生活得更好，消灭疾病也可能病去人亡。

2. 以功能紊乱为主的状态

以功能紊乱为主的状态如抑郁状态、焦虑状态、睡眠障碍状态、学习功能障碍状态、注意力障碍状态、性功能障碍状态、记忆力障碍状态及各种躯体不适状态，这些状态应该有其相应的生物学病理变化，只是有的已经被发现，有的还没有被发现，临床治疗应当首先纠正其功能紊乱状态。

3. 其他状态

临床状态医学应该向中医学学习，因为中医学有丰富的状态医学资源。中医学首先强调人的身体是一个有机的整体，人的躯体和神志情感思维活动是一个整体，人和自然密切相关，也是一个整体。中医理论认为，人的形与神和谐，人与自然和谐，人与社会和谐，中医的治法、组方用药中也贯穿着和谐的思想。其次，它认为，人体生病不外乎阴阳气血经络脏腑的失调所致，因而有多种多样的阴阳、气血、脏腑、经络异常状态，也有干预调节这些状态的丰富繁杂的手段。中医学的治疗目标很明确，就是恢复阴阳气血脏腑经络平衡状态。

在临床实践中，有一种状态和几种状态同时存在的情况。在这些情况下，就以治疗能达到的最佳状态为目标，即疾病被治愈或疾病的进展遏制，人的各种功能符合其年龄、性别和所处的环境，人的状态良好，具有从事相应的社会实践的能力。

四、临床状态医学的诊断方法

1. 强调多元化诊断模式

疾病医学要求尽可能用一种诊断来解释所有临床现象。越来越多的临床事实表明，多元化诊断更加科学合理，指导临床治疗也更加有效。如帕金森病伴有抑郁状态，脑卒中伴有抑郁状态，恶性肿瘤伴有抑郁状态，在治疗帕金森病、脑卒中和恶性肿瘤的同时，积极治疗抑郁状态不但缓解治愈抑郁状态本身，而且对帕金森病、脑卒中和恶性肿瘤能收到更加好的效果。

2. 中西医同时诊断治疗模式

中西医同时诊断治疗模式，比如免疫失调状态、血压异常状态、血糖异常状态、内分泌失调状态等，再结合中医的阴阳气血脏腑经络失调状态诊断，运用中西医两套医学体系的优势手段，往往能取得更好的医患关系和疗效。

3. 开放式的诊断模式

开放式的诊断模式重视患者源信息，特别是主诉信息和疗效反馈信息。

4. 三维诊断模式

疾病诊断、状态诊断、中医状态诊断，鼓励使用此三维诊断系统，从医学经济学看，不会增加患者的经济负担。相反，在状态平衡目标的思想指导下，会更易取得疗效，减少治疗支出，从而减少经济负担。

5. 基于评估的诊断模式

疾病诊断已有诊断标准，那么状态诊断的标准如何确定呢？可以设计出多种量表，由患者和医务人员对每一个状态包括中医状态做出定性、定量评估，以量表评估的结果为重要依据，结合病程、既往史、家族史等做出状态的诊断。量表也是判断疗效的重要工具。

为了有效治疗疾病，恢复患者的功能状态，不应拘泥于某一种医学形态，也不要仅仅只考虑一种临床状态，可以采用几种临床状态并存的诊断，进而采用一切有效和尽量安全的、经过大量临床实践或循证医学认可的干预手段，特别是中医药手段去实现这一目标。

第二节 历代医家之临床状态医学思想微渐

历代医家通过长期的经验积累和理论总结，形成了丰富的中医学理论体系，其中许多医家较好地阐释了临床状态医学的思想。

一、张仲景的时间临床状态医学观点

《伤寒论·平脉法》云："脉有三部，阴阳相乘。荣卫血气，在人体躬。呼吸出入，上下于中，因息游布，津液流通。随时动作，效象形容，春弦秋浮，冬沉夏洪。"说明五脏应四时，人体的气血盛衰，气机的升降出入，皆随四时的变化而变化，这种变化最突出的表现在色脉的改变。如春季肝旺，表现为色青脉弦；夏季心旺，表现为色赤脉洪；长夏脾旺，表现为色黄脉缓；秋季肺旺，表现为色白脉浮；冬季肾旺，表现为色黑脉沉。这个说法与西医学认为血压随昼夜变化及四季变化而波动的理论不谋而合。有人研究，每隔1小时（或2～4小时）测量1次血压，并将测得的数据画于坐标上，结果发现多数人的血压呈"马鞍型"，即血压于清晨开始升高，至上午9：00～11：00达高峰，中午下降，下午14：00～18：00第二次升高，晚间又开始下降，半夜最低。从四季血压变化看，冬春季为血压的高峰期，而夏秋季相对较低。气象医学认为，这与四季气温、气压高低变化有关：冬季气温低，气压高，血液流动受到的阻力增大，故血压偏高；夏季气温高，气压低，血液流动受到的阻力减小，故血压偏低。在《伤寒论》中用了大量篇幅去阐述时间与疾病的发生、发展、治疗与预后的关系，强调了辨证论治、立法处方、因时制宜的重要性。《伤寒论》中说到"太阳病欲解时，从巳至未上""阳明病欲解时，从申至戌上""少阳病欲解时，从寅至辰上""太阴病欲解时，从亥至丑上""少阴病欲解时，从子至寅上""厥阴病欲解时，从丑至卯上"。还有很多条文提到"一二日""二三日""三四日""四五日""五六日"等，这些日期的变化贯穿始终，也都是在启示疾病在体内的变化情况。《伤寒论》61条"下之后，复发汗，昼日烦躁不得眠，夜而安静"，就从时间上说明了人和自然是一个有机的整体。昼日阳旺，虚阳得自然阳气相处，邪尚能与阴争，故见昼日烦躁；夜间阳衰，虚阳无助，不能与阴争，故见夜里出现相对于白天的烦躁而言的安静。7条"发于阳，七日愈。发于阴，六日愈。以阳数七，阴数六故也"，也从时间上说明了疾病的发展变化和转归。

二、孙思邈以平为期的临床状态医学养生思想

孙思邈提倡"养性""养老"思想，其《养性》《退居》等篇章记载的内容，十分丰富多彩。养性之道包括多方面，孙氏力主"易""简"，而将其归纳为"啬神""爱气""养形""导引""言论""饮食""房室""反俗""医药""禁忌"十要点。其所谓"反俗"，就是主张"不违惰性之欢而俯仰可从，不弃耳目之好而顾盼可行"的养生术。这些恬淡虚无的养生思想，实际上就是调整身心状态，体现了"以平为期"的观念，这些对调养身心、治病保健、保持良好的身体状态起到十分重要的作用。

三、王冰重视"天人相应"的临床状态医学思想

王冰重视"天人相应"，深刻认识到人处于宇宙之中，自然变化与人体生理有密切关系。他指出"天地之气，上下相交，人之所处者也"，春温、夏热、秋凉、冬寒，四时之气序，如果违逆四时之序，摄生不慎，则必然使荣卫气血运行乖乱，甚而致病。王冰强调"养生者必敬顺天时"，指出"但因循四时气序，养生调节之宜，不妄作劳，起居有节，则生气不竭，永保康宁"。而在临床上，同样需要贯穿着这个精神，要求"合人形以法四时五行而治"。

四、刘完素的临床状态医学思想

刘完素在其著作《素问病机气宜保命集》中讨论了不同地域、不同年龄的人体气状态，"四方之民，各类五行，形体殊异"，不同方位地域，因此要充分考虑到个体的差异。下段论述充分体现出其因地、因人制宜的临床状态医学辨证论治的思想。"是故西北之民，金水象，金方水肥，人方正肥浓。东南之人，木火象，木瘦火尖，人多瘦长尖小。北人肥，南人瘦，理宜然也。北人赋性沉浓，体貌肥，上长下短，头骨大，腰骨小，此本体也。若光明磊落，见机疾速，腰背丰隆者，元气固藏，富贵寿考，坎

中藏真火升真水而为雨露也。南人赋性急暴，体貌尖瘦，下长上短，头骨偏，腰骨软，此本体也。若宽大度，机谋详缓，脑额圆耸，元气固藏，富贵寿考，离中藏真水将真火而为利气也。又有南人似北人，北人似南人，不富则贵，以此推之，要在察元气，观五行，分南北，定寿夭，则攻守有方，调养有法，不妄药人也。"

五、钱乙的小儿临床状态医学思想

钱乙在继承《黄帝内经》及历代诸家学说的基础上，结合自己丰富的儿科经验，在小儿生理、病理、疾病辨证、诊断、治疗等方面，体现了临床状态医学的理念。钱乙论述儿科疾病，首先从小儿生理状态特点入手研究，并加以阐发。他在《灵枢·逆顺肥瘦》篇"婴儿者，其肉脆，血少气弱"以及《诸病源候论·小儿杂病候》"小儿脏腑之气软弱，易虚易实"等学说的启发下，结合自己丰富的临床经验，指出小儿从初生到成年，处于不断生长发育的过程中，生理、病理都与成人有所不同，而且年龄越小，差别越大，因此不能简单地把小儿看成是大人的缩影。钱氏认为："小儿在母腹中，乃生骨气，五脏六腑，成而未全。自生之后，即长骨脉，五脏六腑之神智也。"小儿随着年龄的增长而不断变化，此时脏腑"始全"，但犹是"全而未壮"，因此"脏腑柔弱""血气未实"是小儿的生理特点。由于小儿脏腑柔弱，形气未充，一旦调护失宜，则外易为六淫所侵，内易为饮食所伤，易于发病且传变迅速。在发病过程中，具有"易虚易实、易寒易热"的病理特点。"易虚易实"是指小儿一旦患病，则邪气易实而正气易虚，实证往往可以迅速转化为虚证，或出现虚实并见、错综复杂的证候。"易寒易热"是说在疾病过程中，由于"血气未实"，既易阴伤阳亢而表现热的证候，又容易阳衰虚脱而出现阴寒之证。因此，钱乙对小儿病的治疗，时时以妄攻误下为禁约。例如，他在分析小儿疳证病因时指出，"小儿病疳，皆愚医之所坏病""小儿易虚易实，下之既过，胃中津液耗损，渐令疳瘦"。又说："小儿之脏腑柔弱，不可痛击，大下必亡津液而成疳。"他认为，小儿病虽有非下不可之证，亦必"量其大小虚实而下之"，并在使用下药之后，常用益黄散等和胃之剂以善其后。钱氏还进一步强调:"小儿易为虚实,脾虚不受寒温,服寒则生冷,服温则生热,当识此勿误也。"由于上述小儿形质特点,尤其是脾虚小儿,更应注意,若调治稍乖,则毫厘之失,遂致千里之谬。钱乙的学说认为注重患者的体质、生理、病理特点,强调小儿所处的状态是临证治疗的重要前提,正体现了临床状态医学的治病观念,通过调整脏腑气血功能,调动人体正气以祛外邪,以达到平和的临床状态。

六、许叔微重视人体表里虚实状态

许叔微重视人体表里虚实状态,而且主张"因虚受邪,留而成实",认为人之所以得病,多是内虚,状态失衡,才易使外邪侵入而成病。许氏在《伤寒九十论》中指出:"或问伤寒因虚,故邪得以入之。今邪在表,何以云表实也?予曰:古人称邪之所凑,其气必虚;留而不去,其病则实。盖邪之入人也,始因虚入,及邪居中,反为实矣。"可见,许氏在《黄帝内经》所论发病原因的基础上,对疾病的病机提出新的认识。他认为,人体原本属平衡状态,若致病的内因多是正虚、受邪之后,疾病的性质往往属实。这一认识,充实和完善了《黄帝内经》的病机理论,并对后世祛邪学说有很大的影响。

七、张介宾丰富了中医"阴阳"平衡的临床状态医学理论

明代张介宾丰富了中医"阴阳"理论,认为阴阳所表现的体象,其变化是相当复杂的。阴阳之理有常有变,景岳认为"常者易以知,变者应难识",因此,要求医者不仅要知其常,而且还应达其变,侧面肯定了人体状态是变化着的。个体如未能适应天时、地理环境、自然气象的变化,则可能气血运行异常、阴阳失衡,处于疾病状态。对于疾病的诊治,不能单纯用生物医学的观点,辨病用药要看到,同一个疾病,不同时期,也有不同的病理状态,需要用恒动的眼光看问题。

"常"即指阴阳平衡,乃人体健康的根本保证,因此,"阴平阳秘"乃生命阴阳之常。景岳曾说:"阴阳二气,最不宜偏。不偏则气和而生物,偏

则气乖而杀物。"在阴阳的消长过程中，由于一方的偏衰或偏胜，破坏了正常的平衡而致病，这就是阴阳的从常到变。张氏所说的"属阴属阳者，禀受之常也；或寒或热者，病生之变也""火水得其正则为精与气，水火失其和则为热为寒"说明了阴阳之常为生理状态，其变则为病理现象。

既然阴阳的从常到变为病理过程，那么，由变达常则为康复的过程。景岳所说的"扶阳抑阴"和"补阴抑阳"，即是促使阴阳由变向常转化的措施。但在阴阳之变的病理状态中，也有常有变。景岳认为阳盛则热，阴盛则寒，这是病变之常。但由于阳动阴静的过极，出现"阳中有阴，阴中有阳"的复杂病变。在临床上表现为"似阳非阳"的"真寒假热"和"似阴非阴"的"真热假寒"之证，这又是阴阳病变中之变。同样，在治疗上也有常变之别。如以寒治热或以热治寒为人所熟知的常法，而"热因热用"和"寒因寒用"则是治疗中的变法。医者若知常而不知变，则势必误认虚火为实火，而误用寒凉攻伐。这是当时医者的主要弊端之一，也正是张氏特别重视的问题，体现了其诊疗时的平衡观、恒动观。

八、徐灵胎的临床状态医学治疗特色——疾病与状态的辨证用药

清代徐灵胎学验俱丰，在长期的临床实践中，总结了不少宝贵经验，并提出许多颇具特色的学术见解。他主张的审证求因，重视辨证用药，正体现了临床状态医学特点。徐氏临证，首重审证求因，认为"欲治病者，必先识病之名，而后求其病之所由生，知其所由生，又当辨其生病之因各不同，而病状所由异，然后考其治之之法"。"凡人之所苦，即谓之病，而一病之中，必有数症，所谓症者，病之发现者也"。"数症合之则为病，分之则为症。即统名为病，如疟痢之类；分名为症，如疟而呕吐头疼，而寒热腹痛之类"。在临床中既有病同而症异，又有症同而病异；有病与症相应，也有病与症不相应等情况。对于病异而症同者，最应注意，而关键是审证求因，详加辨别。如"同一身热，有风、寒、痰、食，有阴虚火升，有郁怒、忧思、劳怯……则不得专以寒凉治热病矣"。这种认识，对今日临床仍有重要指导意义，与临床状态医学理论所提倡的辨清患者所处

病理状态的观点不谋而合。徐氏还强调："七情六淫之感不殊，而受感之人各殊。或气体有强弱，质性有阴阳，生长有南北，性情有刚柔，筋骨有坚脆，肢体有劳逸，年力有老少，奉养有膏粱藜藿之殊，心境有忧劳和乐之别。更加天时有寒暖之不同，受病有深浅之各异……故医者必细审其人之种种不同，而后轻重、缓急、大小、先后之法，因之而定。"即临证当根据病人的不同体质、病因和受病部位、状态特点，精确地辨证，并熟练地运用理法方药，以正确施治。

第三节　虢周科临床状态医学理论创新探讨

临床状态医学是由虢周科教授提出的以中医整体观为指导，以系统思维为特征，结合中西医两套医学体系，吸收伦理学、人文思想，整合疾病医学、中医学、心身医学等医学的优点而形成的一门新兴的临床医学。本研究以虢周科教授运用经验方郁乐冲剂加减治疗郁病的临床病案为例证，详细介绍临床状态医学的具体应用；同时，在临床实践中，虢周科教授不断探索和总结，对临床状态医学提出了新的见解，现总结如下。

一、临床状态医学理论体系简介

（一）临床状态医学理论体系特征

虢周科教授的临床状态医学理论体系特征包括以下几个方面。

1. 源流

临床状态医学是中西方哲学相互交融的产物。基于西方哲学"世界是普遍联系的，世界是永恒发展的"的观点以及中国古典哲学的"整体观""以平为期""天人相应""道法自然"等思想，临床状态医学认为人的生命状态应顺应其自然状态，并随时间、环境等呈动态变化。人患疾病是人、自然、社会相互作用的结果，治疗疾病应同时重视躯体、精神心理变化，最终使人与自然、社会重新达到平衡状态。

2. 研究对象

临床状态医学以人体的生理病理及其所反映的生命状态为研究对象，包括西医疾病状态、中医证候状态、患者心理状态。

3. 理论体系

临床状态医学的病因病机、检查评价方法、诊断方法、治疗方法等来源于生物医学、中医学。

4. 诊断创新

临床状态医学利用兼容替代法，采用"三维诊断"，即予每个患者中医诊断、西医诊断、心理状态诊断结果。与现有医学诊疗模式相比，增加了心理状态诊断，该诊断参照最新精神病学指南，如果心理处于健康状态，则诊断为心理健康状态。

（二）临床状态医学理论临床运用病案举隅

廖某，女，37 岁，因"情绪低落、紧张担心 3 个月余"于 2017 年 8 月 15 日就诊。患者约 3 个月前因感情问题出现情绪低落，愉快感下降，兴趣减退，紧张、担心，心烦，有无助感，早醒，记忆力下降，注意力不能集中，纳呆，伴心悸、胸闷，无幻觉、妄想，无自杀观念。

查体：舌红，苔薄黄，脉弦，心、肺、神经系统查体未见明显异常。辅助检查：自诉近期查甲状腺功能、心电图、胸片、脑电图等未见明显异常。焦虑自评量表（SAS）63 分；抑郁自评量表（SDS）65 分；症状自评量表（SCL-90）提示中度抑郁，中度焦虑，轻度躯体化。

中医诊断：郁病（心肝郁热）。

西医诊断：抑郁发作。

心理状态诊断：抑郁焦虑状态。

诊断思路：

（1）兼容方法：本例患者症状有情绪低落，愉快感下降，兴趣减退，紧张担心，心烦，无助感，早醒，记忆力下降，注意力不能集中，纳呆，心悸、胸闷。

（2）排除方法：将心悸、胸闷从该例抑郁症诊断标准中剔除。

（3）病因方法：胸闷、心悸病因常见于呼吸系统、心血管系统疾病，本例患者心肺查体未见明显异常，查胸片、心电图未见明显异常，故排除心血管、呼吸系统疾病，考虑是抑郁焦虑状态的躯体表现。患者的情绪低落、愉快感下降、兴趣减退、紧张、担心、心烦等通过甲状腺功能、脑电图检查及药物使用病史查询结果，可以排除器质性疾病继发及药物使用引起的精神障碍，病情属于抑郁焦虑状态。

（4）替代方法：心慌、胸闷是紧张、担心的替代症状。早醒、纳呆是抑郁所致的替代症状。

治疗：中药以清热除烦、解郁安神为主，采用郁乐冲剂加减。处方如下：炒酸枣仁 30g，柏子仁 15g，何首乌藤 20g，知母 20g，珍珠母 30g（先煎），龙齿 30g（先煎），郁金 15g，川芎 10g，醋香附 10g，麦冬 15g，制远志 15g，百合 15g，丹参 10g。共处方 14 剂，每日 1 剂，水煎服，分两次服。配合中医语言疗法，听其诉说，助其宣泄，达到情感上的理解，并告知其病情的发生、发展、危害性及治疗的必要性，使其能坚持配合治疗。在改变其对疾病的认知的基础上，调动自身战胜困难的勇气，告知其一些放松方法，如正念、冥想、呼吸放松，并指导其制订行动计划，完成相关作业，建议其积极投入日常工作与生活等。配合王不留行籽耳穴压豆，取心、肾、神门、交感、皮质下等耳穴，双耳交替。早餐后口服盐酸氟西汀分散片 20mg，每日 1 次。

患者 2 周后复诊，心悸、胸闷明显好转，情绪低落、睡眠等改善，但仍有心烦、纳呆，继续给予盐酸氟西汀分散片 20mg 口服，每日 1 次，中药加用栀子、连翘、麦芽等。

随诊两个月，患者情绪正常，无心悸、胸闷，纳寐可，工作、生活状态恢复正常。

病案分析：郁病是由气机郁滞、脏腑功能失调所致，以心情抑郁、情绪不宁、胸部满闷、胸胁胀痛，或易怒易哭，或咽中如有异物梗塞等为主要临床表现的一类病证。郁乐冲剂是虢周科教授针对抑郁症心肝郁热证型开发的专方专药，具有清热除烦、解郁安神的功效。本病案以临床状态医学理论为指导，认为患者发病的直接原因为社会人际关系遇到问题，情志失调，在原气机郁滞基础上发展为心肝郁热型郁病。采用"三维诊断法"（中医诊断、西医诊断、心理状态诊断）进行诊断，治疗以家庭、社会提供人文关怀、经济支持为基础，运用药物、心理、耳穴压豆外治等方法治疗。首诊病情好转，复诊仍有心烦、纳呆，加用栀子、连翘清心除烦，麦芽行气消食，临床疗效较佳，不仅身体健康状态恢复正常，工作、生活状态也恢复正常。

二、临床状态医学发展新探

（一）临床状态医学推动医学模式的发展

临床状态医学不是单一的生物医学或中医学，而是生物医学、中医学二者的结合，治疗具体疾病的同时调整身体整体的状态，使气、血、阴、阳、脏腑平衡。临床状态医学与心身医学相比，心身医学虽然强调"生物 – 心理 – 社会"医学模式，关注每个患者的心理状态，认为健康的心理与健康的身体同等重要，强调整个精神、躯体全身状态平衡，但仍以具体的系统疾病为研究单位及治疗的最终目标。而临床状态医学在此基础上加入了中医理论体系，并且给每个患者采用三维诊断，增加了中医证候状态与心理状态诊断，并采用相应的中医、心理治疗方法，认为治愈具体疾病不是唯一和最终目标，更关注患者能否以最好的状态适应工作、生活。临床状态医学是中西医结合医学的发展，在目前中西医结合模式的基础上新增心理状态的诊治，其治疗可更好地调整患者的心身状态，提高患者工作与生活质量。

临床状态医学的提出，是新的医学模式的一种探索。20 世纪 70 年代提出了"生物 – 心理 – 社会"医学模式，在具体临床应用中，该模式指导医生不仅要重视患者的生物、心理状态，也强调社会因素对患者的影响。此外，社会工作者进入医院、社区等工作，在一定程度上对"生物 – 心理 – 社会"医学模式的发展起了一定的促进作用。虢周科教授在此医学模式基础上，结合临床状态医学的指导思想，如上述提到的西方哲学的"世界是普遍联系的，世界是永恒发展的"，中国古典哲学的"整体观""以平为期""天人相应""道法自然"等，提出了"人 – 自然 – 社会"的医学模式。其特点包括以下 3 点。

1. 把原有模式中的"生物 – 心理"整合为"人"

临床状态医学在整体观念、辨证观等哲学思想指导下，认为人的状态除了包含躯体的生理、病理状态，还有精神层面的心理状态。患者就诊及医者诊治时都强调疾病诊治和心理状态诊治，即把原先提出的"生物 – 心理"合二为一。

2. 加入"自然"要素

人的体质、发病、治疗手段等都离不开自然因素。自然环境对我国国民体质的影响存在区域差异性，相同的自然环境要素对不同区域的国民体质影响程度不同，如降水与体质是正相关，东部影响大于西部。脑血管疾病流行病学调查结果显示，脑卒中寒冷季节发病率明显增高，我国脑卒中发病有北方高于南方、西部高于东部的特征，纬度每增高 5 度，其发病率增高 64.0/10 万，死亡率增高 6.6/10 万。因为气候与地域条件的不同，导致了南北方流感在不同的季节暴发，北方的流感多在冬春季节。这可能与北方冬春季开窗通风少、空气不流通及天气寒冷适合病毒存活有关系。夏季气温高，则不利于病毒存活。而南方春季气温普遍高于北方，而且大部分地区冬季不下雪，气温稍有回升，细菌、病毒等就会大量繁殖，因此，出现流行性感冒等呼吸道感染疫情的可能性更高。人在健康、生病、康复等状态下都应顺应自然环境及其变化，即应法于自然之道——"春夏养阳，秋冬养阴""阳入于阴则寐，阳出于阴则寤"。

3. 保留了"社会"要素

临床状态医学同样认为社会环境、人际互动影响疾病的发生、发展、预后，治疗疾病的最终目的是要让患者适应社会环境及生活等。可见，虢周科教授提出的"人 – 自然 – 社会"的医学模式，是对医学发展要求的一种简练而全面的概括。

（二）临床状态医学促进临床诊治方式的发展

在临床状态医学理论的指导下，临床检测可整合中西医学领域的检测技术。如在中医诊治状态下可以利用体质辨识仪、经络检测仪、全息生物电检测仪辅助诊治；在西医诊治状态下可以采用多普勒、电子计算机断层扫描、功能磁共振成像、磁共振血管成像等辅助诊治；在心理诊治状态下采用人格测验、神经心理学测验和评定量表、功能磁共振成像等辅助诊治。

以临床状态医学理论为指导，可推广多学科联合会诊或家庭医生模式。虢周科教授认为，鉴于临床状态医学的理论特点，在临床具体实施中，可以实现内科、外科、心理科、精神科等多专科的合作。如现在推广的多学科联合会诊，通过不同专科医生面对面交流，在循证医学指导下，为患者提供科学、规范、合理的个性化临床方案，避免各专科间因治疗角度不同而提供不同甚至相互冲突的治疗方案，更避免了单科治疗无法为患者提供全方位诊疗的弊端；也可以着重培养懂内科学、外科学、精神心理学的全科医生或家庭医生团队，深入社区、家庭进行诊疗活动。以深圳市卫生与计划生育委员会公开的《深圳市家庭医生服务管理办法 2017（试行）》为例：医疗机构与常住居民签订家庭医生服务协议，由协议约定的家庭医生服务团队为该居民提供综合性、连续性、协调性、个性化的医疗卫生和健康管理服务。服务团队配备全科医师、社区护理人员，并可以吸收公共卫生医师、专科医师、药师、健康管理师、心理咨询师、营养师、康复治疗师、社（义）工、社区网格管理员等人员加入家庭医生服务团队。团队可以依法为签约居民提供以下服务：基本医疗服务、公共卫生服务、健康管理服务、健康教育与咨询服务、诊疗服务等。以家庭医生模式实践临床状态医学，可系统、全面地为患者解决问题，提供规范、优质、方便的医疗服务，提高患者依从性和临床有效性。进行心理状态诊治时，应注意精神心理专科药物使用，选择合适的药物治疗、心理治疗方法，防止药物滥用，如抗精神病药、苯二氮䓬类药物等。同时注意各专科药物间的相互作用，及时调整治疗方案。

　　总之，临床状态医学不仅关注改善患者疾病的生物学指标，同时还强调解除患者痛苦，以达到患者恢复良好的心身状态及其社会功能为目的；是在整合现有医学理论体系的基础上，为适应新时期疾病诊治要求而提出的医学理论。

第四节　临床状态医学诊疗流程

一、全方位地收集临床资料

　　临床状态医学以中医学的整体观念为指导，以系统思维为特征，以疾病医学为基础，结合中西医两套医学体系的新兴医学模式。多方面收集临床资料是全方位评估的基础（如图1所示）。这些资料包括中医、西医、心理等。中医方面按照传统的望、闻、问、切四诊法，进行辨证，明确其证型、归经等；西医方面则以视、触、叩、听为主，结合器械检查及实验室检验等现代诊疗技术来收集资料；心理方面则在前面的基础上更加注重临床医生对病人及其家属的一些信息进行合理评估，同时借助多种量表（人格、智力、心理等）来进行信息采集，如焦虑、抑郁自评量表等。同时也要进行生活质量、人际关系及社会功能等方面的详细评估。

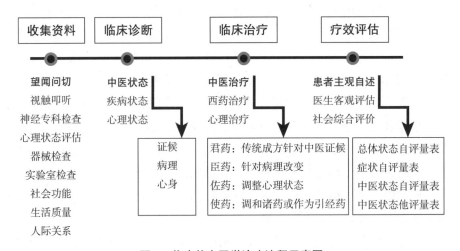

图1 临床状态医学诊疗流程示意图

二、多轴诊断系统的构建

临床状态医学提倡多轴诊断系统以更全面地将上述临诊资料进行系统归纳，进而指导诊疗方案的制订。其主要包括中医证候状态、疾病状态及心理状态。中医证候状态针对的是中医望、闻、问、切四诊凝练而成的中医证候，如头痛为主诉患者的中医证候诊断为肝阳上亢证。疾病状态则针对的利用器械检查、实验室检验以及视、触、叩、听四诊资料凝练而成的影响患者主要社会功能的临床疾病及其病理改变，如头痛为主诉的患者病理诊断为高血压病。心理状态则是处于客观环境中心身交互而呈现的心理状态，如高血压患者表现的焦虑、紧张及担心等。

三、优化的"君臣佐使"处方模型

临床状态医学新处方模型在传承传统辨证论治方法的同时进行处方模型的创新，在现代药理研究及心身综合治疗的指导下利用处方中君臣佐使各部分相互间的协同作用进行药物组合（如图2所示）。"君药"以传统成方化裁针对主证改善中医证候状态；"臣药"针对疾病证候状态，充分利用具有中药现代药理证据的药对改善疾病微观病理；"佐药"以疏肝解郁、宁心安神等功用的药对促进心身状态调节；"使药"沿用传统使药的含义，调和诸药，或为引经药之用等。新的"君臣佐使"处方模型充分利用科学理论和先进技术手段，借鉴中医药现代基础药理学研究成果，赋予配伍原则新内容，提高临证疗效，改善患者的整体状态。

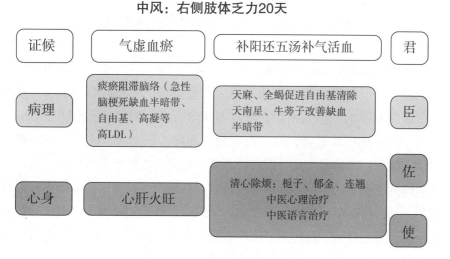

中风：右侧肢体乏力20天

证候	气虚血瘀	补阳还五汤补气活血	君
病理	痰瘀阻滞脑络（急性脑梗死缺血半暗带、自由基、高凝等高LDL）	天麻、全蝎促进自由基清除天南星、牛蒡子改善缺血半暗带	臣
心身	心肝火旺	清心除烦：栀子、郁金、连翘中医心理治疗中医语言治疗	佐使

图2 临床状态医学新处方模型

四、临床状态医学指导下的疗效评估

临床状态医学的治疗目标是恢复良好的人体状态，所患疾病被控制或者痊愈，这种状态可能是指征达到了传统生物医学临床痊愈的标准，也可能没有达到，但患者因疾病带来的痛苦消失，心理状态和社会功能恢复正常，能以正常的生命状态生活。而非单纯西医学概念中的各项生理指标达标、组织器官形态结构无异常。在临床状态医学的治疗中，要注意调整状态与治疗疾病的关系。既要治疗疾病，又要调整状态，两者互相结合，在不同的情况下，各有侧重，以达到临床状态医学的目标。基于此，我们采用患者主观自述、医生客观评估、社会综合评价等三个维度进行综合评估。总体状态自评量表、症状自评量表、中医状态自评量表、中医状态他评量表等一系列量表相继被开发并应用于临床实践中。

第五节　虢周科教授从临床状态
医学角度治疗疑难杂病临床经验

虢周科教授基于临床实践认为，疑难杂怪病就是那些"说不清、道不明、治不好"的病。即指病证的临床表现奇特：或病机隐晦不明；或病因、诊断和辨治上感到困难，难以明确诊断；或按常规的辨证思路遣方用药，往往难以取效者；或一时取效，却难于巩固者。这些病症经常被误诊、漏诊，花费了大量钱财，给患者的精神和生活带来了很大痛苦，也大大降低了患者的生活质量。虢教授认真钻研中医经典，思其精要，取其精华，结合西医学，提出临床状态医学理论，并运用此理论于临床治疗疑难杂病，每获良效。他提出，临床状态医学是一种以人的躯体、心理、生活质量、社会功能和相应的社会实践能力、健康与否为研究对象的临床医学。虽然其借助了生物医学的手段，但其研究方法、研究指标、研究目标均不完全等同于传统的生物医学，也不等同于精神医学和中医学。今就虢教授治疗经验，总结一二。

一、乳腺癌病案

患者刘某，女性，65岁，2014年3月2日初诊。患者5年前因"右乳内上侧硬块伴疼痛"至我院甲乳外科就诊，经相关检查诊断为"乳腺癌"，并立即行手术治疗。经治疗后患者病情稳定，然平素觉倦怠乏力，闷闷不乐，兴趣明显减少，不愿外出与人交流，自诉整日忧心忡忡，敏感多疑，总担心癌症转移再发，纳呆，眠差，入睡困难，易醒，醒后再入睡困难，多梦，二便调。经人介绍至虢教授门诊就诊。来诊见其形体偏瘦，表情淡漠，舌质淡，苔白，脉沉细。

辅助检查：血常规、血生化、甲状腺功能检查未见明显异常。心电图、胸片未见明显异常。心理测评：90项症状测评，抑郁、焦虑自评量表可引出轻度抑郁、重度焦虑症状，及头晕头痛、胃脘不适、乏力等躯体化症状。

中医诊断：郁病（肝气郁滞，气血两虚）。

西医诊断：乳腺癌术后。

状态诊断：抑郁焦虑状态。

治疗：予中药汤剂以疏肝解郁、补益气血为法，科室经验方"郁乐冲剂"为主方加减。处方：酸枣仁30g，龙齿30g，知母20g，百合15g，麦冬15g，郁金15g，香附10g，白芍15g，川芎10g，柏子仁15g，夜交藤20g，珍珠母30g，远志10g。

二诊（3月16日）：自觉心情舒畅，乏力感好转，舌淡，舌苔薄白，脉弦细，上方加柴胡10g，6剂。

三诊（3月31日）：精神矍铄，笑容满面，对生活充满信心。守上方，继服。

按： 虢教授认为目前随着癌症患者的逐年增多，大量的社会资源被用于抗肿瘤治疗，大部分医生及患者注重单纯的生理治疗而忽视了癌症患者的心理治疗。癌症的形成及发展，不仅与外界理化生物因素密切相关，而且与心理情志因素及心理素质密切相关。中医对癌症病因认识重视内源性因素，特别强调七情内伤。中医理论认为人的正常情志活动是以脏腑气血作为物质基础，癌症患者由于或正气虚损，或情志郁结，或病邪阻碍，或手术外伤等原因，使得某一部分气的正常运行受到了阻滞，气郁不舒，可引起情志活动改变，出现一系列抑郁情绪。癌症患者情绪容易出现明显改变，敏感多疑，过分担心忧虑，扰乱本人及其家属的正常生活。因此对于癌症患者的抑郁，应从中医整体观念出发，用中药辨证论治以调畅气机，调节情志，从而改善肿瘤患者的生活，减少患者消极避世的观念，降低肿瘤患者的自杀率，减少患者及家人的痛苦，为社会及医院节省有限的医疗资源，造福社会。

二、肛门痛病案

患者李某，男，35岁，2013年4月2日因"肛门疼痛20年"就诊。患者诉20年前开始出现肛内疼痛、灼热、坠胀、肛周放射痛，便意频频，时而感到肛内有异物阻塞感和直肠蠕动感，严重时肛门疼痛难忍，阵发性发作，时好时差，伴尿频，平素爱洗手，每次持续长达20分钟，情感淡漠，对家人漠不关心。情绪时而抑郁时而急躁多语，甚者几欲轻生，严重影响其个人及家庭生活、工作与学习。20年来在当地多家医院脾胃科、肛肠科就诊，治疗后均未见改善。经他人介绍来我专科门诊就诊。

查体：舌红，舌苔薄黄，脉沉弦。

辅助检查：血生化、血常规、甲状腺功能检查未见明显异常。2013年4月2日查电子肠镜示：慢性结肠炎。心理测评：90项症状测评，抑郁自评量表、焦虑自评量表可引出中度抑郁、重度焦虑症状。

中医诊断：郁病（气滞血瘀）。

西医诊断：肛门疼痛。

状态诊断：抑郁焦虑状态。

治疗：宜疏肝解郁，活血止痛；中医心理治疗（内醒净神法）、音乐治疗。因患者病程长，经相关专科检查肛门直肠无明确病变，故主要考虑精神因素引起的疼痛。予中药以疏肝解郁、活血止痛为法，小柴胡汤合温胆汤加减治疗（柴胡10g，姜半夏10g，竹茹10g，枳壳15g，白芍15g，党参10g，黄芩8g，陈皮10g，甘草6g，生姜3片，大枣3枚）。

二诊（4月16日）：肛内疼痛、灼热、坠胀、肛周放射痛较前稍好转，守上方，继服。

三诊（5月2日）：上述症状明显减轻。考虑患者病程较长，给予继服1月，嘱患者加强音乐治疗。

按：此类病者虽然主诉症状明显，但临床检查却一般并无与自述症状相应的器质性病理改变存在。本病常因患者的心理和社会压力因素等而诱发或加重，可表现为多种症状，包括躯体和精神症状如肛内有持续或陈旧性的疼痛甚至剧痛，甚至用较强的止痛药也无法缓解。有的感到肛门内有蚁行感，或觉肛门有特殊臭味或感到肛门潮湿，但行相关检查时未发现相应的阳性体征与病变。此类患者意识清楚思维正常，没有行为紊乱；但患者个体心理素质较差，情绪易低落，常伴失眠、多梦、头痛、胸闷不适、善叹息等症状。此病病程较长，病人自觉有病并积极要求治疗。临床观察发现，本病女性的发病率高于男性，多见于更年期妇女。此类病人在肛门直肠疾病的检查、诊治过程可能发生过失误、失败或屡治无效，从而可能产生恐惧、悲观、疑惑等情绪，并出现持续性精神紧张。长期内心冲突的精神因素，造成中枢神经活动过度紧张进而又加重本病。故针对此类患者，应运用临床状态医学的理念和方法进一步诊治，因人、因状态而制宜，疗效显著。

三、重症肌无力病案

患者王某，女，38岁。2014年8月10日因"全身乏力7年，双眼凝视4年，加重半个月"就诊。患者于7年前无明显诱因开始出现全身乏力，以四肢为主，双上肢明显，近端伸力较差，远端握力尚可，劳累后明显，休息后减轻。4年前出现双眼凝视，开始表现为眼球转动不灵活，后逐渐出现凝视，伴双眼睑下垂，闭目不全，一直在各院眼科就诊，未见改善。随后患者开始出现吞咽不畅，咽部梗阻感及言语无力，又多次前往耳鼻喉科就诊，仍未见改善。伴有舌头不灵活，说话不流利，间有心悸。遂到当地医院就诊，行新斯的明试验阳性，查肌电图重复电刺激示阳性。给予诊断：重症肌无力。经治疗后症状稍有好转，双眼活动仍明显受限，活动后四肢有乏力感，有时觉吞咽不畅。一直口服药物继续治疗，现服强的松 15mg 隔日 1 次、溴吡斯的明 60mg 每日 3 次。半个月前患者因感冒后出现全身乏力较前加重，尤以双下肢明显，伴吞咽轻度不畅感，遂来我院门诊就诊。

就诊时症见：精神可，双眼闭目不全，四肢无力，以双下肢明显，咽部有吞咽不畅感，多关节疼痛、咳嗽咳痰，无呼吸困难，无胸闷等其他不适，纳眠一般，二便调。

既往史：2006 年有特发性血小板减少性紫癜病史，外院予输血小板及丙种球蛋白治疗，症状好转出院后一直口服强的松治疗，并逐渐减量至今为 15mg 隔日 1 次。见舌淡红，少苔，脉细弱。

查体：双眼睑闭合不全，双侧瞳孔等圆等大，直径 4mm，对光反射存在，双眼球各向运动受限，四肢肌张力正常，双上肢近端肌力 4- 级，远端肌力 5- 级，双下肢肌力 5- 级，四肢腱反射正常，病理征未引出。

辅助检查：凝血四项示 APTT 47.8 秒，余无明显异常。

中医诊断：痿证（肝肾亏损）。

西医诊断：重症肌无力；特发性血小板减少性紫癜。

治疗：予中药汤剂以我科制剂"脑髓康"加减。处方：黄芪、葛根各 10g，川芎 10g，丹参 20g，桑寄生、山茱萸各 15g，白芍 20g，15 剂。配合强的松 15mg 隔日 1 次、溴吡斯的明 60mg 每日 3 次。

二诊（8 月 17 日）：患者症状未缓解，观察患者沉默少言，表情呆滞，追问病史，诉久病不愈，痛苦不堪，加之医疗费用巨大，家庭经济紧张，故 4 年来情绪低落，常暗中哭泣，整天不开心。予测宗氏抑郁焦虑评估提示中度抑郁症状，轻度焦虑症状。予以补充状态诊断：肝郁气滞（抑郁焦虑状态）。中药汤剂改为科室制剂"郁乐冲剂"，加氟西汀 20mg qd，予心理安慰、疏导治疗。

三诊（9 月 2 日）：全身乏力明显好转，舌头不灵活、说话不流利减轻，双眼睑较前闭合，情绪平稳，继续上述方案治疗。

按：重症肌无力（MG）是一种神经肌肉传递障碍的自身免疫性疾病，其确切病因不明，现代研究认为与遗传、易感性胸腺疾病、免疫紊乱、感染等因素相关。重症肌无力的治疗一直是医学界的一大难题，西医学多以胆碱酯酶抑制剂、肾上腺皮质激素免疫抑制剂及胸腺切除治疗。从中医角度看，痿病日久，无不伤及肝肾，肝肾阴虚，肝藏志，肝阴亏虚，不能藏志则情绪不宁，肾藏精，肾精不足，则精神呆钝，动力不足。以往对肌无力的治疗大多忽视患者的情志因素，正如本医案，一开始通过常规治疗手段难以获得满意疗效，而通过中西结合方法调节情志，方可达到较好的治疗效果。

四、阳痿早泄病案

张某，男，34岁，教师。2014年9月10日以"勃起不坚，伴早泄3年余"就诊。患者3年前结婚，初次性生活因精神过度紧张，加之连日劳累，未能成功，造成精神负担，后虽能勉强行房，但因勃起时间短，射精过快，不能尽意。半年前患者离异后再婚，行房时不由自主常想起以往的经历，心情紧张、沉重，夫妻生活质量差。患者自信心受挫，心情低落，闷闷不乐，兴趣减退，工作缺乏动力，而且容易与周围人起争执。患者于外院就诊，进行"阳痿、早泄系列检查"，诊断为精神性阳痿。来诊时不能完全勃起半年，早泄，性欲正常，精神紧张，情绪低落，自卑感，胸胁胀满刺痛。见舌质暗红，苔黄腻，脉象沉弦。

辅助检查：血常规、血生化、甲状腺功能检查未见明显异常。心理测评：90项症状测评，抑郁、焦虑自评量表可引出中度焦虑、抑郁症状及阳痿、早泄等躯体化症状。

中医诊断：郁病（肝气郁结，瘀血阻络）。

西医诊断：勃起功能障碍，早泄。

状态诊断：肝气郁结，瘀血阻络（抑郁焦虑状态）。

治疗：中医治疗以疏肝解郁、化瘀通络为法，方药以丹栀逍遥散加减。处方：柴胡6g，白术15g，当归20g，栀子10g，白芍20g，茯苓15g，牡丹皮10g，甘草6g。

二诊（9月24日），患者精神舒畅，胸胁胀满刺痛消失，夫妻生活质量较前提高，舌脉同前。予前方继服。

三诊（10月10日），诉勃起硬度好，性交持续时间可，夫妻生活满意，舌淡红，苔薄白，脉象正常。予前方继服。

按： 中医历代医家皆强调肝郁等肝之功能失调是阳痿致病之关键所在。《景岳全书·阳痿》曰："凡思虑焦劳忧郁太过者，多致阳痿。"《广嗣纪要·调元》曰："阳痿，少年贫贱之人犯之，多属于郁，宜逍遥散以通之，再用白蒺藜，以其通阳也。"现代男科中医家王琦教授指出："男子有曲情，非女子独有；前阴为肝所统，气血充盈则振；宗筋为肝所主，治痿当重调肝。"临床辨证为先，阳痿肝病居首；注重体质，注意药物属性，药疗与食疗并用可明显提高疗效。并强调说："从肝论治阳痿，关键是抓住肝伤以致气血不调、运行障碍、宗筋失充这一病机核心，辨明证候，法以证立，方从法出。"临床实践活用调肝疏肝、活血通络、补气生血、潜阳凉肝、清热利湿、培土抑木等治疗方法等。

西医学研究认为，40%阳痿患者为精神病变所致，器质性阳痿占60%，而器质性阳痿往往不同程度地伴有精神方面的改变。而早泄的精神心理因素更是占主要地位。其主要的表现形式上，焦虑几乎是性功能障碍的共同特征，器质性疾病所导致早泄则少见。所以在阳痿、早泄的治疗中，要特别关注患者心理因素，予以心理疏导，让患者了解性知识，鼓励夫妻双方不要相互责备、埋怨，而应相互理解、鼓励。对于心理障碍明显，严重影响日常生活、工作者，则可适当予抗抑郁、抗焦虑治疗。

第六节 临床状态医学指导下优化的 "君臣佐使"中医处方模型

临床状态医学为虢周科教授提出的新医学模式，是基于传统医学的理论和丰富的医学实践之上，在系统思维指导下的一种医学理念，是调整生命健康状态的科学。它吸收了传统中医学天人合一、心身一体、整体观念的思想，以中医学的整体观念、辨证论治为指导思想，统合了中、西两种医学模式，以状态为纲，以生命健康为目标，中医、西医各自发挥作用，也能互相协同，治疗疾病，恢复人体健康状态。临床状态医学强调"生物–心理–社会"的医学模式，吸取生物医学、中医学、精神医学、伦理学、社会文化因素等，浑然一体，注重"以人为本"，强调调整机体健康状态。临床状态医学用调整人体状态的理念去指导治疗，目的是在治疗疾病的同时，还要针对人体的状态进行调整，使人体处于一个各方面动态平衡（气血、阴阳、脏腑、情志、免疫、电解质、营养、内分泌等）的状态。在临床实践中显现出多方面的优势及获得确切的疗效，其中临床状态医学指导下的诊疗模式对"君、臣、佐、使"也有全新的解析。"君、臣、佐、使"作为中医处方的核心理念，是方剂配伍组成的一个基本原则。源远流长的中医药文化兼具着哲学和经验科学的双重特性，历代医家通过不断深入的学习及临证实践，方剂配伍原则在继承中不断发展，其中不乏真知灼见。"君、臣、佐、使"作为方剂遣药组方的统筹纲要，既反映方中药物的主次与分工，又点出方中药物间的配伍关系。

一、临床状态医学的组方原则

临床状态医学组方原则也在继承中医传统辨证论治的基础上，结合现代药理研究及心身一体的理论予以了创新，构成了临床状态医学中的新"君、臣、佐、使"处方模式。临床状态医学中，中药组方原则对应临床状态医学的多维诊断，其中医诊断分为中医状态诊断、疾病状态诊断、心理状态诊断，新的组方原则也就是在多维诊断指导下重新整合定义处方中的"君药、臣药、佐药、使药"。

（一）新处方中的"君药"

《神农本草经》言："上药一百二十种为君，主养命。"传统的处方中，君药是针对主病或主证起主要治疗作用的药物，是方中不可或缺，且药力居首的药物，是负责解决疾病的主要矛盾的药物。临床状态医学中的"君药"是针对传统中医的证型，也就是多维诊断中的主要诊断——中医证候状态诊断。如中风的中医证候状态诊断则为风痰阻络证、肝阳上亢证、痰热腑实证、气虚血瘀证、阴虚风动证，则对应的"君药"则分别为半夏白术天麻汤、天麻钩藤饮、大承气汤、补阳还五汤及镇肝熄风汤。

（二）新处方中的"臣药"

张介宾《类经·方剂君臣上下三品》谓："佐君者谓之臣，味数稍多而分两稍轻，所以匡君之不逮也。"臣药是辅助君药加强治疗主病或主证或是针对兼病或兼证起治疗作用的药物。新处方中的"臣药"亦是处于辅助作用，其主要针对临床状态医学中中医诊断的疾病状态诊断。疾病状态诊断即对疾病发病机制方面的阐述。新处方中"臣药"主要作用为改善机体微观病理。如中风运用丹参、红花帮助脑梗死患者改善其微循环以及组织缺血、缺氧的状态，水蛭、地龙抑制血小板聚集，防止和消除纤维组织增生，川芎可显著降低急性脑梗死患者的神经功能缺损评分等。"臣药"的选择依赖西医学对中药的研究，根据现代中药药理研究结果，用现代药理学的成果丰富中医的辨证论治，探索方药新的组成模式，充分发挥中药的独特优势和组方的最大功效，其用药也随着西医学对中药的研究更新而变化。

（三）新处方中的"佐药"

明代何柏斋于《医学管见》中言："与君药相反而相助者，佐也。"传统中医中佐药，即协助君、臣药以加强治疗作用，或直接治疗次要兼证；或者佐制、制约君、臣药的峻烈之性，或减轻或消除君、臣药毒性的药物。

《素问·举痛论》曰："百病生于气也。"气机失调与多种疾病的发生与发展密切相关。《素问·阴阳应象大论》曰："心在志为喜，肝在志为怒，脾在志为思，肺在志为悲，肾在志为恐。"不同的情志变化对各个脏腑有不同的影响。情志活动正常，则人体气机升降有序，气血通畅，全身畅达；情志太过或不及会直接影响相应脏腑，使脏腑气机逆乱，气血失调，导致疾病的发生。明代张介宾在《景岳全书·诸气》中指出："所以病之生也，不离乎气，而医之治病也，亦不离乎气。但所贵者，在知气之虚实，及气所从，生耳。"即是强调治病以气机调畅为首要关键。临证诊疗当察机体气机之虚实顺逆，因势利导，才能抓住关键，对症下药，通过调畅气机达到驱除病邪、恢复人体正常功能的目的。随着西医学的发展，人们对躯体疾病的病因和发病机制有了新的认识，近代研究表明，躯体疾病与情绪等因素密切相关，情志还可以通过影响神经－内分泌－免疫网络，使免疫功能降低而致病。临床状态医学指导下处方模型的"佐药"重视社会生活事件、饮食、环境以及精神状况，针对患者伴有的抑郁、焦虑等心理状态，可以通过药物配伍，进行心理支持及干预，重在运用医学、心理学调节心理状态，促进心身和谐。如胸闷、胁痛、思虑多、善叹息等可用柴胡、郁金、香附以疏肝理气解郁；心神不宁、心慌、容易惊醒等可用龙骨、磁石、牡蛎以镇静安神；失眠、梦多、心慌等可用炒酸枣仁、柏子仁、夜交藤、合欢皮以益气养阴、养心安神；烦躁易怒、坐立不安等用栀子、郁金、连翘以清心除烦。同时可运用中医关于病因、病机、治法、预后的解析整理成通俗语言在与患者交流沟通，起到中医心理治疗作用，增加患者的依从性及疗效。

（四）新处方中的"使药"

"使药"是引经药，是能引方中诸药以达病所的药物。正如《医学管见》所言："引经及治病之药至病所者，使也。""使药"也可以是调和药，即具有调和诸药作用的药物。

综上所述，临床状态医学的处方模型遵循"君、臣、佐、使"原则，"君药"乃针对其中医证型诊断出的主方，用于调整整体状态；"臣药"是根据病因病机及药物作用而筛选出的中药，以改善机体微观病理；"佐药"则是根据心身共治原理增加的疏肝解郁、宁心安神等中药，以促进心身状态调节；"使药"仍沿用经典处方中"使药"的含义。

虢周科教授的临床状态医学处方模式是在君臣佐使原则指导下的创新，继承和发扬中医药学特色和优势，吸收新的医学理念和方法，充分利用中医药现代研究成果，有显著的理论特色，有较强的临床操作性。以一个在临床状态医学理念指导下治疗支气管哮喘的中医处方为例。患者中年女性，每遇情志刺激而诱发，发时突然呼吸短促、息粗气憋、胸闷胸痛、咽中如窒，但喉中痰鸣不著，或无痰声。平素常多忧思抑郁，失眠，心悸，精神恍惚，喜悲伤欲哭，舌淡苔薄，脉弦。

该患者辨证为肺气郁闭，则中医组方中的君药为五磨饮子。臣药的选择则根据现代研究选取，目前哮喘的发病机制尚未完全阐明，可概括为气道免疫－炎症机制、神经调节机制及其相互作用。其中嗜酸性粒细胞是哮喘发生的重要效应细胞，相关中药可减轻嗜酸性粒细胞相关的气道炎症，抑制嗜酸性粒细胞相关的气道重塑，调控嗜酸性粒细胞相关的免疫反应。根据现代最新研究，甘草、紫菀、葛根、冬凌草、三七、姜黄素、穿心莲、前胡等可减轻嗜酸性粒细胞相关的气道炎症；天门冬、紫草、地龙、川贝母、黄芪、白花蛇舌草、前胡等可抑制嗜酸性粒细胞相关的气道重塑；白藜芦、瓜蒌、白果等调控嗜酸性粒细胞相关的免疫反应。处方中的臣药可适当选取上述药物。心理精神因素可能通过作用中枢神经系统引起内分泌功能失调和各种激素分泌异常途径诱发和加重哮喘，同时由于哮喘的反复发作，因病程迁延、反复发作、反复住院，常会形成一系列特有的异常心理状态。该患者忧思抑郁，失眠，心悸，精神恍惚，喜悲伤欲哭，"佐使药"则是根据心身共治原理增加的疏肝解郁、宁心安神等中药以促进心身状态调节，如百合、酸枣仁、合欢花等宁心安神，炒枣仁、柏子仁、夜交藤养心益阴安神。总的来说该患者的中医处方为五磨饮子（君）加甘草、雷公藤、紫菀、葛根、冬凌草、三七、姜黄、穿心莲、天门冬、紫草、地龙、川贝母、黄芪、白藜芦、瓜蒌、白果等臣药，与百合、酸枣仁、合欢花、柏子仁、夜交藤等佐药。其中甘草调和诸药（使药）。

二、临床状态医学指导下新处方模型提出的原因

（一）疾病的复杂性

当代的疾病谱已发生了显著的变化，疾病不再是单一的生物因素致病，社会、生物、心理、环境的因素都往往参与其中，患者的年龄、性别、职业因素、精神应激、吸烟、体重增加、药物等原因也往往增加了致病风险。"生物－心理－社会"医学等诸多因素的医学模式已是当今主要的疾病发展模式。因此，有组织地开展医学研究，深入系统地总结以往实践经验，加深对人的生命和疾病现象及其发生、发展规律的认识，是当代医学的新发展趋势。中医学多把病因归为先天禀赋不足、感受外邪、饮食

不节、情志内伤、房劳过度、药石所伤、阴精受损、毒邪侵害等原因。临床状态医学认为，疾病是指在一定致病因素的作用下，人体健康状态遭到破坏，机体与周围环境以及机体自身内部各生命系统之间的相互关系失调，出现机能或形态、躯体和心理等方面的异常改变的过程。基于上述认识，临床状态医学提出了新的处方模型，调整中医证候状态，治疗其病理改变，调整其心身状态，使治疗方案更加符合当代疾病的病因病理证候特点。

（二）现代中药药理研究的发展

当今传统中医药的发展和传承，需要在宏观中医药思维指导下，汲取西医学微观层面的新技术、新方法与新理念，实现方法学上的突破，从而开启中医辨证论治的现代化新模式。近年药理研究发现，葶苈子除有止咳平喘作用外，还具有强心苷样作用，临床用于治疗肺心病效果较好。研究表明，丹参、红花、川芎等活血化瘀药均有一定的钙拮抗作用，对抗血小板聚集有明显的效果。坚持中医理论与诊疗特色的基础，又合理融入西医学研究与先进的技术方法，并以现代中药药理、毒理研究不断提高中医处方中用药的精准性和临床效果，可使中医处方在创新中达到有效、可控、合理的要求。

（三）心身一体化

"邪之所凑，其气必虚。"机体内部平衡失调，整体功能紊乱，正邪交争下各种致病因素乘虚而入。如情志刺激致肝失疏泄，肝气郁结，其病位在肝，但气郁可以累及其他脏腑；气机郁滞，全身脏腑气化活动皆不能正常进行。人体发病是在躯体和心理共同失调的基础上完成的，疾病的模式改变表现在患者的各种躯体疾病临床症状，以及整个身体状态不适，尤其是心理状态的异常。长期承受精神压力，情绪紧张、愤怒、焦虑、心境恶劣，往往是降低患者生存质量的重要原因，甚至影响患者的疾病状态，不同程度地降低了患者的生理功能和生命活力，造成生活质量、社会功能的下降。多种现代研究表明，长期的负性情绪与心身疾病的病理基础密切相关，它可直接影响机体的生理、心理活动，使患者治疗的依从性下降，还可加速病情加重，对疾病的预后有不良影响。研究表明，在慢性阻塞性肺疾病治疗中，给予患者抗焦虑抑郁辅助治疗，可显著提高综合治疗效果，改善肺功能和焦虑抑郁状态。邹涛等研究表明，对实验地鼠实施多种长期的应激压力后血糖监测较前明显升高，并且进一步检测到实验地鼠大脑中与 2 型糖尿病相关的神经递质浓度较前明显升高，进而提出负性情绪与血糖的相关作用机理。因此，临床状态处方中重视情绪状态的调整，将情绪调整药物落脚在临床处方中。

三、临床状态医学的临床研究

临床状态医学"君、臣、佐、使"理论指导下的中医处方，能够在复杂的病情变化中抓住病证的主要矛盾，选用擅治该病证的方药，结合分析各种症状和体征等，选配治疗某症为专长的药物，配合君药、臣药、佐药、使药主次分明地运用。这样不但可以发挥增效减毒、相辅相成、相反相成的综合作用，而且扩大了治疗范围，以保证用药的安全有效，提升医生辨证论治、处方用药的水平，在临床实践取得了很好的疗效。孔繁鑫通过对 76 例前循环型缺血性脑卒中急性期、恢复期患者运用临床状态医学诊治方案，探讨综合性身心兼顾疗法对前循环型脑梗死临床预后的影响。研究显示，临床状态医学治疗组较西医常规治疗有明显的优势，治疗组治疗后 14 天及 3 个月的心血管事件、残疾、不良事件发生情况均低于对照组治疗后 14 天、3 个月；治疗组及对照组 NIHSS 评分均降低，但治疗组低于对照组；治疗后 3 个月，两组患者 mRS 评分均降低，治疗组低于对照组；治疗 12 周后，治疗组患者的肢体功能、心理状态都优于对照组。以上研究证明，临床状态医学理念指导下的缺血性脑卒中治疗，能更大程度地提高患者的生存质量，优化临床治疗模式。关天翔等研究表明，对缺血性脑卒中患者运用临床状态医学理论指导下的诊疗方法能促进患者神经功能恢复，效果优于西医常规治疗，且能降低不良事件的发生率。钟雨阳研究显示，临床状态医学方法改善帕金森病患者的心理症状有明显疗效，同时可明显改善患者的中医证候状态、运动功能、日常生活功能，提高患者的生活质量，较单纯用抗帕金森病西药更加有效。郑浩涛通过研究发现运用临床状态医学诊治 2 型糖尿病有明显的优越性。

四、总结

临床状态医学理论认为人是一个整体，人和自然是一个整体，人的心身是一个整体，重视心理因素及整体观念，注重动态观察疾病及人体状态，认为人处于动态平衡状态当中，疾病也是在不断的发展过程中，要动态地观察疾病以及人体状态的发展。临床状态医学采用多元诊断、多手段治疗：统观人体整体状态，运用了中医药、西医学和中医疗法等治疗手段，整合出新的中医处方模式。诊疗疾病的同时，重视人体的中医证候状态、心理状态，从而不同于疾病医学。临床状态医学提出中医证候诊断、疾病诊断和心理诊断，三位一体，并以此确定治疗方案和处方用药。其治疗的目标不仅仅是疾病本身，也要调整患者的中医证候状态、心理方面问题，以保持其良好的生活质量和社会功能状态。即使疾病没有彻底消除，也尽量达到一个气血调和、脏腑和谐、情志平衡与环境和谐健康的整体状态。

第七节　虢周科教授以临床状态
医学诊疗模式诊治偏头痛经验介绍

一、临床状态医学主要理念

临床状态医学以状态为出发点和落脚点，吸收了传统中医学的天人合一、心身一体、整体观念的思想，是一种以人们躯体、心理、生活质量、社会功能健康与否为研究对象的临床医学。虽然它借助了生物医学的手段，但其研究方法、研究指标、研究目标均不完全等同于传统的生物医学，也不等同于精神医学和中医学。它是对生物医学、精神医学、中医学的有益补充。状态医学追求的目标是人体状态的正常，使人体处于一个各方面动态平衡（气血、阴阳、脏腑、情志、免疫、电解质、营养、神经递质等）的状态，而不是消除疾病。

二、临床状态医学主要诊疗模式

（一）中医四诊法和辨证法

使用中医学望闻问切四诊和八纲辨证、六经辨证、脏腑辨证、三焦辨证、卫气营血辨证等，既是寻找疾病病机的方法，也是经典的临床状态医学诊断方法。

（二）心身兼顾法

在诊断疾病的同时，要考虑到患者的躯体状态、心理状态。如同样是相近部位、面积的脑梗死患者，由于年龄、性别、基础疾病不同，患者的检验指标、辅助检查结果、生命体征、并发症也不同，治疗方法有差异，预后也不一样。

（三）三维诊断法

在做出临床状态医学诊断时，应该采用三维诊断法，即疾病诊断、状态诊断、中医状态诊断。每一个疾病，都可以使用这一诊断系统。若医生只熟悉一种医学体系，就可以使用一种或两种诊断体系。如只熟悉西医学，可以用前两种诊断方法，若只熟悉中医学，就可以使用中医状态诊断系统。

（四）兼容替代法

在心身疾病诊断过程中，判断患者是因疾病本身引起还是因抑郁、焦虑引起的身体异常状态时，可以参考兼容替代法。

（1）兼容方法：将患者所有症状纳入抑郁诊断标准，无论是否由躯体疾病导致。

（2）排除方法：将躯体症状从抑郁或焦虑诊断标准中剔除，如排除疲劳和食欲减退等。

（3）病因方法：临床医生试图确定躯体症状是否由躯体疾病或是其治疗方案导致的，或者是由抑郁、焦虑导致的。

（4）替代方法：躯体症状由其他非躯体症状如抑郁、焦虑所替代。

三、典型病案

（一）病案介绍

患者，女，20岁。主诉：发作性左颞侧头痛伴头晕两年，加重1周。

患者两年前无明显诱因出现左颞侧头痛，呈发作性，双侧搏动样疼痛，每于月经前发病，发作前常有视物模糊、闪光、偏盲等先兆表现，历时数分钟至半小时不等。伴头晕，昏沉感，无恶心呕吐，无耳鸣、听力下降，无肢体活动障碍。发作时自行口服止痛药（具体不详）可缓解，一直未予系统诊治。1周前患者发作次数较前增多，天气变化及情绪变化时加重，多次就诊我院门诊，测血压正常，查心电图、头颅CT，脑电图未见明显异常，予以双氯芬酸钠（戴芬）75mg口服止痛、改善循环等治疗后，上症未见明显改善。患者自觉头痛程度较前加重，持续时间较前增加。患者害怕自己患肿瘤，逐渐出现入睡困难、易醒，醒后难以入睡，入睡时间2～3小时，情绪低落，不愿与他人交流，兴趣减退。原本喜欢看报纸、跳舞等，现终日在家中不愿活动。愉快感下降，疲乏，易紧张，担心头痛无法治疗，自觉濒死感明显，自觉呼吸困难、胸闷，有内疚感，觉得自己给家庭带来了负担，无法与他人正常交流，无法独自出门。

既往体健，无高血压病、冠心病、糖尿病等病史。

查体：舌暗淡，苔薄白，脉弦细。神经系统查体未见明显异常。血压正常。心肺查体未见明显异常。精神状况检查：可引出抑郁焦虑症状，未引出躁狂、幻觉、妄想等。

辅助检查：血常规、血生化、甲状腺功能5项未见明显异常。心脏彩超、颈动脉彩超、椎动脉彩超、TCD、脑电图、胸片、心电图、颅脑MR、MRA未见明显异常。焦虑自评量表：重度焦虑状态；抑郁自评量表：中度抑郁状态（SAS：61分，SDS：65分）。

中医诊断：头痛。

西医诊断：偏头痛。

状态诊断：肝血不足，络脉不通；抑郁焦虑状态。

兼容方法：本例的症状体征有：左颞侧发作性头痛，头晕，入睡困难、易醒，醒后难以入睡，情绪低落，兴趣减退，愉快感下降，疲乏，易紧张、担心，时有濒死感，内疚。

排除方法：将双颞侧发作性头痛，呈搏动样疼痛，每于月经前发病，发作前常有视物模糊、闪光、偏盲等先兆表现，历时数分钟至半小时不等，伴头昏沉感，疲乏等躯体症状从该例的抑郁障碍诊断标准中剔除。

病因方法：患者躯体症状和体征可以是躯体疾病、心理疾病或治疗手段所引起的。本病案中，患者头晕，头晕可分为前庭周围性（如良性发作性位置性眩晕、前庭神经元炎、梅尼埃病等）、前庭中枢性（如后循环 TIA 或梗死、肿瘤、脑外伤、癫痫等）与系统疾病性（如高血压、糖尿病、体位性低血压、贫血、心源性疾病等），根据体征及检查基本可排除；胸闷、呼吸困难的病因常见于心源性疾病、呼吸系统疾病，患者心肺功能未见明显异常，故可排除，考虑为焦虑所引起。患者左颞侧发作性头痛，呈搏动样疼痛，每于月经前发病，发作前常有视物模糊、闪光、偏盲等先兆表现，持续数分钟至半小时不等，以上症状考虑为偏头痛引起。患者持续性情绪低落，不愿与他人交流，兴趣减退，愉快感下降，内疚，易紧张、担心，时有濒死感，入睡困难、易醒，醒后难以入睡，属于抑郁状态和焦虑状态所致。

替代方法：头晕、胸闷、呼吸困难是患者焦虑的表现，是患者焦虑情绪等心理疾病在躯体的转化。失眠症状、濒死感是焦虑所致紧张、担心的替代症状；疲乏是抑郁心理的躯体替代症状。

（二）治疗方案

中药以疏肝养血活血、通络止痛为法，以自拟方"三偏汤"为主方，加减如下：柴胡15g、黄芩10g、白芍15g、蔓荆子15g、藁本10g、木香10g、醋延胡索20g、川芎10g、白芷10g、生石膏20g、酸枣仁20g、甘草5g。

配合中医心理治疗，如抑情顺理法，加上中医音乐疗法、中药足浴等。西医予草酸艾司西酞普兰（来士普）10mg，2周后加量至15mg。

2周后患者入睡困难等失眠症状改善，酸枣仁减至15g，诉易汗出，加黄芪30g、浮小麦30g。1周后汗出减少，去浮小麦。1月后复诊诉头时有跳痛，伴昏沉感，胸脘满闷，舌淡，苔白腻，脉滑，故方药调整为半夏白术天麻汤加减：半夏10g、白术10g、天麻10g、陈皮10g、茯苓10g、甘草（炙）5g、蔓荆子10g。

3月后患者头痛基本消除，抑郁焦虑情绪明显改善（SAS：42分、SDS：40分），未见心慌、胸闷、呼吸困难，未见紧张担心、烦躁，可单独出门，与人正常交流，舌淡红、苔薄白，脉滑，予停服中药，来士普减至10mg qd，服用半年停药。后随访1年未见复发。

（三）病案分析

该患者所患之证属肝血不足，络脉不通。本患者久病耗伤肝血，肝体阴而用阳，肝失疏泄，气机不畅，气血运行受阻，日久不已，久病入络，络脉不通，故见头痛。舌暗淡、苔薄白，脉弦细，亦为本病之征。本病病位在肝，病性为本虚标实。

患者情绪低落，不愿与他人交流，兴趣减退，愉快感下降，内疚，易紧张、担心，时有濒死感，入睡困难、易醒，醒后难以入睡，均为肝血不足，疏泄功能不能正常发挥，以致肝郁气结，出现负面情绪，影响睡眠。

方用三偏汤加减，方中柴胡主升散，味微苦，疏肝以达止痛作用；黄芩性味苦寒以清热，配柴胡以达通调表里、和解少阳之效；川芎辛香行散，上行可达颠顶，下行温通血脉；白芍补血柔肝、平肝止痛；醋延胡索、木香行气止痛，为调诸气要药；生石膏凉而能散，有清热和络止痛之功；白芷、蔓荆子、藁本利头目，止痛；酸枣仁养血安神；甘草调和诸药。诸药合用，共奏祛风疏肝解郁、活血通络止痛之效。

两周后患者入睡困难等失眠症状改善，酸枣仁减至15g，诉易汗出，加黄芪30g补气，浮小麦30g敛汗。1周后汗出减少，去浮小麦。1月后复诊诉头时有跳痛，伴昏沉感，胸脘满闷，舌淡，苔白腻，脉滑，故治法改为燥湿化痰，降逆止痛，方药调整为半夏白术天麻汤加减，方中以半夏燥湿化痰，天麻平肝，白术健脾燥湿，茯苓健脾渗湿，橘红理气化痰，甘草调和诸药，蔓荆子利头目止痛。诸药相伍，共奏燥湿化痰、降逆止痛之功。

中医心理治疗则采用抑情顺理法，使患者通达致病和愈病之理，使其坚持对自身负面心理做自我抑制，再配合中医音乐疗法舒畅情志，从而身心并治。中药足浴可调动全身气血，通达五脏六腑，疏经通络而达治病之效。

（四）该患者的西医诊治

（1）患者发病时血压正常，不考虑高血压病引起头痛。

（2）脑电图正常，不考虑特殊类型癫痫发作。

（3）患者既往无外伤病史，无发热，神经系统查体未见明显异常，颅脑 MRI 提示多发腔隙性脑梗死，无神经功能缺损症状，不支持脑血管病、颅内感染、脑瘤等引起的头痛。

（4）颈动脉彩超、椎动脉彩超、TCD 未见异常，不支持脑血流动力学改变引起头痛。

（5）根据头痛发作性质及相关辅助检查，可明确诊断偏头痛，患者逐渐出现睡眠障碍、情绪问题，影响其社会功能及日常活动，故诊断为抑郁焦虑状态。

患者既往予以对症止痛、改善循环等治疗后改善不明显。根据患者病史，考虑为抑郁焦虑状态，应选用起效快的抗抑郁剂。偏头痛患者较健康人的血浆 5-HT 要低，其机制可能是由于参与 5-HT 生物合成的酶的功能障碍或 5-HT 释放或从血小板和淋巴细胞摄取的功能障碍。所以 5-HT 再摄取抑制剂对偏头痛的治疗跟预防有很大的作用。故先予艾司西酞普兰片每日 10mg 起逐渐加量至每日 15mg，配合中药辨证治疗，患者头部肌肉紧张缓解，头痛逐渐缓解，抑郁焦虑症状逐渐缓解。

四、总结

根据上述具体的临床应用，虢周科教授提出的临床状态医学具体有以下几个特点。

（一）完美体现中医的整体观念和动态平衡

人体是一个结构复杂的有机整体。临床状态医学理念中，"状态"就是反映人体整体的某一时期的状态，其反映的是人体的生理、病理、心理的一个综合的结果。临床上很多临床研究也反映了整体观念，如血脂异常、TC 升高、HDL-C 降低、LDL-C 升高和 TG 升高人群高血压患病风险明显升高，且 TC、LDL-C 和 TG 每增加 1 个 SD 或 HDL-C 降低 1 个 SD，高血压患病风险分别增加 23%、20%、55% 和 6%。临床状态医学的生理学基础就是阴阳平衡、气血调和、脏腑和谐、情志调和、人与环境协调、营养平衡、津液代谢平衡、经络调节、免疫平衡，对于疾病的治疗按着这个宗旨去调和某一个因素，使人体处于一个动态平衡的状态。

（二）成为中西医结合的一个载体

如我们所见，现在大多数的中西医结合理念都是强求治病用药上的结合。对中药药理的研究使中医与西医循证医学契合，对中医自身传统看病方法进行一种现代科学改造（中医量化诊断），使之更接近西医的标准，总是试图改变传统的精华去迎合西医的各种条条框框。中医是科学但不是现代意义上的西方科学，中医的气、阴阳、经络、脏腑、辨证论治等，从概念到医疗手段也没有现代意义的科学解释。传统中医理论所描述的是与现代科学有着完全不同的物质结构和物质本源，它绝不仅仅是西方科学所描述的分子、原子、电子、夸克等物质结构，也不是西方哲学所认定的那种抽象的物质，两者的理论体系不同也决定了其结合的困难。虽然中医、西医对疾病的认识路线以及理论不一样，但认识的对象却是相同的，都是人体的疾病现象，其目的都是治疗疾病。临床状态医学的思路就是在中医理论的指导下，在中西医治疗疾病的同时，调整患者的机体健康状态。西医运用现代各种科学技术以及理论体系诊疗，中医则运用传统中医学的理论，通过望闻问切等传统的诊疗方法去辨证论治，两种医学体系的交叉点是调整临床状态。所以说，临床状态医学追求的是中医和西医在每一个个体的完美结合，而不是强求在中医与西医的理论和诊疗方法的结合，通过临床状态医学这一理念使中西医结合在不抵触西医科学的原则的同时，更好地保存了中医传统的精华。

（三）注重心身结合

中医学认为，"百病生于气也"。在生理病理过程中存在形、神的高度相关性，形神统一的整体观是中医心身医学最基本的理论基础，如《灵枢·天年》篇说："血气已和，荣卫已通，五脏已成，神气舍心，魂魄毕具，乃成为人。"即认为形与神在生理上、病理上互相依存、相互作用，且特别重视神对形的主宰与反作用。《黄帝内经》指出："悲哀忧愁则心动，心动则五脏六腑皆摇。"说明不良情绪刺激不仅影响人的精神意识思维活动，且带动影响整个人体生理功能的协调平衡。在循证医学发面，社会心理因素主要是通过自主神经系统、内分泌系统、免疫系统作为中介而影响躯体内脏器官的功能。临床上相当多躯体疾病与心理也表现出很大的相关性，如中风后抑郁症的发生率为 12%～64.11%，糖尿病患者抑郁发病率是普通人群的 1.6～2.0 倍，其中 2 型糖尿病抑郁发病率达 13%。临床状态医学就是基于中医及西医的相关证据而在治疗上特别注重心身结合。

第八节 虢周科教授运用临床状态医学方法治疗不孕症并发抑郁焦虑 1 例

不孕症以及抑郁症、焦虑症等心理病的发生率近年来呈不断上升趋势。虢周科教授临证 30 余年，根据多年临床经验总结，提出临床状态医学方法。近年来将临床状态医学方法运用于伴有抑郁焦虑的不孕症，在多例患者身上收到显著疗效。笔者有幸师从虢教授，受益颇丰，现将其经验总结如下。

一、不孕症与抑郁焦虑的关系

大量研究已证明，不孕症患者普遍伴有抑郁焦虑。香港地区调查不孕妇女抑郁/焦虑发生率为33%；苏格兰地区为32%；阿拉伯地区调查科威特妇女显示，不孕妇女更易表现为紧张、敌意、焦虑、抑郁、自责甚至自杀倾向；日本地区研究统计38.6%的不孕妇女存在攻击性强、缺乏活力、紧张困惑、抑郁等情感障碍。针对我国不孕症患者焦虑及抑郁发病率的研究，不同文献的差异较大，焦虑表现者发病率为25%～48%，抑郁表现者11%～47%。抑郁焦虑可以说是不孕症患者最常见的心理应激负性情感反应，同时还常出现一系列躯体化症状，如头晕、头痛、疲倦乏力、呼吸困难等。一方面不孕症极易造成心理状态的改变，另一方面抑郁焦虑等心理问题又能加重内分泌功能及免疫功能的失调，进而影响不孕症患者的排卵率、妊娠率和流产率，导致不孕的恶性循环。

二、不孕症的中医病因病机

在中医理论中，女性生殖功能与肝肾两脏关系最为密切。不孕症分虚实，可虚实共见，临床常见肾虚、肝郁、血瘀、痰湿等几种证型。《傅青主女科·种子》曰："其郁而不能成胎者，以肝木不舒，必下克脾土而致塞……必不能通任脉而达带脉，则带脉之气亦塞矣……则胞胎之门必闭。"可见情绪不畅常直接导致肝气郁结，肝气郁结又可使脾气虚弱、血瘀痰阻，必然也就导致任脉及带脉不通，继而引起不孕。

三、临床状态医学

（一）概况

豌周科教授基于临床，提出了一种新的医学主张——临床状态医学。它包括了西医病理阶段、中医状态和心身状态。其诊断方法更是以三维诊断法为核心，即疾病诊断、中医诊断、状态诊断，也就是除了诊疗疾病本身外，还要调整患者的脏腑经络、气血阴阳、寒热虚实、正邪状态和心理状态。由于疾病和疾病状态之间的循环反馈关系，我们提出，要通过提高人体抵抗力、自律性，调整人体心身状态，达到治疗疾病的效果。如豌周科教授在临床上就用抗抑郁、焦虑的方法治愈过哮喘、银屑病等患者，达到人体的和谐平衡和良好的社会生活功能，即帮助患者调整至正常的生理、心理状态并具有从事社会实践的能力，是临床状态医学的目标。而这个目标，是通过运用生物医学治疗疾病本身，运用中医学、心身医学调整患者的机体状态来达到的。

（二）疗效评估方法

临床状态医学的疗效评估方法亦称为四轴评价系统，即医生评价系统、患者评价系统、社会评价系统、卫生经济学评价系统。传统医学以医学现行标准来衡量疗效，容易出现一种情况，就是医生认为治疗有效，患者却不买账，甚至会引发医患纠纷。临床状态医学治疗目标是要让病人以正常的生命状态生活，因此患者自评是评价治疗是否有效的最直观方法。患者自评，包括对自身情绪、精力、脑力、胃口、睡眠、体重、月经、二便等的评估，还包括对中医状态的主观评价。

四、验案

龚某，女，29岁，因"频发心慌胸闷伴情绪低落2年余"前来就诊。2015年9月15日初诊。追问病史得知患者2年前因不孕于湖南省当地医院就诊，诊断为"多囊卵巢综合征"，予调节性激素水平、促排卵等治疗后仍未能怀孕。后在家庭压力及工作压力等因素刺激下，开始出现心慌胸闷、呼吸困难，伴有情绪低落，愉快感下降，兴趣减退，易紧张担心，头有紧箍感，疲倦乏力，连续3个月每日睡眠时间1～2小时，体重在后1个月内下降10余斤，遂至当地医院心理科就诊，诊断为焦虑症、抑郁症，予奥沙西泮、艾司西酞普兰、黛力新等口服治疗，上述症状反加重，甚出现肢体抖动症状及自杀倾向。后至广州多家医院辗转治疗，皆未见明显疗效，自诉在一次治疗中服用某抗精神病药（具体不详）后出现上述情绪症状加重，躯体症状见频繁心慌胸闷、呼吸困难，伴濒死感，全身无力不能行走，皮肤麻木、感觉消失，终日头脑昏沉不清醒。停抗精神病药加米氮平15mg qn后全身无力缓解，可正常行走，余症状同前。后经人介绍至虢教授门诊就诊，见精神欠佳、表情淡漠，舌淡红，苔白，脉弦细。

辅助检查：血常规、血生化、甲状腺功能、肿瘤相关、心电图、脑电图、胸片未见明显异常。心理测评：90项症状测评、抑郁自评量表、焦虑自评量表可引出中度抑郁、中度焦虑症状。

中医诊断：郁病（肝郁脾虚，气血两虚）。

西医诊断：抑郁症、焦虑症、不孕症。

状态诊断：抑郁焦虑状态。

治疗：予中药汤剂以疏肝健脾，调补气血，以科室经验方"郁乐冲剂"为主方加减。处方：炒酸枣仁30g，柏子仁15g，首乌藤20g，知母20g，珍珠母30g，郁金15g，川芎10g，醋香附10g，麦冬15g，炒白术10g，百合15g，白芍15g，黄芪30g，党参10g，黄连10g，姜半夏10g。水煎服，1日1剂，早晚分服150mL。配合舍曲林50mg qd、阿普唑仑0.4mg qn，将米氮平减量至7.5mg qn。并运用心理疗法，给予患者疏导及鼓励，耐心倾听其诉说，劝慰其放松心情，坦然接受疾病，认识到心身放松有助于病情恢复，培养兴趣爱好，不要过分关注自己身体上的不适以及多囊卵巢综合征的诊断，并鼓励其坚持治疗。

二诊（9月30日）：精神面貌较初诊明显好转，自觉心情较前舒畅，心慌胸闷发作频率较前稍减少，眠佳，仍有手脚麻木乏力，头紧箍感，舌淡红，苔黄腻，脉弦细，予停米氮平，并调整舍曲林至75mg qd、阿普唑仑0.2mg qn，1周后停阿普唑仑，中药汤剂在前方基础上加薏苡仁30g，中成药同前。

三诊（10月28日）：精神面貌基本恢复正常，诉情绪明显较前好转。近1个月来未出现过自杀念头，头紧箍感及手脚麻木乏力缓解较明显，仍时有心慌胸闷，但无濒死感，舌淡红，苔薄白，脉弦，予调整舍曲林至100mg qd，1周后加至125mg qd，中成药同前，中药汤剂在前方基础上去黄连、姜半夏、薏苡仁。

四诊（11月27日）：精神矍铄，心情愉悦，诉对生活重建信心，对现在的生活感到满足，躯体症状仅存偶感心慌心悸，舌淡红，苔薄白，脉弦细，治疗方面予停中成药及中药汤剂，予舍曲林125mg qd维持治疗半年以上。

后每月随访，患者情绪已恢复如常，基本无躯体症状，并于2016年2月发现怀孕，予减舍曲林至75mg qd，1周后减至50mg，2周后予停舍曲林，情况稳定。随访至9月，患者身心状态良好，孕检提示胎儿发育正常。

不孕症与抑郁焦虑都是对患者及其家庭生活质量影响极大的疾病，但因为一些社会因素，以抑郁焦虑寻求治疗的病人远比因不孕症就医的少，患者常辗转求医仍未能解决问题。人是"生物－心理－社会"的复合体，不孕症与其心理状况常相互影响，互为因果，因此临床中对于不孕症患者，运用心身共调的方法可能会有意想不到的结果。虢周科教授之临床状态医学强调心身共治，中西合用，药物治疗与心理疏导同时进行，常能较明显提高患者生活质量，值得临床推广。如本病案患者，症状多而复杂，虢周科教授先完善西医各项相关检查以排除器质性病变，再详细询问及评估其心理状态，多维度搜集信息，得出诊断，以中药"郁乐冲剂"加减调整患者整体状态，以西药抗抑郁、焦虑治疗，以劝慰开导之心理疗法予疏导及鼓励，动态调整诊疗方案。而贯穿整个治疗的患者自评量表，既利于方案的调整，还让患者对自身病情有了更理性的认识，进而起到自我鼓励作用，使其依从性更高，最终既帮助患者成功怀孕，又成功改变了其抑郁焦虑状态，收到令人满意的疗效。

第九节　虢周科教授运用临床状态医学方法治疗 Meige 综合征

Meige 综合征（梅杰综合征）也称眼睑痉挛－口下颌肌张力障碍综合征，为锥体外系的周围神经病变。主要表现为眼睑痉挛和口、下颌肌张力障碍，双眼睑痉挛为最常见的首发症状，且常在紧张、疲劳、强光下或注视、阅读等用眼情况下加重。虢周科教授行医30余载，基于临床，结合中医理论，认真钻研，总结出临床状态医学理论，强调中西医结合治疗疾病，心身共治改善整体状态，较早地将"生物－心理－社会"模式运用于临床，在疑难杂症上每获良效，对本病也有丰富的诊治经验，现就个人体会总结如下。

一、Meige 综合征与情绪障碍密切相关

本病在临床不属罕见，但至今尚无系统诊疗指南，其病因也尚不明确，目前多认为可能为颅内神经递质特别是多巴胺和 γ–氨基丁酸等的平衡失调所致。而 Randrup 等于 1975 年就首次提出多巴胺可能参与抑郁症的发生的观点，证实某些抑郁症患者脑内多巴胺功能下降。至今为止也有越来越多的研究证明，多巴胺及其受体可能参与了心境障碍的发生。大量的研究也表明，γ–氨基丁酸水平异常及其受体功能障碍与癫痫、老年痴呆症、抑郁等多种神经和精神疾病发生有关。隆昱洲等研究发现，Meige综合征伴发情绪障碍在临床中十分常见。

本病在中医古籍中无具体论述，但根据其临床症状可归于"痉证""胞轮振跳"等范畴，在病机方面各家也持有不同意见。而《素问·至真要大论》有云"诸风掉眩，皆属于肝"，可见此病与肝密切相关。在中医理论中，郁证病位亦主要在肝，《医碥》曰："郁则不舒则皆肝木之病矣。"现代研究也显示，肝郁气滞在郁证发病中占首要位置，亦有"抑郁症系于肝"之说，虢周科教授经长期临床观察也发现，肝失疏泄、肝血不足及其相关证型如肝脾不和、肝气犯胃、心肝血虚等占据了抑郁焦虑状态证型的绝大部分。

二、临床状态医学理论

（一）概况

虢周科教授提出，临床状态医学以使人达到和谐平衡（即正常的生理心理状态）并具有良好的社会生活功能为目标，更加符合关于健康的含义。临床状态医学的治疗除了关注疾病，更强调对患者整体状态的调整，统合了中、西两种医学模式，不仅治疗躯体，还要治疗心理，在应用上的重点包括三维诊断、辨证用药、心理干预等。

（二）三维诊断

使用临床状态医学做出诊断时，应该采用三维诊断法，即西医诊断、中医诊断、心理状态诊断。西医诊断是对疾病的诊断，而中医诊断包括对病和证候的诊断，心理状态诊断包括心理状态和心身状态诊断，比如抑郁状态、焦虑状态、强迫状态等，主要通过医生的问诊及心理评估量表（包括宗氏抑郁自评量表、宗氏焦虑自评量表、90项症状测评量表、汉密尔顿抑郁量表、汉密尔顿焦虑量表）得出。做出多元的诊断有助于医者更全面地考虑病情，从而制定更有效的治疗方案。

（三）辨证用药

根据疾病的主要症状，虢周科教授认为 Meige 综合征主要属"痉证"范畴。《素问·至真要大论》曰："诸风掉眩，皆属于肝。"《景岳全书·痉病》云："凡属阴虚血少之辈，不能营养筋脉，以致搐、挛、僵仆者，皆是此症。"胞睑在五轮中为肉轮，在脏属脾。《素问·痿论》曰："脾主身之肌肉。"可见本病的发生主要责之肝脾病变，肝脾气血亏虚，筋脉失于濡养，虚风上犯头面眼睑而成此病。虢周科教授结合其临床经验，认为 Meige 综合征常见三大证型，分别为肝郁血虚型、肝风内动型、脾气亏虚型，并将本病的治疗法则分为疏肝养血、平肝息风、补脾益气三大法，疏肝养血法常以逍遥散为主方，平肝息风法多以天麻钩藤饮为主方，补脾益气法则以补中益气汤为主方，并随症加减。

（四）心身共调

虢教授结合长期临床工作经验，发现 Meige 综合征患者合并情绪障碍的并不占少数，并且此病本身的症状与患者的抑郁焦虑情绪可能互为因果，常常相互影响，造成恶性循环。在治疗本病时，不仅使用中西医结合法治疗患者本身的躯体疾病，调整身体状态，也强调运用心理干预法调整患者心理状态。对此虢教授在临证中，依据中医历代医家心理疗法指导治疗，常用的心理疗法有劝慰开导法、中医语言疗法、顺情从欲法等。劝慰开导法即用心倾听患者的诉说后，开导患者接受既发生的事情，并帮助患者想出应对困难的做法，再加以鼓励以调动其战胜困难的勇气。中医语言疗法是用通俗、易懂的中医语言对患者进行病情的解释，特别是在中医氛围浓厚的广东地区，此法往往能增加患者对治疗的认同感，提高治疗依从性。而顺情从欲疗法是通过按照患者的意愿进行某项活动，使其能够做成功一些事情，从而消除不良的情绪，适用于诸事不顺而致心理烦躁抑郁，导致气血不畅和五脏六腑功能紊乱的发病者。

三、病案举隅

汪某，女，34岁，2016年4月7日初诊。主诉双眼上睑痉挛、不能抬举伴畏光半年。患者半年前劳累后开始出现左眼不适，继则双眼上睑痉挛，抬举不能，并伴有畏光，面部皮肤发紧，于外院就诊后诊断为Meige综合征，经局部注射A型肉毒杆菌毒素、口服氟哌啶醇等治疗后症状未见明显改善。后尝试针灸治疗，仍未见好转，遂至赣周科教授门诊就诊。

就诊时症见：双眼上睑痉挛，无力抬举，面部皮肤发紧感，劳累后、光照下、紧张、行走时上述症状加重，患者肤色萎黄无华，双眉紧锁。在母亲陪同下就诊，追问病史，患者平时入睡困难兼早醒，易紧张担心，心烦易发脾气，愉快感下降，兴趣减退，自觉工作上事事不顺心，易感疲乏。舌淡红，苔薄白，脉弦细。心理测评：宗氏抑郁量表（SDS）、宗氏焦虑量表（SAS）、SCL-90提示中度抑郁症状、中度焦虑症状、躯体化症状。

中医诊断：痉证；郁证（肝血不足）。

西医诊断：Meige综合征。

状态诊断：抑郁焦虑状态。

治疗：予中医心理疗法（劝慰开导法、中医语言疗法）以及音乐疗法，用中医理论向患者解释该病以减轻复杂西医病名诊断给患者所带来的紧张情绪，并宽慰患者以平和的心态对待疾病，以积极向上的心态对待工作生活，平日多听轻快柔和的音乐，鼓励其积极治疗。中药汤剂以养血疏肝为法，以逍遥散为主方加减。

处方：柴胡10g，白芍15g，白术15g，黄芩10g，当归10g，甘草10g，炒酸枣仁30g，龙齿20g，知母20g，茯苓15g，鸡血藤20g，葛根

30g，黄芪 30g，升麻 10g。并配合阿普唑仑 0.4mg qn、舍曲林 50mg qd 抗焦虑抑郁治疗。

二诊（4 月 14 日）：上眼睑痉挛较前好转，睡眠改善，情绪较前平稳，舌淡红，苔薄白，脉弦细，予前方减龙齿，加党参 15g，阿普唑仑用量减半，1 周后停药。

三诊（4 月 28 日）：光照下眼睛可睁开 1/3，上眼睑痉挛较二诊好转，诉抑郁焦虑情绪较前改善明显，睡眠可，舌淡红，苔薄黄，脉弦细，予前方减当归、鸡血藤，加百合 15g。

四诊（5 月 10 日）：光照下眼睛可睁开大半，上眼睑痉挛明显好转，舌淡红，苔薄白，脉弦细，予前方减升麻。

五诊（5 月 26 日）：眼睛可正常开闭，无面部皮肤发紧症状，光照及行走时偶有眼睑痉挛，情绪平稳，舌淡红，苔薄白，脉弦细，维持前方。

六诊（6 月 10 日）：症状基本消除，心情愉悦。

四、总结

疾病不仅与人体的生理状态相关，还与心理状态、社会状态有关。并且人是整体的人，是社会的人。因而我们会发现，临床中把握中医整体观，重视患者心理状态，善于沟通的医生往往能获得患者更好的依从性，从而也能获得更好的治疗效果。在此病案中，经虢周科教授观察及耐心询问，得出患者一系列情绪症状，结合辅助检查，得出抑郁焦虑状态诊断。四诊合参，此为肝血不足，筋脉失养，虚风内动而成痉，肝血不足又致心脾两虚，心神失养则寐差易惊，脾虚则兼见睁眼无力、疲乏及低情绪诸症。在此之前患者所接受的治疗仅仅针对眼睑痉挛此单一症状进行，效果欠佳。虢周科教授着眼于整体，运用西医学方法的同时结合中医药辨证论治，采用养血疏肝法，酌加养心安神、补脾益气之品，柴胡、当归、白芍补肝体而助肝用，柴胡与黄芩之经典配伍兼能调节少阳气机，白术、甘草、茯苓健脾益气，一方面有助营血生化，另一方面与黄芪、升麻共同补气升提，鸡血藤、葛根共奏舒筋之效，再加酸枣仁汤以养心安神，改善睡眠及情绪。全方气血阴阳共调，实现了机体状态的平衡，更佐以心理治疗，做到了心身共调，收获了良好疗效。Meige 综合征的患者本身即容易产生抑郁焦虑情绪，抑郁焦虑情绪也容易加重其临床症状，因此在治疗中尤应注意其心理状态，进行必要的心理干预。应用临床状态医学方法治疗疾病，能全面综合分析病情，不忽略患者心理及生理状态上任何重要环节，制定出更为个体化的治疗方案，也为治疗部分疑难杂症提供了新思路。

第十节　虢周科教授应用状态医学方法诊治带状疱疹后遗神经痛经验介绍

虢周科教授是深圳市名老中医，主任医师，师从国医大师张学文教授，临证 30 余年，根据多年临床经验总结，提出状态医学方法治疗疾病，对多种疾病的治疗颇有独到之处，临床疗效显著。笔者有幸师从虢教授，得其指点，让我受益颇丰，现述如下。

一、临床状态医学的概况

（一）临床状态医学

虢周科教授根据多年临床工作体会，提出"临床状态医学"理念，指出临床状态医学以状态为出发点和落脚点，吸收了传统中医学的天人合一、心身一体、整体观念的思想，是一种以人们躯体、心理、生活质量、社会功能健康与否为研究对象的临床医学，虽然它借助了生物医学的手段，但它的研究方法、研究指标、研究目标均不完全等同于传统的生物医学，也不等同于精神医学和中医学。它是对生物医学、精神医学、中医学的有益补充。状态医学追求的目标是人体状态的正常，而不是消除疾病。

（二）三维诊断法

临床状态医学治疗的核心是三维诊断法，即中医诊断、疾病诊断、状态诊断。中医诊断是运用中医学望闻问切四诊和八纲辨证、六经辨证、脏腑辨证、三焦辨证、卫气营血辨证等方法，寻找病因病机，诊断疾病。疾病的诊断是必不可少的，在西医的诊断中要强调多元化诊断，摈弃一元化诊断模式。疾病医学要求尽可能用一种诊断来解释临床现象。但是越来越多的临床事实表明多元化诊断更加科学合理，指导临床治疗也更加有效。在诊断疾病的同时，要考虑到患者的全身状态、心理状态。心理状态的评估主要通过医生问诊及心理测评量表来完成。虢教授在治疗疾病时，从临床状态医学思想出发，详细询问患者病史，不仅关注患者的躯体症状、各种状态，更是关注患者的心理状态。运用临床状态医学的理念诊疗疾病，维持其状态的动态平衡，从中医学角度讲，即阴阳气血脏腑经络平衡状态。运用多元化诊断（三维诊断法）更加科学合理，制定符合患者个体化的诊疗方案，指导临床治疗也更加有效，亦减少治疗支出，减少经济负担。

　　虢周科教授运用临床状态医学方法诊治疾病，对各种疑难杂病的治疗颇有独到见解，包括对带状疱疹后遗神经痛的治疗，更是有丰富的经验。虢教授在运用临床状态医学方法诊疗疾病时，不仅仅是关注疾病本身，而且关注到患者的躯体状态、心理状态、生活质量、社会功能，采用三维诊断法，为患者提供精准的个体化治疗方案，与患者有良好的沟通，促进患者疾病的恢复。

二、带状疱疹后遗神经痛

　　带状疱疹后遗神经痛（post herpetic neuralgia，PHN）是指带状疱疹患者皮损消退 1 个月后仍遗留烧灼、针刺、刀割、电击、搏动、紧束样等疼痛，是一种神经病理性疼痛综合征。它多呈持续或间歇性发作，常伴有痛觉过敏和异常发生，其发生机制尚不完全清楚，多数学者认为与病毒感染急性发作后组织内的炎症反应、水肿和出血及神经损伤有关。PHN 可持续数月或更久，严重程度、性质及频率因人而异，尤其好发于老年人及体质虚弱者，临床各种治疗效果不明显，给患者带来巨大痛苦，严重影响生活质量。

虢周科
临床学术经验集

（一）带状疱疹后遗神经痛的病因病机认识

带状疱疹后遗神经痛又称"蛇串疮""缠腰火丹"，虢周科教授认为PHN 的病机分为两类：一是因热毒损伤阴血、经络失养、余邪未尽、痹阻经络，从而造成气血运行不畅，气滞血瘀，不通则痛，以实为主；二是疾病后期气血亏虚，则经脉失养，余毒未消，血瘀内阻，则经络不通，致使气血凝滞不畅，因而不荣则痛，以虚为主。不通是主要病机。抓住这一关键病机，根据患者的临床表现，辨证论治，随症加减。

（二）治疗方法

1. 经方治疗

虢教授提出治疗本病的治则为疏肝解郁，行气止痛，活血化瘀，滋阴清热，养心安神。在《金匮要略》酸枣仁汤及百合地黄汤的基础上拟用郁乐冲剂，本方君药知母清热除烦，滋阴润燥；臣药郁金、香附合用行气解郁，活血止痛；百合、麦门冬养阴安神，清心除烦；酸枣仁、柏子仁养心益肝安神，两者共补郁火暗耗心之阴血，濡养心神；白芍归肝、脾二经，养血敛阴，柔肝止痛。佐使药川芎活血行气止痛，龙齿、珍珠母镇惊安神；夜交藤、远志养心安神定志。诸药配伍，共同起到疏肝理气、养心安神、滋阴清热之功效。血瘀明显者可加桃仁、红花、鸡血藤等；气滞明显者可加木香、陈皮、枳壳等；气血亏虚者可加黄芪、党参、熟地黄、当归等。

2. 心理疗法

心理疗法在 PHN 的治疗中早已证实是有效的方法，疗效明显，患者满意度高。虢教授在治疗疾病时不仅关注患者的躯体症状、疾病状态，更是强调心理疗法对患者病情恢复的重要性。对此虢教授在临证中依据中医历代医家心理疗法指导治疗，常用的心理疗法有中医语言疗法、情志相胜、移情易性等。中医语言疗法是用通俗、易懂的中医语言对患者进行病情的解释，能很好地与患者达到共情，能增加患者对治疗的认同感，提高治疗依从性。明代朱丹溪提出情志相胜法，早在《素问·阴阳应象大论》已有记载："怒伤肝，悲胜怒……思胜恐。"根据五志与五脏之间存在的相互制约机制理论，利用情绪调节来控制不良情绪，纠正阴阳气血不调，恢复机体平衡的协调功能。移情易性是通过分散或转移患者的精神注意力来达到治疗的目的，通过言谈沟通等活动改变错误的认知，来纠正其不良的生活习惯与人格，从而排遣不良情绪。

三、典型病案

（一）病案介绍

患者李某，女性，59岁，因"右侧头部间断性针刺样疼痛10年余"为主诉就诊。患者10年前无明显诱因出现右侧头部针刺样疼痛，呈持续性疼痛，每次发作持续10～20分钟，每月发作1次，尚可以耐受，休息后稍缓解，发作时伴右侧颈肩部酸痛，紧绑感，平素情绪低落，易紧张担心，睡眠障碍，入睡困难，早醒，醒后难以入睡。多次就诊某三甲医院，颈椎CT提示颈椎轻度退行性病，颈椎小关节紊乱。头颅CT、心电图肝功能、肾功能、心功能、电解质等均未见明显异常，予以鹿瓜多肽改善血运、双氯芬酸止痛、奥拉西坦改善脑循环等治疗，上症改善不明显。2015年9月患者上述症状再次反复发作，每周1次，就诊于某中医院针灸科，诊断为颈椎病，予拔火罐、针灸、小针刀、颈椎牵引等治疗，疼痛加剧，不能耐受，严重影响日常生活，心情更加低落、睡眠障碍加重。遂就诊于我科。追问患者病史，患者出现头疼痛前曾患带状疱疹，经治疗症状消除后，出现轻微头痛并逐渐加重。

就诊时症见：神志清、精神欠佳，痛苦面容，右侧头部针刺样疼痛，呈持续性，碰触后加重，疼痛难忍，颈肩部酸痛，紧绑感，时时痛哭，情绪低落、心烦，易紧张担心、入睡困难，易早醒，醒后难以入睡，纳差，小便多，大便干结。神经系统查体未见明显异常。舌暗红、苔薄白，脉弦细。

中医诊断：头痛（气滞血瘀）、郁病（心肝郁热）。

西医诊断：带状疱疹后遗神经痛。

状态诊断：抑郁焦虑状态、疼痛状态、气滞血瘀状态、心肝郁热状态。

治疗：酸枣仁、龙齿、珍珠母各 30g，夜交藤 20g、白芍 15g，知母、百合、麦冬、郁金、白芷、川芎、远志、丹参、桃仁各 10g，香附、木香 5g，红花 3g，1 日 1 剂，取 400mL 水煎至 200mL 早晚分服。并配合普瑞巴林 1 粒口服 bid，盐酸度洛西汀肠溶胶囊 60mg 口服 bid，阿普唑仑 0.4mg 口服 bid。并运用心理疗法，对其进行劝慰和疏导。

两周后复诊：治疗两周后，患者心情低落、心烦、紧张担心好转，头痛及肩颈部酸痛、紧绑感减轻，疼痛可以耐受，睡眠改善，容易入睡，舌淡暗、苔薄白，脉弦细，纳佳，小便正常，大便干结程度减轻。家属诉患者最大改变为不会如以往痛哭。西医继续前治疗，中医守前方去红花，加陈皮 10g。

1 个月后复诊：患者神志清，精神佳，心情愉悦，自诉疼痛已减轻 70% 左右，紧张担心基本消除，睡眠质量好，纳佳，二便正常。改予阿普唑仑 0.4mg qn，其余治疗同前。

2 个月后复诊：症状基本消除。予停用普瑞巴林，嘱患者逐渐停用阿普唑仑，中药停用，其余治疗同前。盐酸度洛西汀吃 1 年后逐渐减量至停用，随访半年，患者未再发作。

（二）病案分析

本例是运用临床状态医学方法治疗疾病的具体体现。首先患者出现右侧头部针刺样疼痛，从中医病机上讲是因为气滞血瘀，阻滞经脉，不通则痛；肝郁气滞，气机不畅，故出现心情抑郁，情绪不宁；肝郁化火，上扰心神，出现不寐。予以自拟中药汤剂郁乐冲剂加减，并配合西药治疗。然后运用心理疗法，对其进行劝慰和疏导，用心倾听患者的诉说，让其疏泄心中的痛苦，帮助患者想出应对困难的正确做法，使其能够有效地解决问题、摆脱困境，提高战胜疾病的信心。

四、结语

老年人存在机体免疫力低下，易发生带状疱疹，且常出现带状疱疹后遗神经痛等并发症。研究发现，我国 60 岁以上的带状疱疹患者后遗神经痛的发病率高达 24%。由于老年人本身对疼痛程度的不敏感，以及有颈椎病、偏头痛等病史，容易使临床医师先入为主，出现误诊。本例患者开始被误诊为颈椎病，治疗效果不佳。提醒临床医师问诊的重要性，详细询问患者的病史，理清疼痛与既往史的关系，以免延误治疗。

　　PHN 患者常伴随皮肤烧灼、针刺、刀割等剧烈疼痛，难以忍受，且本病具有病程较长、病情易反复等特点，严重影响患者的生活质量，导致患者失眠、精神高度紧张，易产生焦虑、抑郁等情绪，给患者身心带来极大痛苦。在治疗过程中更要关注患者的心理状态，积极与患者沟通，必要时需进行心理干预，包括心理疏导及药物治疗等。应用临床状态医学理论指导治疗疾病，能全面综合分析病情，制定更为完善的个体化治疗方案，取得较好临床疗效，提高患者生活质量，恢复患者良好的社会、心理功能，具有临床推广价值。

第八章 临床状态医学验案赏析

第一节　先表后本法不二，三年顽疾得安伏

——脑出血术后继发性癫痫

一、典型病案

患者钟某，男，32 岁，深圳市某公司职员。

1989 年 8 月患脑出血而昏迷，CT 示右基底节区大面积血肿，出血量约为 70mL，在广州等地经抢救及开颅术后清醒。后经西药治疗生活能自理。

1994 年 8 月 4 日 CT 复查示："右侧基底节区血肿术后改变，低密度软化灶。"

1994 年 11 月 15 日初诊：左侧半身不遂，手脚关节僵硬，口眼㖞斜 4 年，伴阵发性晕厥抽搐，口吐白沫，两目上吊，持续 1～3 分钟，每周发作 1 次，醒后头脑不清爽，神疲，发作 3 年。曾在深圳某区医院住院治疗，服用苯妥英钠等药未见明显好转。舌淡紫胖，舌苔薄白，脉右弦细而左沉。患者平素有高血压病史。

查体：意识清楚，口角右歪，伸舌偏左。左侧上下肢肌力 4 级，肌张力增强，轻度肌萎缩，左手指、腕、踝关节僵硬。左侧浅感觉减退，掌颌反射阳性，巴氏征阳性，血压 105/72mmHg。

中医诊断：中风（中经络）；痫证。

西医诊断：脑出血术后继发性癫痫。

状态诊断：脑血管病（脑出血）恢复期（后遗症）状态；肝风痰浊内扰，气虚血瘀状态。

处方：定痫丸加减。方药：天麻10g，钩藤30g（后下），全蝎5g（焙，研末冲），僵蚕10g，胆南星10g，石菖蒲10g，半夏10g，陈皮5g，黄连10g，黄芪20g，丹参10g，炙甘草5g，3剂，水煎服。不中断抗癫痫西药。

《素问·至真要大论》云："诸风掉眩，皆属于肝。"《素问·调经论》云："血之与气，并走于上，则为大厥，厥则暴死，气复反则生，不反则死。"患者因肝阳上亢，肝风内动，夹痰浊上冲于脑，鼓荡脑髓脉络，以致络破血溢，瘀血、痰浊滞于脑窍而风中于脏，经过西医抢救及开颅术等措施后，肝风扩张之势收敛，痰瘀减轻，但肝阳肝风未息，痰瘀未净，故仍半身不遂，口角㖞斜，关节强硬，风阳痰浊瘀血蒙蔽心窍，流窜经络，则痫证发作。肌肉萎缩，面色暗滞，神疲，头昏，舌淡紫苔薄白，脉弦细沉，表明气虚血瘀痰滞证，属肝风痰浊内扰，气虚血瘀；治宜息风涤痰开窍，益气活血。

二诊（1994年11月18日）：头目清爽，面目麻木感减轻，舌脉同上。药去黄连，加开窍化痰之远志9g，3剂，水煎服。

三诊（1994年11月21日）：患者补诉平时夜尿较多，平均3次。脉舌同上。为久病及肾，肾气不固之象。上方加金樱子10g，夜交藤30g，7剂，水煎服。

四诊至六诊仍以前方加温肾益精、强筋治痿的巴戟天15g，杜仲10g，桑寄生10g。

七诊（1995年1月3日）：患者头脑清爽，自觉腿脚轻便有力，走路轻松。查左侧上下肢肌力4级以上，肌张力降低，关节不甚强硬，痫证未发作。患者诉：手足仍发凉，舌胖紫而胖减，脉细尺沉。为肾阳不足、经脉失煦所致。治宜补益肝肾，健脾化痰，活血利筋。方用地黄饮子加减。

处方：熟地黄10g，山茱萸12g，女贞子10g，枸杞子10g，桑寄生10g，巴戟天15g，肉苁蓉10g，麦冬10g，五味子12g，黄芪20g，茯苓

10g，石菖蒲 10g，远志 9g，桂枝 8g，丹参 12g，三七粉 3g（冲）。

其后均以此方化裁。并嘱其慎起居，调情志，远房事，节饮食。

随访至 1996 年 12 月，除 1995 年春节期间因风俗习惯停服药 8 天后有一次抽搐外，痫证未再复发。手足发凉消失，左侧上下肢肌力增加至 V 级，肌张力不高，关节较前灵活。

二、讨论分析

本病为痫证，中风后遗症，西医诊断为脑出血后继发性癫痫，反复发作 3 年，每周约 1 次，单用抗癫痫西药效果不佳，为风阳不息，痰浊瘀血不化而风痰闭阻清窍，血脉瘀滞，肝脾肾亏损，属本虚而标实之证，故治疗先以治风痰之标为主，着重豁痰息风，开窍定痫，佐以益气化瘀通络。待痫证病情控制，则渐以治本为重，补益肝肾，健脾化痰，活血利筋，以地黄饮子加减。同时注意调摄精神，调控饮食，避免劳累过度，故能控制癫痫发作，改善中风后遗症之肌力，恢复关节功能。

第二节　清利补益两相施，肿物无影病家喜
——前列腺肿块

一、典型病案

患者邱某，男，32 岁，深圳市某公司职员。

1994 年 12 月 19 日主因右腹股沟酸胀 3 月余来诊。在深圳市红会医院检查 B 超示："前列腺实质性占位，约 19mm×13mm，性质未定，疑为前列腺肿瘤。"因患者 3 个月后有出国赴南非经营协议，加之病情非同寻常，因此心情急切，遂经人介绍来诊。患者小便无异常，口干，舌淡略紫边红，舌苔薄黄腻，脉弦细。

中医诊断：癥瘕。

西医诊断：前列腺肿块。

状态诊断：肿瘤状态，脾肾亏损、湿热瘀血阻滞状态。

治疗：患者平素劳倦，脾肾亏损，脏腑失和，湿邪内生，湿郁化热，湿热下注，气机阻滞，痰瘀内停而成本病。治宜清热利湿，理气活血化痰，补益脾肾。

处方：萆薢 12g，土茯苓 15g，黄柏 8g，半边莲 25g，王不留行 15g，泽泻 10g，莪术 10g，丹参 10g，三七粉 3g（冲），杜仲 10g，乌药 9g，夏枯草 10g，女贞子 10g，墨旱莲 10g，太子参 10g。6 剂，水煎服。

二诊（12月15日）：口干消失，右腹股沟酸胀减轻，舌淡紫边红，舌苔黄而不腻，脉弦细，上方去泽泻加泽兰 10g 以活血利水湿，6 剂。

三诊（12月31日）：右腹股沟酸胀感消失，舌脉同上，方药对症，上方继进。口苦时去杜仲加茵陈 15g，连服两个月，1995 年 2 月 23 日仍在市红会医院同一医生检查 B 超示："前列腺包块明显缩小，边缘规整。"患者信心大增。考虑湿热已去大半，遂增益肾补精之枸杞子 10g。

再服上药 1 个月，1995 年 3 月 21 日三查 B 超示："前列腺内包块已消失。"另开补益肾精之六味地黄丸以调养。患者极为高兴，如期出国工作。

二、讨论分析

前列腺包块如坚硬边缘不整齐者，多为恶性；如软而边缘整齐，则多为炎症所致。本例因未在西医专科做详细检查，肿块性质尚未确定。在诊疗本例的过程中，抓住了湿热瘀血阻滞、肾精亏损的病机，标本兼治，用萆薢、土茯苓、黄柏、半边莲以清利湿热；丹参、三七、王不留行通利血脉，莪术既能活血，且与夏枯草均有软坚散结之功，一举两得；二至丸平补肝肾之阴，太子参健脾而不燥热，以杜绝湿热内生之源头；杜仲、乌药补肾助气化，理气散滞。全方标本兼顾，正本清源，药物各司其职，病家有信心坚持服药，医者有耐心而效不更方，终获全功。

第三节　癌肿术后安旧患，内醒静神焕新生

——食管癌术后

一、典型病案

张某，男性，64岁，主因"食管癌手术切除后2年余"来诊。

患者2011年3月因噎嗝、吞咽困难在合肥市省立医院检查发现食道中段肿瘤，于2011年9月在合肥市省立医院肿瘤外科行"食管癌手术治疗"。术后行放化疗2次后，因身体难以忍受放化疗后不良反应停用，然术后患者仍担心癌症再发或转移，逐渐出现情绪低落、时常闷闷不乐，愉快感下降，话语减少，表情淡漠，不愿外出与他人交流、兴趣明显减退，患者自我存在感降低，觉生活痛苦不堪，甚至有自杀的想法。纳眠差，小便调，大便时干时溏。遂于2011年12月至我院门诊就诊。

查体：形体瘦削，表情淡漠。舌淡暗，苔白微腻，脉沉细。

辅助检查：血常规、血生化、甲状腺功能检查未见明显异常。胸部CT示食管癌术后表现，未见转移灶及异常信号影。心理测评：90项症状测评、抑郁自评量表、焦虑自评量表可引出中度抑郁、轻度焦虑症状，及头晕头痛、胃脘不适等躯体化症状。

中医诊断：郁病。

西医诊断：肿瘤（食管癌手术切除后）。

状态诊断：气郁血虚状态，肿瘤后伴发抑郁焦虑状态。

治疗：中医心理治疗（内醒静神法）；方药以疏肝解郁、养血健脾为法的柴胡疏肝散合健脾汤加减。

患者用药3周后，觉心情舒畅，情绪低落时间明显减少，坚持用药半年后，复诊时面色红润，笑容满面。日常生活可自理，并能做农活和家务。目前患者仍坚持自己做内醒静神法，中药健脾理气，疏肝解郁调理。

二、讨论分析

随着癌症患者的逐年增多，大量的社会资源被用于抗肿瘤治疗，大部分医生及患者注重单纯的生理治疗而忽视了癌症患者的心理治疗，中医对癌症病因认识重视内源性因素，特别强调七情内伤。中医理论认为人的正常情志活动是以脏腑气血作为物质基础，癌症患者由于或正气虚损，或情志郁结，或病邪阻碍，或手术外伤等原因，使得某一部分气的正常运行受到了阻滞，气郁不舒，可引起情志活动改变，出现一系列抑郁情绪。因此对于癌症患者的抑郁，运用中医整体观念，采用中药辨证论治，配合心理治疗以调畅气机，调节情志，对于改善肿瘤患者的整体状态，往往能取得意想不到的疗效，为社会及医院节省有限的医疗资源，造福社会。

第四节　本虚标实肌无力，心身同治效尤彰

——重症肌无力

一、典型病案

患者女，37岁，因"全身乏力8年，双眼凝视4年，加重1月"入院。

8年前患者无明显诱因开始出现全身乏力，以四肢为主，双上肢明显，近端伸力较差，远端握力尚可，劳累后明显，休息后减轻，无明显晨轻暮重，无四肢抽搐，无肌肉萎缩。4年前出现双眼凝视，开始表现为眼球转动不灵活，后逐渐出现凝视，伴双眼睑下垂，闭目不全，无视物重影，一直在各院眼科就诊，未见改善。随后患者开始出现吞咽不畅，咽部梗阻感及言语无力，又多次往耳鼻喉科就诊，仍未见改善。伴有舌头不灵活，说话不流利，无头痛、头晕，无恶心、呕吐，无胸闷气促。于2010年8月曾在我科住院，行新斯的明试验阳性，查肌电图重复电刺激阳性。诊断重症肌无力。经治疗后症状好转出院，双眼活动仍明显受限，活动后

四肢有乏力感，有时觉吞咽不畅。一直口服药物继续治疗，我科门诊随诊，现服强的松 15mg 隔日 1 次、溴吡斯的明 60mg 3/ 日，配合护胃、补钙治疗。

1 个月前患者感冒后出现全身乏力较前加重，尤以双下肢明显，行走数十米则需休息，伴吞咽轻度不畅感，今天来我院门诊复诊，收入院进一步诊治。

入院症见：精神可，双眼闭目不全，四肢无力，以双下肢明显，咽部有吞咽不畅感，多关节疼痛、咳嗽咳痰，无呼吸困难，无胸闷等其他不适，纳眠一般，二便调。

既往史：2005 年因特发性血小板减少性紫癜病史于外院予输血小板及丙种球蛋白治疗，症状好转出院后一直口服强的松治疗，并逐渐减量至今为 15mg 隔日 1 次。

查体：舌淡红，少苔，脉细弱。双眼睑闭合不全，双侧瞳孔等圆等大，直径 4mm，对光反射存在，双眼球各向运动受限，四肢肌张力正常，双上肢近端肌力 4 级，远端肌力 5 级，双下肢肌力 5 级，四肢腱反射正常，病理征未引出。

入院辅助检查凝血四项：APTT：47.8 秒，余无明显异常。

中医诊断：痿证（肝肾亏损）。

西医诊断：①重症肌无力；②特发性血小板减少性紫癜。

治疗：予静滴参芪扶正注射液，中药汤剂以我科制剂"脑髓康"加减，配合口服强的松 15mg 隔日 1 次、溴吡斯的明 60mg q8h、铝碳酸镁 1.0 3/ 日、碳酸钙 D3 片 300mg qd。

治疗 5 天后，患者症状未缓解，观察患者沉默少言，表情呆滞，追问病史，诉久病不愈，痛苦不堪，加之医疗费用巨大，家庭经济紧张，故 4 年来情绪低落，常暗中哭泣，整天不开心，予测宗氏抑郁焦虑评估提示中度抑郁症状，轻度焦虑症状。

补充状态诊断：肝郁气滞，抑郁焦虑状态。

中药汤剂改为科室制剂"郁乐冲剂"，加氟西汀 20mg 1 天 1 次，予心理安慰、疏导治疗。治疗 10 天后全身乏力明显好转，舌头不灵活、说话不流利减轻，双眼睑较前闭合，情绪平稳，予出院，继续上述方案治疗，门诊随诊。

二、讨论分析

重症肌无力是一种神经肌肉传递障碍的自身免疫性疾病，目前确切病因不明，治疗上西医学多以胆碱酯酶抑制剂、肾上腺皮质激素免疫抑制剂及胸腺切除治疗等对症治疗为主。从中医角度看，痿病日久，无不伤及肝肾，肝肾阴虚，肝藏志，肝阴亏虚，不能藏志则情绪不宁，肾藏精，肾精不足，则精神呆钝，动力不足。以往对肌无力的治疗都忽视患者情志因素，正如本医案，一开始通过常规治疗手段难以获效，而通过中西结合方法调节情志，可达到较好的治疗效果。这提示我们，治病不可只治身体之病，更要治心理之病。

第五节　内风中络肢不遂，情志相生解郁安

——脑卒中后抑郁

一、典型病案

王某，男，51岁，工人。因"右侧肢体半身不遂1月，烦躁易怒，失眠1周"于2012年10月8日来诊。

患者于1月前无明显诱因突然出现右侧肢体无力，遂于当地医院治疗，诊断为"急性脑梗死（左侧基底节区）"，经静脉输液、口服药物（具体不详）及针刺治疗后，症状好转，右侧肢体肌力恢复至4级，基本能生活自理。1周前家人发现患者情绪激动，烦躁易怒，不愿锻炼身体进行康复，偶有自行哭泣，食欲减退，入睡困难。服用氟西汀，20mg，日1次，症状无明显改善。

就诊时症见：烦躁易怒，眩晕头痛，失眠多梦，面红目赤，胁痛口

苦，食欲减退，舌红苔黄腻，脉弦数。

中医诊断：中风-中经络，郁病。

西医诊断：脑梗死（左侧基底节区）恢复期。

状态诊断：肝气郁结，脾肾亏损，脑卒中后抑郁。

治疗：疏肝解郁，补脾益肾。中医心理治疗（内醒静神法）。针灸、阴阳行气功（吉良晨名老中医创制）。中药汤剂，给予科室自拟方郁乐冲剂为主方，加黄芪、党参、白术、杜仲、巴戟天，配合心理治疗，特别是中医心理治疗（内醒静神法）。

1周后失眠症状改善，情绪恢复稳定，食欲如常，能够正常与他人交流。1月后诸症明显改善，日常生活能够自理，对生活充满信心，开始坚持锻炼身体。为巩固疗效，嘱坚持心理治疗，中医辨证治疗。

二、讨论分析

"百病生于气也。"中风后患者多郁郁寡欢，担心紧张恐惧，思虑过度。肝郁必然存在，恐伤肾，思伤脾，以致出现肝气郁结，脾肾亏损状态。卒中后抑郁属继发性抑郁症，与患者的脑卒中事件相关，临床表现为情志不畅的情感障碍性疾病，是中风病最常见且较严重的并发症之一。据统计，PSD的发生率为25%～76%，且其致残率和病死率也高达70%～90%。临床总结发现，PSD症状表现为情绪低落、情感脆弱、思虑过度、焦虑紧张、兴趣减退、空虚淡漠、思维迟钝，甚至有对生活绝望、自杀的行为等，而中风后康复又是一个缓慢的过程，PSD严重影响到中风后患者对疾病康复的信心影响生活质量，使其生活满意度下降。

故对于卒中后抑郁的治疗，早期干预非常重要，要努力做到：早期识别，尽早治疗，足疗程治疗。通过临床状态医学的方法，来调整人体的脏腑气血阴阳平衡，扶正祛邪，标本兼治，积极的心理治疗，取得良好效果，故值得临床推广。

第六节　寻根觅迹求病本，辨病求因方是源

——头晕

一、典型病案

王某，女性，54岁，因"反复头晕3年，加重1周"来诊。

患者3年前经常出现一过性头晕，呈昏沉感，无天旋地转感，伴心慌胸闷及汗出，紧张恐惧感，害怕跌倒，因此常大喊让家人帮忙扶自己，严重时可出现恶心，但无呕吐，每次发作持续数分钟后即可自行缓解。平素焦虑、紧张，总是担心头晕再发，因而不敢单独一人外出，也害怕一人独自在家，给工作和生活造成极大的不便。患者曾在多家医院就诊，反复行颈椎片、颈椎CT及MR、经颅多普勒及颈动脉彩超等，发现有颈椎增生、脑供血不足等，心电图正常，肝功能正常，曾被诊断过"颈椎病""脑动脉硬化""椎基底动脉供血不足"等。由于症状反复，而且医生的诊断都不同，因此患者担心、害怕罹患严重的躯体疾病而未被明确诊断。1周前头晕再作，因担心脑血管问题在家属陪同下来我科求诊。

进一步询问病史，患者每次头晕时均是自己预感要倒地，但从未真正摔倒过，发作前无明显诱因，睡眠不佳时上症出现频率会增加，发作时无天旋地转感，有明显的失控感和恐惧感。

查体：生命体征平稳，无脑干或小脑梗死相关体征。情绪低落、焦虑、担心再发。舌瘦小苔薄少，脉细。

中医诊断：眩晕病。

西医诊断：惊恐障碍（急性焦虑发作）。

状态诊断：肝肾亏损。

治疗：服用SSRIs类及补益肝肾中药，配合内醒静神法治疗3月后症状明显改善。

二、讨论分析

头晕头昏是神经科门诊常见的主诉，这类患者通常就诊于神经内科、心血管科、耳鼻喉科以及骨科，不同科室可能给出的诊断是大不相同的。

误区 1：颈椎影像检查异常结果 = 头晕病因？

门诊就诊的眩晕患者中，有相当一部分拍过颈椎 X 片，尤其是老年人，其报告单上往往描述有颈椎曲度变直、椎间隙变窄及骨质增生等。因而很多医师会将患者的症状归因于颈椎的病变，而引起脑供血不足（PCI，以前叫椎基底动脉供血不足，现已更名为后循环缺血）。其实，2006 年中国后循环缺血的专家共识和 2004 年头晕诊治流程建议中均指出颈椎骨质增生不是后循环缺血的主要病因。在相同年龄的老年人中有无 PCI 者，其骨质增生的程度没有差异。所以，颈椎病不是 PCI 的主要病因，不能根据颈椎片上的骨质增生就判断患者的头晕为颈椎病所致。其实，骨质增生应该是老年人一个普遍状态，根本不能解释是头晕或眩晕的原因。

误区 2：经颅多普勒（TCD）异常结果 = 头晕病因？

部分患者行经颅多普勒检查提示"椎基底动脉供血不足"，很多医生包括神经内科专科医生也会将其归因于头晕的病因，事实上，由于技术限制，TCD 的检查结果并不是诊断脑供血不足的充分证据。

误区 3：头颅 MRI 异常结果 = 头晕病因？

老年患者行头颅 CT 或者磁共振（MRI）检查经常会得到"腔隙性脑梗死"的诊断。事实上，这个影像诊断结果也不能直接等同于头晕的病因。因为此类病变多为小动脉病变造成的小的梗死灶或缺血灶，这不足以解释患者频繁发作的头晕等表现。相反，只有后循环大动脉有严重的狭窄或者闭塞时，才可能成为头晕的病因，此时，还应有提示脑干或小脑梗死如短暂意识丧失，行走不稳或跌倒等其他症状及相关体征支持。

惊恐障碍是一种反复发作伴预期性焦虑为主要表现的焦虑障碍。最新的流行病学调查一致表明，惊恐障碍的终生患病率为 1.5% ～ 3.5%，一年患病率为 1% ～ 2%，惊恐发作为突发的心慌胸闷甚至心前区闷痛，伴濒死感，症状发生前通常无明显诱因，并迅速达到高潮（常在 10 分钟内）。

患者突然感到危险、威胁即将来临或死亡迫在眉睫，并产生立即逃离的冲动，同时出现各种躯体症状和认知症状，如心悸，汗出，震颤或摇晃，呼吸困难或窒息感，堵塞感，胸闷或不适，头昏或感到头重脚轻，现实解体，人格解体，害怕失去控制或会"发疯"，濒死感感觉乏力。上述躯体症状往往不是同时都有，有人以心脏症状为主，有人以头晕、害怕跌倒等症状为主，本例患者就表现为头晕。因此，临床上遇到此类患者应该充分评估其临床特征，辨病求因，鉴别诊断头晕的复杂原因；同时，寻根觅迹，明确患者的状态诊断，从而综合调治，直达病本。

第七节　怪患忍扰不能言，音乐相随治隐忧

——肛门痛

一、典型病案

男性，36 岁，因"肛门隐痛 20 年"来诊。

患者 20 年前开始出现肛内疼痛、灼热、坠胀，肛周放射痛，便意频频，时而感到肛内有异物阻塞感和直肠蠕动感，严重时肛门疼痛难忍，阵发性发作。伴尿频，平素爱洗手，每次持续长达 20 分钟，情感略显平淡。情绪时而抑郁时而急躁多语，甚者几欲轻生，严重影响其个人及家庭生活、工作与学习。20 年来在当地多家医院脾胃科、肛肠科就诊，治疗后均未见改善。经他人介绍来我专科门诊就诊。

查体：舌红，舌苔薄黄，脉沉弦。

辅助检查：血生化、血常规、甲状腺功能检查未见明显异常。2013 年 4 月 2 日外院电子肠镜示：慢性结肠炎。心理测评：90 项症状测评、抑郁自评量表、焦虑自评量表可引出中度抑郁、重度焦虑症状。

中医诊断：郁病；痹病。

西医诊断：肛门疼痛查因：躯体形式障碍？

状态诊断：气滞血瘀，抑郁焦虑状态。

治疗：以疏肝解郁，活血止痛的小柴胡汤合温胆汤加减治疗，中医心理治疗（内醒静神法）、音乐治疗。

患者病程长，经相关专科检查肛门直肠无明确病变，故主要考虑精神因素引起的疼痛。予疏肝解郁、活血止痛的小柴胡汤合温胆汤加减治疗，中医心理治疗（内醒静神法）。

两周后上症稍有减轻，考虑患者病程较长，予嘱其门诊定期复诊，4周后疼痛明显减轻。

二、讨论分析

此类病者最大特点是，虽然主诉症状明显，但临床进行肛门直肠局部检查如指检，肛门窥镜，电子结肠镜及盆腔超声波，腰椎或盆腔 CT、MRI 等一系列的物理及化验检查，均无与自述症状相应的器质性病理改变存在。患者常因心理和社会压力因素等而诱发或加重。可表现为多种症状，包括躯体和精神症状如离奇的幻感症状，如肛内有持续或陈旧性的疼痛甚至剧痛，有的甚至用强烈的止痛针药也无法缓解，有的感到肛门内有蚁虫爬行感觉，或觉肛门有特殊臭味，或感到肛门潮湿，但进行相关检查时无法发现有相应的阳性体征与病变。此类病人意识清楚思维正常，没有行为紊乱；但病人个体心理素质较差，情绪易低落，常伴有失眠、多梦、头痛、胸闷不适、善叹息等神经衰弱及胃肠功能紊乱症状。

此病病程较长，病人自觉有病并积极要求治疗，病情虽长，但没有明显消瘦。临床观察发现，这类疾病女性的发病率高于男性，多见于更年期或接近更年期妇女易为发生。由于此类病人常因肛门直肠疾病在检查、诊治过程可能发生过失误、失败或屡治无效而使病人精神受到刺激产生恐惧、悲观、疑惑而引起持续性精神紧张，长期内心冲突的精神因素，造成中枢神经活动过度紧张而导致或加重本病。故针对此类患者，应运用临床状态医学的理念和方法进一步诊治，因人、因状态而制宜，疗效显著。

第八节　亦虚亦实亦病郁，正本清源定风珠

——帕金森病

一、典型病案

戴某，男性，80岁，因"四肢震颤4年余，加重1周"于2011年7月入住我科。

患者主要表现为四肢静止性震颤，动作缓慢，言语含糊不清，面部表情减少，便秘，时有头晕、昏沉感发作。患者两年前开始出现情绪低落，愉快感下降，不愿言语，与他人交流减少，注意力不集中，对躯体上的不适过分紧张、担心，不敢独自出门。失眠，表现为入睡困难，间断口服安定类药物，睡眠改善不佳，易对家属发脾气，影响患者及患者家属的生活及工作。既往有高血压病病史，血压波动较大。

神经系统查体：构音欠清，慌张步态，四肢静止性震颤，四肢肌张力增高，四肢肌力5级，共济运动检查不能配合。病理征未引出。

精神状况检查：可引出抑郁、焦虑正常。未引出幻觉、妄想等。

中医诊断：颤病。

西医诊断：帕金森病。

状态诊断：阴虚风动，抑郁焦虑状态。

治疗：中药汤剂治以滋阴息风为法，以"大定风珠"为主方加减；西药予以卡左双多巴控释片1片 q8h、吡贝地尔缓释片25mg q8h 口服抗帕金森治疗，氢溴酸西酞普兰 20mg qd、奥氮平 1.25mg qn 口服抗抑郁焦虑、帮助睡眠治疗。

5天后患者睡眠改善。2周后患者发脾气的次数较前减少，能与他们更多地交流。出院后患者于我科门诊随诊，2个月后情绪低落等抑郁症状较前减轻，头晕较前改善，减轻了患者家属照顾患者的负担，长期于我科门诊随诊。

二、讨论分析

随着人口老龄化进程的日益加速，帕金森病已成为老年人常见的神经变性疾病，其表现的运动症状包括静止性震颤、肌强直、运动迟缓及步态和姿势异常等已为人们所熟知。近年来，病理学研究的进展使人们认识到还存在诸多非运动症状，其中伴发抑郁是最常见之一。帕金森病并抑郁对患者的社会功能、人格及行为有较大影响，而且增加社会经济负担。神经心理学测验和神经影像学研究发现，帕金森病患者情绪障碍可能与中脑-边缘系统、中脑-皮质多巴胺能通路损害有关，但具体的病理学机制尚待进一步研究。近期的循证医学证据表明，普拉克索、文拉法辛缓释胶囊及帕罗西汀对帕金森病相关抑郁症状有良好疗效。另一些临床观察则显示，去甲替林可改善帕金森病相关抑郁症状，地昔帕明与西酞普兰可显著降低帕金森病相关抑郁症状评分。本病案患者使用西酞普兰后抑郁症状较前缓解，使患者的社会功能得以一定的恢复，提高了患者的生活质量。及早地发现帕金森病并发的情绪障碍，及早干预，能很大程度上提高患者的生活质量。

第九节 枢机不利哮自鸣，和解少阳心宜安

——支气管哮喘

一、典型病案

患者女性，38 岁，因"胸闷、气短半月"为主诉，于 2011 年 6 月 8 日入住我科。

患者于入院前半月夜间睡觉时无明显诱因突然出现胸闷、气短，自觉胸前如有物堵塞感，自诉喉中可闻及痰鸣音，持续约 10 分钟后上症稍感缓解。晨起遂就诊于某综合医院，查肺功能与激发试验示"小气道功能损

害；组胺支气管激发试验阳性"，心电图正常，诊断为"支气管哮喘"，予
β₂-肾上腺受体激动剂吸入等治疗，胸闷、气短仍间断发作。入院 5 天
前上症再发，伴心悸、濒死感，全身发麻、乏力，持续约 10 分钟后上症
逐渐缓解。就诊于某三甲医院，予快测血糖 9.4mmol/L，测血压正常，查
B 型钠尿肽前体、D- 二聚体、凝血四项、血生化、甲状腺功能七项正常，
脑电图正常，胸部 CT 平扫未见明显异常，心脏彩超示"左室假腱索，安
静状态下未见明显节段性室壁运动异常，心功能正常"，排除器质性病变
引起患者相关症状，未予特殊治疗，仍有胸闷、气短、濒死感发作，每次
发作持续约 10 分钟，不发作时害怕、担心上症再发。遂就诊于我科。追
问患者病史，因明显担心患者父母所患疾病，又害怕自己患病增加负担。
既往体健，否认高血压病、糖尿病、心脏病及慢性咳喘病史。

查体：血压 125/80mmHg，无紫绀，双肺叩诊呈清音，呼吸音清，心
率 68 次 / 分，心音有力，律齐，各瓣膜听诊区未闻及病理性杂音，神经系
统查体未见明显异常。舌质淡红，苔薄白，脉细数。

中医诊断：喘病、心悸。

西医诊断：支气管哮喘，惊恐障碍。

状态诊断：少阳枢机不利，焦虑状态。

治疗：予以中药汤剂小柴胡汤加减。处方：柴胡 12g，法半夏 10g，
党参 15g，黄芩 10g，茯苓 15g，酸枣仁 30g，香附 10g，夜交藤 20g，百
合 10g，白芍 10g，生姜 3 片，大枣 5 枚。日 1 剂，取 400mL 水煎至
200mL 早晚分服。并配合氢溴酸西酞普兰片 20mg qd 口服，1 周后加量至
40mg qd 口服，阿普唑仑片 0.4mg 中餐后口服、0.4mg qn 口服，1 周后减
量至 0.2mg 中餐后口服、0.2mg qn 口服，2 周后停服。

治疗 2 周后出院，嘱继服上方 1 月，畅情志，勿劳累。随访半年，患
者未再发作。

二、讨论分析

惊恐障碍是一种慢性复发性疾病，通常无明显的诱因。惊恐发作伴有
严重的自主神经功能失调，主要有 3 个方面表现：①心脏症状：心动过

速、心跳不规则；②呼吸系统症状：呼吸困难，严重时有窒息感；③神经系统症状：头痛、头昏、眩晕、晕厥和感觉异常。临床上我们经常会看到这样的患者，他们有多种多样的躯体症状，辗转多家医院多个医生，做过多次多处检查却未发现明显的器质性病变，很多患者主诉的症状体征却查不出明确的病因，检查的结果不能解释或不能完全解释其临床表现，治疗效果不好，反复发作。发作过后患者仍心有余悸，不过焦虑的情绪体验不再突出。因此容易被误诊。

本病案患者主要表现为胸闷、心悸、气短、濒死感、全身发麻、乏力等，反复发作，约持续 10 分钟可缓解，不发作时害怕、担心上症再发。本例患者检查结果示支气管激发试验阳性，而其他相关检查不支持心、肺、胸廓、甲状腺等相关疾病，按支气管哮喘治疗上症未见明显改善，予小柴胡汤加减，起到和解少阳、疏肝理气、清心安神、滋阴清热的作用，再配合西药治疗后，胸闷、气短症状逐渐改善。所以，当碰到如上所述的患者时，当我们诊断不清时，就应该仔细询问患者的心理状况，或许有意外的治疗效果。

第十节　交通心肾解顽疾，阴平阳秘寐自安

——失眠

一、典型病案

患者，女，47 岁，因"彻夜不眠间作 8 年，再发 2 月余"入院。

患者 8 年前无明显诱因突然开始彻夜不眠，未予以重视，随后患者整月眠浅，易醒，或整夜多梦，噩梦，甚至毫无睡意，彻夜不眠，白天无精神疲倦，无情绪低落，兴趣减退，无过分紧张、担心等不适。患者多次于大型三甲医院寻求中西医治疗，睡眠改善不明显，6 年前患者曾于北京某医院就诊，予以口服助眠西药后患者恶心欲吐（诊断及药名不详），后患者自行停药，仍间断寻求中医中药治疗。1 年前患者曾于某精神病院就诊

（诊断与治疗均不详），上症无明显改善。随后患者于安庆市一老中医处就诊，坚持口服助眠中药汤剂后睡眠渐好转，每晚可入睡6～8小时，偶多梦，2月前患者再次出现彻夜不眠，或整夜做梦，噩梦，坚持服用中药后症状改善不明显，遂至我科住院治疗。

入院症见：精神尚可，夜间睡眠差，整夜多梦，经常梦到奇怪的人或场景，或眠浅，易醒，醒后再入睡困难，甚至毫无睡意，彻夜不眠。平素性格外向，精力旺盛，爱与人交往、交谈，无头晕头痛及情绪低落等不适，平素纳可，小便可，大便秘。舌暗红，苔白，脉沉弱。

查体：一般查体及神经系统检查未见异常。精神状况检查：未引出幻觉、妄想等精神病性症状，未发现抑郁及焦虑症状，未引出躁狂症状，无自杀观念及行为，自知力尚可。查脑电图：轻度异常。甲状腺功能五项正常，SCL-90：总分129.96，SAS：47.5，SDS：52.5，匹兹堡睡眠质量指数得分：15分。

中医诊断：不寐。

西医诊断：失眠症。

状态诊断：心肾不交夹瘀。

治疗：考虑患者久病之人，肾精耗伤，水火不济，则心阴渐耗，虚火扰神，心肾不交，阳不入阴则见不寐、多梦；又因心主血脉，心阳独亢于上，故见白天言语多。心阴亏虚则血液运行不畅，久病成瘀。予我科自拟经验方"郁乐冲剂"为主方进行加减，药物组成：酸枣仁30g，柏子仁15g，熟地黄10g，山茱萸10g，五味子10g，百合15g，山药30g，珍珠母30g，远志10g，白术10g，白芍15g，合欢皮10g，夜交藤20g，甘草5g。配合晚上睡前口服奥氮平2.5mg，氯硝安定0.5mg。

治疗2天患者症状逐渐改善，1周后夜间睡眠6～9小时，睡眠深度正常，无噩梦，重测匹兹堡睡眠质量指数得分：6分，予出院。

嘱出院后忌浓茶、咖啡、烟酒，适量运动，继服上方1月，1周后停服奥氮平、氯硝安定。随访1年，患者未再发作。

二、讨论分析

对于失眠症患者，首先要排除与呼吸相关的睡眠障碍性疾患及抑郁、焦虑等情绪障碍，西药可采用第二代镇静催眠药物（苯二氮䓬类）、第三代镇静催眠药（佐匹克隆等），可配合小剂量米氮平、奥氮平作为增效剂。中医认为，正常的睡眠，有赖于人体的"阴平阳秘"，若思虑过多，精血内耗，心神失养，神不内守，阳不入阴，每至顽固性失眠。病性有虚实之分，但以虚证居多。虚证多责之心脾两虚，心肾不交，心胆气虚，实证多责之肝郁化火，痰热内扰。其中以心肾不交证型最为常见。肾精耗伤，水不济火，致心阳独亢，心阴渐耗，虚火扰神，阳不入阴，因而不寐。常见失眠心烦，心悸不安，甚或头晕耳鸣，健忘，腰酸梦遗，五心烦热，舌质红，少苔或无苔，脉细数。方药可选用黄连阿胶汤、朱砂安神丸或天王补心丹。本科制剂"郁乐冲剂"具有交通心肾、养血安神之效，亦适宜。另外，尤其注意精神调摄，保持心情愉快，不贪欲妄想，消除恐惧及顾虑，顺其自然，才能精神内守，气清血和。

主要参考文献

［1］张孝娟，黄小玲.中医临床心理学［M］.北京：中国医药科技出版社，2006.

［2］虢周科.临床状态医学［M］.北京：中国中医药出版社，2017.

［3］虢周科.中西医临床脑髓病学［M］.成都：四川科学技术出版社，2000.

［4］虢周科.中医心理进社区知识普及读本［M］.南京：江苏科学技术出版社，2011.

［5］王永炎.临床中医内科学［M］.北京：北京出版社，1994.

［6］王米渠.中医心理学［M］.天津：天津科学技术出版社，1985.

［7］周仲瑛.中医内科学［M］.北京：中国中医药出版社，2003.

［8］邓铁涛.实用中医诊断学［M］.北京：人民卫生出版社，2005.

［9］刘立瑾，王建军，郑浩涛，等.虢周科基于"脾肾亏虚，痰瘀阻络"论治血管性轻度认知障碍经验［J］.广州中医药大学学报，2020，37（06）：1159-1163.

［10］刘立瑾，蔡浩斌，王建军，等.血管性认知障碍患者痰、瘀、虚型中医证候与认知功能损害的相关性研究［J］.中华中医药学刊，2019，37（11）：2686-2689.

［11］王建军，郑浩涛，周流畅，等.皮层下脑小血管病性认知障碍证候分型与影像表型负荷、抑郁严重程度的相关性［J］.中医学报，2019，34（09）：1944-1948.

［12］周流畅，王建军，郑浩涛，等.血管因素对血管性认知障碍患者基础中医证候分布的影响［J］.中医药导报，2019，25（05）：51-54.

［13］刘立瑾，王建军，郑浩涛，等.从先后天之本探讨老年性精神疾病的病机及治则［J］.中国中医药现代远程教育，2019，17（04）：58-60.

［14］周流畅，王建军，蔡浩斌，等.脑髓康对短暂性大脑中动脉阻断小鼠的行为学影响与机制研究［J］.中药药理与临床，2019，35（01）：131-135.

［15］关天翔，徐颖芬，魏佳，等.虢周科状态医学三偏汤辨治偏头痛［J］.实用中医内科杂志，2018，32（10）：7-9.

［16］关天翔，林松俊，李晋芳，等.运用临床状态医学理论诊治缺血性脑卒中的

疗效观察［J］.中医药导报，2018，24（20）：90-92+96.

［17］庞喜乐，周流畅，刘立瑾，等.从"内生五邪"探讨血管性痴呆的病因病机［J］.江苏中医药，2018，50（09）：13-14.

［18］谢林林，林松俊，倪新强，等.虢周科临床状态医学理论创新探讨［J］.广州中医药大学学报，2018，35（05）：907-910.

［19］钟雨阳，魏佳，虢周科.虢周科运用临床状态医学方法治疗Meige综合征经验［J］.中医药导报，2018，24（15）：98-99.

［20］周流畅，庞喜乐，刘立瑾，等.辨证施治血管性痴呆研究进展与思考［J］.中国中医药现代远程教育，2018，16（15）：146-148.

［21］关天翔，魏佳，林松俊，等.虢周科教授治疗抽动障碍四大法则［J］.现代中医药，2016，36（06）：1-3+7.

［22］孔繁鑫，郑浩涛，李晋芳，等.基于临床状态医学理论的综合疗法对前循环型缺血性脑卒中患者临床状态的影响［J］.陕西中医药大学学报，2018，41（04）：42-47.

［23］郑浩涛，王建军，赖雯雯，等.脑小血管病致认知障碍的中医辨析及脑髓康治疗作用探讨［J］.新中医，2018，50（07）：220-222.

［24］关天翔，秦秀德，林松俊，等.脑髓康对血管性痴呆模型大鼠认知功能的影响［J］.医药导报，2018，37（07）：809-812.

［25］王建军，孔繁鑫，林松俊，等.抑郁症"三期五脏十候"的中医诊疗模式探讨［J］.国际中医中药杂志，2018，40（06）：481-485.

［26］陆清红，秦秀德，虢周科.虢周科教授应用脑髓康防治血管性痴呆［J］.中医药导报，2018，24（07）：121-122.

［27］钟雨阳，魏佳，虢周科.虢周科运用临床状态医学方法治疗Meige综合征经验［J］.山东中医杂志，2018，37（04）：322-323+326.

［28］龚胜兰，关天翔，林松俊，等.虢周科应用状态医学法诊治带状疱疹后遗神经痛经验［J］.山东中医杂志，2017，36（07）：594-596.

［29］秦秀德，李传朋，龚胜兰，等.基于虚和瘀探讨脑髓康对中风的治疗作用［J］.辽宁中医杂志，2017，44（02）：260-261.

［30］孔繁鑫，虢周科.小议《金匮要略》之奔豚病［J］.时珍国医国药，2008（05）：1243-1244.

［31］虢周科，孔繁鑫，富文俊，等.在社区内进行中医心理干预的探讨［J］.中华中医药学刊，2007（11）：2357-2359.DOI：10.13193/j.archtcm.2007.11.151.guozhk.033.

［32］虢周科，富文俊.抑郁症辨证论治探讨［J］.实用中医药杂志，2007（09）：597-598.

［33］虢周科，施圣光，杨万章，等.The Effect of Zhu Yu Hua Tan Tang on Intra-cranialPressure in Case of Acute Cerebral Hemorrhage［J］.Journal of Traditional Chinese Medicine，2000（01）：3-9.DOI：10.19852/j.cnki.jtcm.2000.01.001.

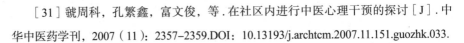